Kesson / Atkins / Davies
Injektionen in Gelenke, Sehnen und Muskel

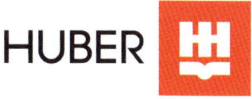

Bücher aus verwandten Sachgebieten

Dejung
Triggerpunkt-Therapie
Die Behandlung akuter und chronischer Schmerzen im Bewegungsapparat mit manueller Triggerpunkt-Therapie und Dry Needling
2. A. 2006. ISBN 3-456-84375-5

Debrunner
Orthopädie / Orthopädische Chirurgie
Patientenorientierte Diagnostik und Therapie des Bewegungsapparates
4. A. 2002. ISBN 3-456-83410-1

Huwyler
Tanzmedizin
Anatomische Grundlagen und gesunde Bewegung
3. A. 2005. ISBN 3-456-84134-5

Kieser (Hrsg.)
Krafttraining in Prävention und Therapie
Grundlagen – Indikationen – Anwendungen
2006. ISBN 3-456-84229-5

Baehler / Bieringer
Orthopädietechnische Indikationen
2. A. 2007. ISBN 3-456-83938-3

Aebi-Müller / Moriconi / Koch
Funktionelle Nachbehandlung von Patienten mit künstlichem Hüftgelenk
2. A. 2005. ISBN 3-456-84163-9

Weitere Informationen über unsere Neuerscheinungen finden Sie im Internet unter: www.verlag-hanshuber.com.

Monica Kesson
Elaine Atkins
Ian Davies

Injektionen in Gelenke, Sehnen und Muskel

Praktische Injektionstechnik und Indikationen

Aus dem Englischen von Karin Beifuss

Verlag Hans Huber

Monica Kesson, Grad Dip Phys, MCSP, SRP, Cert Ed
Chartered Physiotherapist
Kent, UK

Elaine Atkins, MA, Grad Dip Phys, MCSP, SRP
Chartered Physiotherapist
London, UK

Dr. Ian Davies, MB ChB FFARCS
Chairman, Society of Orthopaedic Medicine
Nottingham, UK

Lektorat: Dr. Klaus Reinhardt
Herstellung: Daniel Berger
Umschlaggestaltung: Atelier Mühlberg, Basel
Druckvorstufe: Jung Crossmedia, Lahnau
Druck und buchbinderische Verarbeitung: Finidr s.r.o., Český Těšín
Printed in Czech Republic

Bibliographische Information der Deutschen Bibliothek
Die Deutsche Bibliothek verzeichnet diese Publikation in der Deutschen Nationalbibliographie;
detaillierte bibliographische Daten sind im Internet über http://dnb.ddb.de abrufbar.

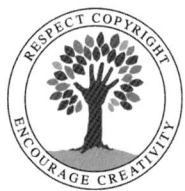

Dieses Werk, einschließlich aller seiner Teile, ist urheberrechtlich geschützt.
Jede Verwertung außerhalb der engen Grenzen des Urheberrechtes ist
ohne Zustimmung des Verlages unzulässig und strafbar. Das gilt insbesondere
für Vervielfältigungen, Übersetzungen, Mikroverfilmungen sowie die Einspeicherung
und Verarbeitung in elektronischen Systemen.
Die Verfasser haben größte Mühe darauf verwandt, dass die therapeutischen Angaben
insbesondere von Medikamenten, ihre Dosierungen und Applikationen dem jeweiligen
Wissensstand bei der Fertigstellung des Werkes entsprechen. Da jedoch die Medizin
als Wissenschaft ständig im Fluss ist und menschliche Irrtümer und Druckfehler nie
völlig auszuschließen sind, übernimmt der Verlag für derartige Angaben keine Gewähr.
Jeder Anwender ist daher dringend aufgefordert, alle Angaben in eigener Verantwortung
auf ihre Richtigkeit zu überprüfen.
Die Wiedergabe von Gebrauchsnamen, Handelsnamen oder Warenbezeichnungen in
diesem Werk berechtigt auch ohne besondere Kennzeichnung nicht zu der Annahme,
dass solche Namen im Sinne der Warenzeichen-Markenschutz-Gesetzgebung als frei
zu betrachten wären und daher von jedermann benutzt werden dürfen.

Anregungen und Zuschriften an:
Verlag Hans Huber
Lektorat Medizin
Länggass-Strasse 76
CH-3000 Bern 9
Tel: 0041 (0)31 300 4500
Fax: 0041 (0)31 300 4593

This edition of *Musculoskeletal Injection Skills 1e* by *Monica Kesson, Elaine Atkins & Ian Davies* is
published by arrangement with Elsevier Limited, Oxford, United Kingdom.
© 2003, Monica Kesson, Elaine Atkins, Ian Davies. All rights reserved.
Translation by Verlag Hans Huber, Hogrefe AG, Bern.

1. Auflage 2006
© 2006 by Verlag Hans Huber, Hogrefe AG, Bern
ISBN-10: 3-456-84351-8
ISBN-13: 978-3-456-84351-3

Inhalt

Vorwort VII

Teil I: Grundlagen muskuloskelettärer Injektionen

1. Pharmakologische Grundlagen 3
2. Die wichtigsten Instrumente und Hilfsmittel, Sicherheitsvorkehrungen und Notfallsituationen 10
3. Injektabilia zur Behandlung muskuloskelettaler Beschwerden 18
4. Allgemeine Grundlagen der Injektionstherapie 32

Teil II: Injektionstherapie am Bewegungsapparat – regionale Injektionstechniken

5. Schulter
   - 5.1 Schultergelenk (Glenohumeralgelenk) 43
   - 5.2 Bursa subacromialis (Bursa subdeltoidea) 47
   - 5.3 Akromioklavikulargelenk 51
   - 5.4 Rotatorenmanschettensehnen 54
   - 5.5 Supraspinatussehne 56
   - 5.6 Infraspinatussehne 58
   - 5.7 Subscapularissehne 60
   - 5.8 Langer Bizepskopf im Sulcus intertubercularis 62
6. Ellenbogen
   - 6.1 Ellenbogengelenk (Articulatio cubiti) 65
   - 6.2 Bursitis olecrani 68
   - 6.3 Tennisellenbogen (Epicondylitis humeri radialis) 68
   - 6.4 Golferellenbogen (Epicondylitis medialis) 70
   - 6.5 Bizepssehnenansatz an der Tuberositas radii 77
7. Handgelenk und Hand
   - 7.1 Distales Radioulnargelenk 80
   - 7.2 Handgelenk 83
   - 7.3 Daumensattelgelenk (Articulatio carpometacarpale I) 86
   - 7.4 Metakarpophalangeal- und Interphalangealgelenke 89
   - 7.5 Lig. collaterale carpi ulnare und Lig. collaterale carpi radiale 92
   - 7.6 Karpaltunnel 95
   - 7.7 Schnellender Finger 99
   - 7.8 Tendovaginitis stenosans de Quervain 102
   - 7.9 Läsionen der Streck- und Beugesehnen 105
8. Hüfte
   - 8.1 Hüftgelenk 112
   - 8.2 Bursa iliopectinea 116
   - 8.3 Bursa trochanterica 119

8.4   Ansatz der Hamstringsehnen am Tuber ischiadicum 122
8.5   Ansatz der Sehne des M. adductor longus 125
9. Knie
9.1   Kniegelenk 128
9.2   Baker-Zyste 131
9.3   Bursitiden im Bereich der Patella 132
9.4   Bursa anserina 135
9.5   Koronarbänder (Ligg. meniscotibialia) 137
9.6   Infrapatellarsehne 140
9.7   Suprapatellarsehne 143
10. Sprunggelenk und Fuß
10.1   Oberes Sprunggelenk (Articulatio talocruralis) 146
10.2   Unteres Sprunggelenk (Articulatio subtalaris) 149
10.3   Chopart'sche Gelenklinie (Articulatio tarsi transversa) 153
10.4   Großzehengrundgelenk (Articulatio metatarsophalangeae I) 156
10.5   Metatarsophalangeal- und Interphalangealgelenke 158
10.6   Sesamoiditis 160
10.7   Bursa retrocalcanea 162
10.8   «Tänzerferse» (Os-trigonum-Syndrom) 165
10.9   Plantarfaszie 168
10.10 Peronealsehnen 171
10.11 Achillessehne 175

Literatur 180
Anhang: Kapselmuster 185
Sachregister 187

Vorwort

Muskuloskelettale Medizin und Therapie gehören traditionell eng zusammen, wobei sowohl Ärzte als auch Physiotherapeuten gemeinsam ihre Erfahrungen in die klinische Beurteilung und Diagnostik muskuloskelettaler Läsionen einfließen lassen und ihre jeweils verschiedenen Vorgehensweisen und Fertigkeiten einbringen.

Eine zentrale Rolle in der Entwicklung der orthopädischen Medizin spielte Dr. James Cyriax, der zu Recht als Begründer der muskuloskelettalen Medizin bezeichnet werden darf. Dieses Spezialgebiet entwickelte sich vor dem Hintergrund seiner Tätigkeit in der orthopädischen Chirurgie des Londoner St Thomas' Hospital im Jahre 1929. Besonders fasziniert war er von orthopädischen Krankheitsbildern mit unauffälligen Röntgenbefunden, bei denen die Läsion eindeutig die sog. Weichteile betraf. So ließ er die Chirurgie hinter sich und machte die Entwicklung eines Verfahrens für die Untersuchung von Weichteilen, die zu einer klinischen Diagnosestellung und von da zur Entwicklung von Behandlungsverfahren für die diagnostizierten Beschwerden führt, zu seinem Lebenswerk. Während seiner langen beruflichen Laufbahn widmete er sich der ständigen Weiterentwicklung dieses Spezialgebietes, und neben Mobilisations-, Manipulations- und Traktionstechniken waren auch Injektionen ein wichtiger Bestandteil seines Behandlungsansatzes für Weichteilläsionen, wie wir sie aus der klinischen Praxis kennen. Dieser von Anfang an bidisziplinäre Ansatz stützt sich auf die Erfahrungen von Ärzten und Physiotherapeuten und erkennt an, wie wichtig ihr Zusammenwirken und ihre Zusammenarbeit für die Patientenversorgung sind. In Cyriax' Kursen wurden Ärzte und Physiotherapeuten gemeinsam unterrichtet, damit sie die theoretischen Grundlagen und praktischen Fertigkeiten der Diagnostik, der manuellen Techniken und der Injektionstherapie erwerben können, auch wenn Physiotherapeuten diese Injektionsfertigkeiten in der Praxis nicht anwenden durften. Denn Injektionen in Weichteile und Gelenke gehörten traditionell fest in den Aufgabenbereich des Arztes.

Das vorliegende Handbuch ist als Lehrmaterial für Injektionstherapie-Kurse gedacht. Es befasst sich mit den theoretischen Grundlagen dieses Behandlungsansatzes. Die spezifischen Injektionstechniken werden – nach Körperregionen gegliedert – vorgestellt. Es richtet sich auch an Ärzte, die auf dem Gebiet der muskuloskelettalen Medizin noch unerfahren sind, und kann schon erfahrenen Ärzten zur Auffrischung oder als Nachschlagewerk dienen.

Im englischen Titel *Musculoskeletal Injection Skills* deutet sich bereits an, dass sich das Buch mit Injektionen zur Behandlung peripherer Läsionen befasst, wie sie uns in der Sportmedizin und der Orthopädie begegnen. Der Titel steht im Einklang mit der zunehmenden Beliebtheit, derer sich die Begriffe «muskuloskelettale Medizin und Therapie» in den jeweiligen Berufsgruppen erfreuen. Berücksichtigt wurden auch die auf die ursprünglichen Arbeiten von Cyriax zurückgehenden Injektionstechniken, die in der orthopädischen Medizin inzwischen jedoch weiterentwickelt und ergänzt wurden. Wir haben uns um eine klare und präzise Darstellung bemüht. Dazu haben wir eine Darstellungsweise benutzt, bei der die Originalfotografien durch deckungsgleiche schematische Abbildungen der wichtigsten anatomischen Strukturen ergänzt wurden, wie wir es bereits aus der von Pfizer Pharmaceuticals herausgegebenen Publikation *Joint Injection Techniques, a User's Guide* (1996) kennen, die dank der Kunstfertigkeit und der hervorragenden technischen Fertigkeiten unseres medizinischen Illustrators aber noch beträchtlich verbessert werden konnte.

Allen, die die Injektionstherapie im Praxisalltag anwenden, ist bewusst, dass es weiterer wissenschaftlicher Untersuchungen bedarf, um diese noch in der Entwicklung befindliche Therapiemodalität kritisch zu verfolgen und vor allem ihre Wirksamkeit im Vergleich zu anderen verfügbaren Behandlungsmodalitäten bewerten zu können. Wir unterstützen diese Forschungsarbeiten aus ganzem Herzen und weisen den Leser an dieser Stelle auf die Forschungsstipendien sowie die Fortbildungsprogramme der *Society of Orthopaedic Medicine* hin, mit denen potenzielle Forscher in ihren Bemühungen unterstützt werden (www. soc-ortho-med. org). Mit dem vorliegenden Buch soll eine relevante Grundlage sowohl für die klinische Praxis als auch für zukünftige wissenschaftliche Untersuchungen auf dem Gebiet der Injektionstherapie geschaffen werden.

Danksagungen

Für sein Lebenswerk, das die Grundlage für den in diesem Buch beschriebenen Ansatz geliefert hat, werden wir Dr. James Cyriax für immer zu Dank verpflichtet sein.

Ferner bedanken wir uns beim Butterworth Heinemann Verlag für die Anregung zu diesem Buch. Heidi Allen und Caroline Makepeace haben uns in der gesamten Entstehungsphase unterstützt und wir danken ihnen für das uns entgegengebrachte Verständnis, wenn unser Zeitplan nicht eingehalten wurde.

Die Erstellung der Fotografien und Abbildungen wurde durch ein Stipendium von Pfizer Ltd. und Pharmacia Ltd. finanziell unterstützt.

Das *Council of the Society of Orthopaedic Medicine* hat uns stets unterstützt. Besonders bedanken möchten wir uns bei den Mitgliedern, die Änderungsvorschläge unterbreiteten: Dr. Gordon Cameron, Paul Hattam, Alison Smeatham, Gordon Smith und Dr. Bruce Thompson.

Unsere jeweiligen Kollegen haben uns ihre großzügige Unterstützung gewährt und den Praxisbetrieb auch in Zeiten «literarischer Turbulenzen» aufrechterhalten. Zu Dank verpflichtet sind wir auch unseren Freunden, die eine von uns dringend benötigte soziale Oase geschaffen haben.

Wie immer gebührt unseren Lieben zu Hause unser ganz besonderer Dank für ihre Inspiration, Bewunderung und Unterstützung. Vielen Dank Rod, Andrew, Denise, Clive, Kate, Tess und Barbara.

Monica Kesson, Elaine Atkins und Ian Davies

TEIL I
Grundlagen muskuloskelettärer Injektionen

1 Pharmakologische Grundlagen 3

2 Die wichtigsten Instrumente und Hilfsmittel,
  Sicherheitsvorkehrungen und Notfallsituationen 10

3 Injizierbare Medikamente zur Behandlung muskuloskelettaler
  Läsionen 18

4 Allgemeine Injektionsprinzipien 32

Dieser Teil enthält die theoretischen Grundlagen der Verabreichung von intraartikulären und intraläsionalen Injektionen zur Behandlung von Verletzungen peripherer Muskeln und Gelenke. Die ersten beiden Kapitel vermitteln einen Überblick über die Grundlagen der Pharmakologie und die wichtigsten zur Gabe von Injektionen erforderlichen Instrumente und Hilfsmittel unter besonderer Berücksichtigung von Sicherheitsvorkehrungen mit einem Leitfaden zur Erkennung von und zum Verhalten bei Notfallsituationen. Das dritte Kapitel beschreibt die zur Gabe von Injektionen in Muskeln und Gelenke geeigneten injizierbaren Arzneimittel mit wichtigen Hinweisen zu ihren Wirkmechanismen, Wirkungen und Nebenwirkungen. Der Teil endet mit einem Kapitel über die allgemeinen Grundlagen der Injektionstherapie und nennt Indikationen und Kontraindikationen für Injektionen, erklärt die Anwendung allgemeiner Techniken und enthält Hinweise zur Dokumentation. Abgerundet wird dieser Teil mit einem Flussdiagramm zum klinischen Entscheidungsfindungsprozess.

1 Pharmakologische Grundlagen

Kapitelübersicht

Der pharmakokinetische Prozess 4	Der pharmakodynamische Prozess 8
Arzneimittelresorption 4	Arzneimittelnomenklatur 8
Verabreichungswege 5	Abschließende Bemerkungen ... 9
Verteilung 6	
Metabolisierung 7	
Ausscheidung 7	

Dieses Kapitel stellt die wichtigsten Aspekte der Pharmakologie vor, die für die angewandte Injektionstherapie von Bedeutung sind. Eingeleitet wird das Thema mit einem Abriss über die Verabreichung, Resorption, Verteilung, Metabolisierung und Eliminierung von Arzneistoffen. Anschließend wird die Arzneimittelnomenklatur definiert.

Wir werden hier nur die Grundlagen der Pharmakologie streifen, wofür wir auch keine Entschuldigung vorbringen wollen. Sicherlich werden uns alle zustimmen, dass das Verständnis der Pharmakologie oder einfach ausgedrückt das Wissen, wie Arzneimittel wirken, für die Anwendung der Injektionstherapie unerlässlich ist. Einige Ärzte werden dieses Kapitel überschlagen und mit Kapitel 2 anfangen, das die in Kapitel 1 vorgestellten theoretischen Grundlagen voraussetzt.

Ein **Arzneimittel** ist eine Substanz, die die Körperfunktionen verändert (Grundy 1990, Kalant 1998). Die **Pharmakologie** ist die Lehre von den Arzneimitteln und ihren Wirkungen auf den Organismus. Sie lässt sich unterteilen in die **Pharmakokinetik** – der Prozess, durch den Medikamente resorbiert, verteilt, metabolisiert und aus dem Körper ausgeschieden werden, oder schlicht, was der Körper mit dem Medikament macht – und in die **Pharmakodynamik** – die Wirkung von Arzneimitteln auf Zellen, Gewebe und Organe oder einfach, was das Medikament mit dem Körper macht (Grundy 1990, Rang et al. 1995, Laurence et al. 1997). Um therapeutisch von Nutzen zu sein, muss ein Medikament ganz bestimmte Zellen und Gewebe, d. h. die Zielstrukturen der Arzneimittelwirkung, selektiv beeinflussen. Einzelne Klassen von Arzneimitteln binden an bestimmte Zielstrukturen, und die einzelnen Zielstrukturen wiederum erkennen bestimmte Klassen von Arzneimitteln. Ein Medikament wirkt meist jedoch nicht absolut spezifisch, und deshalb führen seine Wirkungen auf andere Zellen und Gewebe als die Zielstrukturen zwangsläufig auch zu Nebenwirkungen (Rang et al. 1995).

Der pharmakokinetische Prozess

Um seine Wirkungen entfalten zu können, muss ein Medikament im Zielgewebe in den richtigen Konzentrationen vorliegen (Benet 1996). Wie oben erwähnt, handelt es sich beim pharmakokinetischen Prozess (was der Körper mit dem Medikament macht) um den Vorgang, durch den ein Arzneistoff im Organismus resorbiert, verteilt, metabolisiert und aus dem Körper ausgeschieden wird. Um diese Prozesse durchlaufen zu können, muss das Medikament als erstes die Zellmembran passieren. Die Zellmembran schützt und reguliert das innere Milieu und besteht einer Lipid-Doppelschicht mit «Inseln» von Proteinen (Laurence et al. 1997).

Aufgrund einer Vielzahl unterschiedlicher Mechanismen kann das Medikament in den Geweben durch die Zellmembranen durchtreten, um seine Resorption zu erleichtern. Die Molekülgröße des Arzneistoffs, seine relative Löslichkeit in Fetten und Wasser, seine Ionisierung und sonstigen Eigenschaften können die Resorption beeinflussen (Kalant 1998). Es besteht ein enger Zusammenhang zwischen der Membranpermeabilität und der Fett- und Wasserlöslichkeit des Arzneistoffs, und deshalb ist die Fettlöslichkeit eine wichtige Determinante der pharmakokinetischen Eigenschaften eines Arzneimittels. Von der relativen Löslichkeit hängt es ab, ob das Arzneistoffmolekül in der wässrigen Phase verbleibt oder die aus Lipiden bestehende Zellmembran passieren kann. Generell ist ein besser lipidlösliches Arzneistoffmolekül weniger wasserlöslich und ein schlechter lipidlösliches Arzneistoffmolekül stärker wasserlöslich. Eigenschaften wie Resorptionsgeschwindigkeit, Gewebepenetration und Wirkungsdauer lassen sich aus der Lipidlöslichkeit vorhersagen (Rang et al. 1995).

Arzneimittelresorption

In welcher Form ein Medikament auch verabreicht wird, es muss – unabhängig vom Applikationsort – zunächst in Lösung übergehen. Bei oraler Applikation wird das gelöste Arzneimittel in den Pfortader- oder Leberkreislauf aufgenommen (resorbiert). Wird das Medikament injiziert, inhaliert oder über die Haut- oder Schleimhautmembranen appliziert, wird es direkt vom systemischen Kreislauf resorbiert. Injektionen in Muskeln oder Gelenke sollen zwar direkt auf das Zielgewebe wirken, doch ein gewisses Maß an systemischer Resorption ist unvermeidlich und für unerwünschte Nebenwirkungen verantwortlich (siehe Kapitel 3).

Als Resorption bezeichnet man den Transport des Arzneistoffs vom Applikationsort in das Plasma, von wo aus er zum Wirkungs- oder Ausscheidungsort gelangt (Rang et al. 1995). Je schneller das Medikament resorbiert wird, umso schneller wird es wieder ausgeschieden, und die Faktoren, die seine Resorption beeinflussen, haben somit auch Einfluss auf die Wirkdauer. Vergleichsweise unlösliche Medikamente wie z. B. Triamcinolonacetonid haben eine längere Wirkdauer als relativ lösliche Arzneimittel wie Hydrocortison.

Das Medikament kann verschiedene Gewebe und Organe passieren, die davon unbeeinflusst bleiben, aber als Speicher fungieren und damit die Verteilung und Plasmakonzentration des Arzneistoffs im Organismus insgesamt beeinflussen können. Manche Medikamente wirken als Agonisten (Aktivatoren), die an spezifische Rezeptoren an oder in den Zielzellen binden. Eine kleine Anzahl von Arzneimitteln wirkt als Antagonisten (die keine Aktivierung bewirken oder als Blocker fungieren), die an einen Rezeptor binden, ohne eine Veränderung auszulösen, aber verhindern, dass andere Substanzen an diesen Rezeptor andocken können.

Verabreichungswege (Applikationsformen)

Die wichtigsten Verabreichungswege sind:

- oral
- sublingual
- bukkal
- rektal
- topisch/epikutan – Applikation auf die Epitheloberflächen, z. B. Haut, Hornhaut
- Inhalation
- Injektion.

In diesem Lehrbuch werden wir uns ausschließlich mit Injektionen befassen. Wir unterscheiden folgende Injektionsarten:

- intravenös
- subkutan
- intramuskulär
- intraläsional
- intraartikulär.

Intravenöse Injektionen

Die intravenöse Injektion ermöglicht den direkten Zugang zum Blutkreislauf und ist die schnellste Applikationsform, die zu hohen Konzentrationen des Arzneistoffs führt. Der Arzneistoff gelangt so hauptsächlich in die gut durchbluteten Organe wie Gehirn, Leber, Herz, Lunge und Nieren. Diese Applikationsform ist für die Gabe von Lidocain zur Behandlung von Herzrhythmusstörungen angemessen, eignet sich aber nicht für Injektionen in Muskeln und Gelenke, wo die auf diese Weise erzeugten hohen Blutspiegel gefährlich sein können. Für Injektionen in Muskeln und Gelenke bedarf es lokaler und nicht systemischer Wirkungen. Die Geschwindigkeit, mit der die Injektion verabreicht wird, determiniert den Arzneimittelspiegel im Blut, wobei eine schnelle intravenöse Injektion den höchsten Blutspiegel erzeugt. Zu den Nachteilen der intravenösen Verabreichung gehört, dass die Plasmakonzentration bei zu schneller Gabe so schnell ansteigt, dass die normalen Verteilungsmechanismen außer Kraft gesetzt werden und toxische Nebenwirkungen auftreten können (Laurence et al. 1997, BNF 2000).

Subkutane, intramuskuläre, intraläsionale oder intraartikuläre Injektionen

Diese Injektionsarten erzielen eine langsamere Wirkung als der intravenöse Verabreichungsweg, im Vergleich zur oralen Applikation aber eine schnellere Wirkung. Die subkutane Applikation geht mit einer vergleichsweise geringen Resorption einher, und wiederholte Injektionen an der gleichen Einstichstelle können zu Fettatrophie (Lipoatrophie) führen (Laurence et al. 1997). Schneller erfolgt die Resorption auf dem intramuskulären Weg, der sich besonders für reizauslösende Stoffe und Depotpräparate eignet (verzögert freigesetzte Arzneimittel, die für Tage, Wochen oder Monate im Gewebe verbleiben).

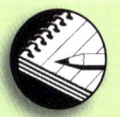

Cave! Anatomische Kenntnisse der von der Injektion betroffenen Strukturen sind von allergrößter Bedeutung. Eine falsch gesetzte Injektion in das subkutane Gewebe kann eine Fettatrophie (Lipoatrophie) verursachen, wie man sie etwa beim Tennisellenbogen an der Injektionsstelle beobachten kann.

Bei Injektionen in Muskeln und Gelenke wird das Medikament genau in die Läsionsstelle eingebracht, um lokale Wirkungen zu erzielen; ein Teil des Arzneistoffes kann jedoch auch in den allgemeinen Kreislauf aufgenommen werden. Wie oben erwähnt, gibt es keine Garantie für die absolute Spezifität eines Medikaments, und deshalb ist das Wissen um die Nebenwirkungen der injizierten Substanzen von größter Wichtigkeit. Die bekannten Nebenwirkungen werden im Zusammenhang mit Lokalanästhetika und Kortikosteroiden behandelt (siehe Kapitel 3).

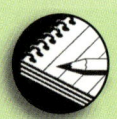

Cave! Die schnelle, unbeabsichtigte intravenöse Injektion eines Lokalanästhetikums kann lebensbedrohliche Nebenwirkungen hervorrufen. Vor Verabreichung einer intraläsionalen Injektion mit einem Lokalanästhetikum unbedingt immer aspirieren, um sicherzustellen, dass die Nadel nicht in ein Blutgefäß eingedrungen ist!

Die Resorptionsgeschwindigkeit des Medikaments hängt bei intraläsionaler Applikation von folgenden Faktoren ab:

- der Art des von der Injektion betroffenen Gewebes
- der lokalen Durchblutung
- der Diffusionsgeschwindigkeit im Gewebe
- der Löslichkeit des Arzneistoffs.

Eine starke lokale Durchblutung führt zu einer schnelleren Resorption; dies kann jedoch je nach betroffenem Gewebe variieren, da manche Gewebe besser durchblutet sind als andere. In entzündeten Geweben ist die Diffusionsgeschwindigkeit infolge der stärkeren Durchblutung dieses Areals generell höher. Je löslicher die injizierte Lösung ist, desto schneller wird sie resorbiert.

Verteilung

Die Verteilung des Arzneistoffs auf das Zielgewebe erfolgt durch seinen Durchtritt durch die Zellmembranen und über die Körperflüssigkeiten mittels:

- Diffusion
- Filtration
- Carrier- oder Transportmolekülen

Diffusion

Unter Diffusion versteht man die natürliche Tendenz einer Substanz, sich von einem Ort hoher Konzentration zu einem Ort niedriger Konzentration zu bewegen. Auf diese Weise werden z. B. Kortikosteroide durch die Zellmembranen transportiert. Lipidlösliche Substanzen können besser in die Zellen diffundieren – der wichtigste Weg, auf dem ein Medikament in das Gewebe gelangt, um von dort verteilt zu werden. Entsprechend den Struktureigenschaften des Moleküls sowie der Azidität bzw. Basizität der Umgebung unterscheiden sich Arzneimittel im Grad ihrer Lipidlöslichkeit (Laurence et al. 1997). Lokalanästhetika sind schwache Basen (d. h. alkalisch) und in einer sauren Umgebung wie etwa entzündetem Gewebe weniger fettlöslich. Daher können sie die Zellmembranen auch nicht so gut passieren, was zur Beeinträchtigung ihrer

1. Pharmakologische Grundlagen

Wirkung führt. In einer alkalischen Umgebung sind Lokalanästhetika dagegen vergleichsweise stärker lipidlöslich und können auch besser durch die Zellmembran diffundieren.

Filtration

Unter Filtration versteht man die Passage kleiner wasserlöslicher Moleküle durch wässrige Kanäle in den Tight-Junction-Zonen zwischen benachbarten Epithelzellen. Für die Arzneistoffverteilung spielt die Filtration eine untergeordnete Rolle; hauptsächlich tritt sie im Rahmen der glomerulären Filtration bei der Ausscheidung des Arzneimittels in Erscheinung (Laurence et al 1997).

Carriermoleküle

Carriermoleküle sind spezielle Proteine in der Lipid-Doppelschicht, die als eine Art «Fähre» fungieren. Sie ermöglichen, dass Arzneistoffmoleküle, die nicht genügend lipidlöslich sind, um die Lipidmembran selbst zu passieren, durch aktiven Transport entgegen oder mit dem Konzentrationsgefälle durch die Membran hindurchgeschleust werden (Rang et al. 1995, Laurence et al 1997).

Metabolisierung

Medikamente beeinflussen die Stoffwechselprozesse der Zelle auf vielfältige Weise, indem sie etwa Ionenkanäle blockieren (z. B. die blockierende Wirkung von Lokalanästhetika am spannungsgesteuerten Natriumkanal) oder Enzyme inhibieren. Innerhalb der Zelle können spezifische Rezeptoren (Proteine) vorhanden sein, an die der Wirkstoff binden kann (Rang et al 1995).

Die meisten Arzneimittel werden vom Organismus als Fremdstoffe (Xenobiotika) behandelt und von Enzymen metabolisiert (Rang et al. 1995, Laurence et al. 1997). Dieser Vorgang findet hauptsächlich in der Leber statt, aber auch andere Organe wie Nieren, Darmmukosa oder Lunge können daran beteiligt sein.

Die Metabolisierung (Biotransformation) erfolgt in zwei Phasen, in denen verschiedene Arten von biochemischen Reaktionen ablaufen (Rang et al. 1995, Laurence et al 1997):

- Durch die einleitenden Phase-I-Reaktionen, durch die das Arzneistoffmolekül mittels Oxidation, Reduktion oder Hydrolyse verändert wird, entsteht ein Derivat, das wirksamer oder toxischer sein kann als der ursprüngliche Wirkstoff. In einigen Fällen ist das ursprüngliche Medikament (sog. Prodrug) selbst unwirksam; der biologisch aktive Wirkstoff ist hier der Phase-I-Metabolit.
- Die nachfolgenden Phase-II-Reaktionen beenden im Allgemeinen die Wirkung des Arzneistoffs, indem sie eine nicht wirksame Verbindung generieren.

Ausscheidung

Wenn der Arzneistoff vom Organismus resorbiert wurde, muss er aus dem Körper ausgeschieden werden, was normalerweise mit einem Prozess der metabolischen Intervention beginnt. Die meisten Substanzen werden als Metabolite ausgeschieden, manche aber auch unverändert eliminiert.

Eine Methode, die Eliminationsgeschwindigkeit zu beschreiben, ist die **Plasmahalbwertzeit** ($t_{1/2}$) des Pharmakons, d. h. die Zeit, in der die Plasmakonzentration auf 50 % ihres ursprünglichen Wertes fällt. In Wirklichkeit handelt es sich dabei um eine grobe Vereinfachung; bei einem langsam resorbierten Arzneistoff wie z. B. dem Kortikosteroid Triamcinolonacetonid findet die Resorption noch statt, wenn die Ausscheidung bereits einsetzt. Angesichts der ungleichmäßigen Verteilung mancher Wirkstoffe über die Flüssigkeitskompartimente und Gewebe des Körpers ist das Konzept der Plasma- oder Eliminationshalbwertzeit allerdings ein recht ungenaues Maß.

Die Plasmahalbwertzeit ist aber nur einer von mehreren Faktoren, die die Wirkdauer eines Medikaments beeinflussen. So hat z. B. Dexamethason eine längere Halbwertzeit als Triamcinolon, doch ist die verfügbare Zubereitung von Dexamethason kürzer wirksam, weil es besser löslich ist als die handelsüblichen Triamcinolonpräparate. Wie bereits oben erwähnt, unterscheiden wir hauptsächlich drei Ausscheidungswege:

- Der wichtigste Weg verläuft über die Nieren, wo der Wirkstoff und seine Metabolite das Plasma mittels Filtration durch die winzigen Poren der Glomeruluskapillaren verlassen.
- Über die Lunge werden inhalative Substanzen wie Allgemeinanästhetika ausgeschieden.
- Einige Arzneimittel und ihre Metabolite werden in der Galle durch die Leber ausgeschieden und schließlich mit den Fäzes eliminiert. Im Darm findet häufig eine Rückresorption statt, weshalb dies ein relativ ineffizienter Ausscheidungsweg ist; doch werden 25 % der Kortikosteroide auf diese Weise ausgeschieden.

Der pharmakodynamische Prozess

Unter Pharmakodynamik versteht man die Wirkung des Arzneistoffs auf die Zellen, Gewebe und Organe des Körpers oder was das Medikament mit dem Körper macht. Arzneimittel wirken durch Veränderung der Steuerungssysteme des Organismus. Die meisten binden an einen speziellen Bestandteil der Zelle, um ihre Funktionsweise zu modifizieren. Dabei wird das physiologische oder pathologische System, dem diese Zelle angehört, selektiv verändert. Arzneimittel können auf die Zellmembran wirken oder die Stoffwechselvorgänge innerhalb und außerhalb der Zelle beeinflussen (Laurence et al. 1997). Weitere Informationen zu den pharmakodynamischen Prozessen injizierbarer Arzneimittel, die in der Behandlung muskuloskelettaler Erkrankungen zur Anwendung kommen, finden Sie in Kapitel 3.

Arzneimittelnomenklatur

Für jeden Wirkstoff gibt es drei Namen:

- Der **chemische Name** ist klinisch nicht von Belang, beschreibt aber die Verbindung für den Chemiker, z. B. ist N-diethylaminacetyl-2,6-xylidin-hydrochloridmonohydrat der chemische Name für Lidocainhydrochlorid (Wood-Smith et al. 1968).
- Der **generische Name** oder der **internationale Freiname**, z. B. Lidocain oder Triamcinolonacetonid.

- Der **geschützte Name** oder **Handelsname** wird vom Hersteller ausgewählt und beschränkt sich ggf. auf eine spezifische Zubereitung.

Da international unterschiedliche geschützte Namen verwendet werden, wird die Angabe des Generikanamens aus Gründen der Klarheit, Kürze und Bequemlichkeit bevorzugt (Laurence et al. 1997).

Abschließende Bemerkungen

In diesem Kapitel haben wir ganz bewusst die grundlegenden Wirkungsweisen von Medikamenten vorgestellt. Von diesem Ausgangspunkt führt uns der nächste Schritt zu den für Injektionen benötigten Instrumenten und Materialien sowie den Sicherheitsvorkehrungen, die wir vor der Gabe einer Injektion treffen müssen. Diese Themen bilden die Grundlage des folgenden Kapitels.

2 Die wichtigsten Instrumente und Hilfsmittel, Sicherheitsvorkehrungen und Notfallsituationen

Kapitelübersicht

Instrumente und Materialien .. 10	Dosierung und Sicherheitsgrenzen 15
Arzneimittelbehälter 10	Komplikationen und Verhalten bei Notfallsituationen 16
Spritzen 11	Infektion 16
Kanülen 11	Ohnmacht 16
Entsorgung des Materials 14	Allergie 16
Allgemeine Sicherheitsvorkehrungen 14	Anaphylaktischer Schock 17
Kanülenstichverletzungen ... 14	Abschließende Bemerkungen .. 17
«No-Touch»-Technik 15	

Dieses Kapitel enthält Einzelheiten zu den verschiedenen Kanülen- und Spritzengrößen, die gemeinhin bei Injektionen in Muskeln und Gelenke zur Anwendung kommen. Besondere Beachtung ist den Sicherheitsvorkehrungen gewidmet, die die Sicherheit gewährleisten und das Infektionsrisiko auf ein Mindestmaß beschränken sollen. Ferner werden die Nebenwirkungen aufgeführt, mit Hinweisen zur Erkennung und zum Verhalten bei Notfallsituationen.

Instrumente und Materialien

Arzneimittelbehälter

Injizierbare Medikamente werden üblicherweise in Ampullen oder Stechampullen (Vials) abgefüllt (Abb. 2-1). Stechampullen haben ein Gummiseptum, das mit der Kanüle durchstochen werden kann und sich hinterher von selbst wieder schließt. Das Septum kann von einer Hartkunststoff- oder Metallkappe umschlossen sein. Ampullen bestehen normalerweise aus Glas und haben keine Verschlusskappe. Beim Umgang mit Ampullen ist Vorsicht geboten, um Verletzungen beim Abbrechen des Ampullenhalses zu vermeiden. Der enge Ampullenhals wird entweder bei der Herstellung bereits eingekerbt (sog. Brechampullen) oder vor dem Öffnen mit einer Ampullensäge angefeilt. Lidocain und verschiedene andere Lokalanästhetika werden manchmal auch in Kunststoffampullen wie Polyamps™ oder Sure-amps™ abgefüllt, denen normalerweise eine genaue Gebrauchsanleitung beiliegt. Im Allgemeinen lässt sich der Ampullenkopf abdrehen; der Spritzenkonus passt direkt auf den Ampullenhals.

2. Die wichtigsten Instrumente und Hilfsmittel, Sicherheitsvorkehrungen und Notfallsituationen

▶ **Abbildung 2-1**

Bei Injektionen in Muskeln und Gelenke häufig verwendete Arzneimittelbehälter.

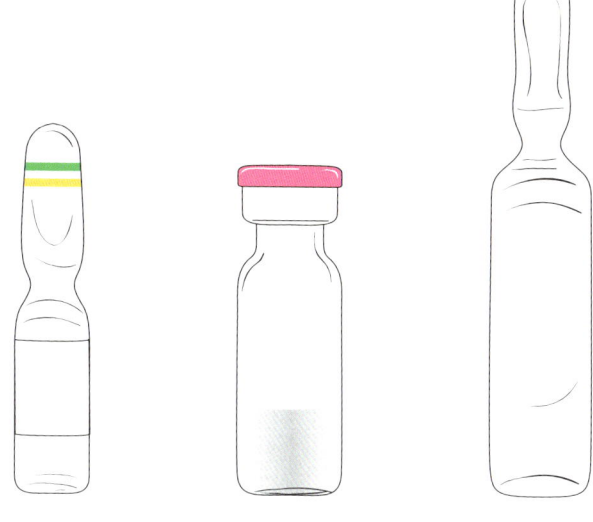

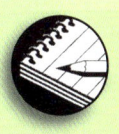 **Praxistipp:** Beim Öffnen der Ampullen sollten Sie vorsichtig vorgehen, um bei einem eventuellen Glasbruch Verletzungen der Haut zu vermeiden. Deshalb sollten zum Öffnen der Ampullen Ampullensägen verwendet bzw. die Hände durch ein Tuch oder Handschuhe geschützt werden.

Spritzen

Verwenden Sie möglichst Einmalspritzen (Abb 2-2). Die Verpackung besteht meist aus durchsichtiger Kunststofffolie auf der einen und Papier auf der anderen Seite (sog. Blister). Auf der Papierseite muss das Verfallsdatum deutlich erkennbar sein.

Die Spritzen sind in den Größen 1, 2, 5, 10, 20, 30, 50 und 60 ml erhältlich, und generell gilt: Die Wahl der Spritzengröße hängt von der Menge der zu verabreichenden Lösung ab. Höherer Druck kann bei einer Injektion am Übergang zwischen Sehne und Knochen erforderlich sein, z. B. im Bereich des Epicondylus radialis humeri am Ursprung der Strecksehnen (Tennisellenbogen/Enthesitis). Mit einem kleinen Kolben kann bei einer gegebenen Kraft ein höherer Druck erzeugt werden. Ideal dafür ist eine 1-ml-Spritze. Der Einfluss der Spritzengröße auf den Injektionsdruck ist in Abbildung 2-3 (siehe unten) veranschaulicht.

Kanülen

Verwenden Sie Einmalkanülen (Abb. 2-4), die ebenfalls in Blister-Packungen aus Papier und durchsichtigem Kunststoff verpackt sind. Die Kanüle steckt in einer Schutzkappe aus starrem oder halbstarrem Kunststoff. Auf der Papierseite sollten bei allen Packungen deutlich lesbar die Nadelgröße sowie das Sterilisations- und Verfallsdatum angegeben sein. Kanülen sind in einer Vielzahl von Längen und Durchmessern erhältlich; in der Praxis bezieht man sich jedoch gern auf die Konusfarbe, die den Durchmesser (oder Gauge) der Kanüle kennzeichnet.

Teil I: Grundlagen muskuloskelettärer Injektionen

▶ **Abbildung 2-2**

Für Injektionen in Muskeln und Gelenke allgemein verwendete Spritzen

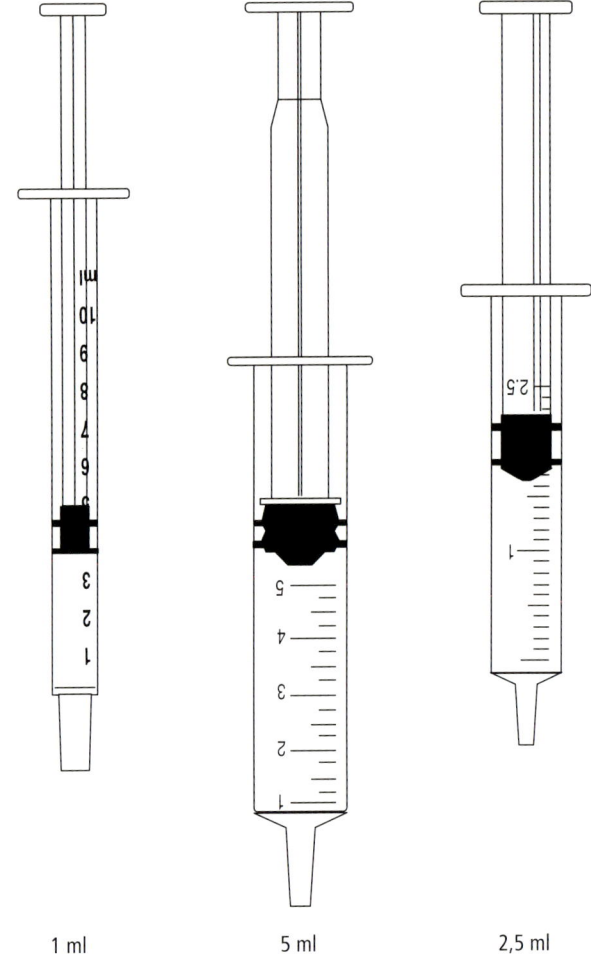

1 ml   5 ml   2,5 ml

▶ **Abbildung 2-3**

Einfluss der Spritzengröße auf den Injektionsdruck

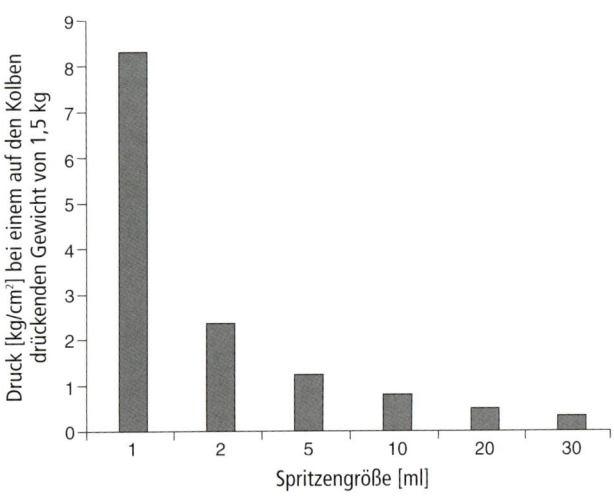

2. Die wichtigsten Instrumente und Hilfsmittel, Sicherheitsvorkehrungen und Notfallsituationen

▶ **Abbildung 2-4**

Für Injektionen in Muskeln und Gelenke üblicherweise verwendete Kanülen

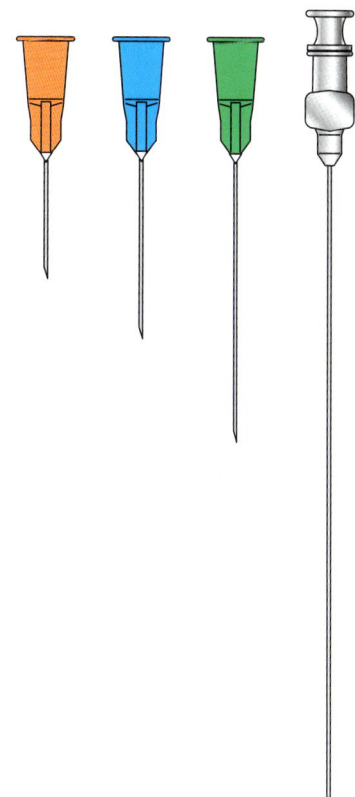

Tabelle 2.1 enthält eine Übersicht über die erhältlichen Kanülengrößen; die fett gedruckten Zahlen kennzeichnen die Kanülen, die bei Injektionen in Weichteile und Gelenke häufiger eingesetzt werden.

Bei manchen Injektionen eignet sich eher eine Spinalkanüle (z. B. für Injektionen in das Hüftgelenk oder die Bursa iliopectinea), und auch wenn sie in unterschiedlichen Längen lieferbar sind, sind diese in der Regel länger als die für subkutane Injektionen verwendeten Standardkanülen (z. B. 0,9 × 90 mm = 20 G × 3 1/2"). Spinalkanülen sind mit einem Mandrin (Führungsdraht) versehen, der während der Insertion im Lumen der Kanüle verbleibt und verhindert, dass Hautpartikel in die Kanüle gelangen; er wird vor dem Aufsetzen der Spritze herausgezogen. Dieses Merkmal ist bei Injektionen in den Spinalraum relevant, aber auch, wenn die Kanüle für Injektionen in Weichteile oder Gelenke eingesetzt wird, da Hautpartikel Infektionen an die Läsionsstelle übertragen können.

Tabelle 2.1 Kanülengrößen und Konusfarben

	Gauge- und Zoll-Maße	Metrische Maße	Konusfarbe
Feine Kanülen	**25 G × 5/8"**	**0,5 × 16 mm**	orange
	25 G × 1"	0,5 × 25 mm	orange
	23 G × 1"	**0,6 × 25 mm**	blau
	23 G × 1¼"	0,6 × 30 mm	blau
	21 G × 1½"	**0,8 × 40 mm**	grün
	21 G × 2"	0,8 × 50 mm	grün
Grobe Kanülen	19 G × 1½"	1,1 × 40 mm	weiß

Die in der Tabelle aufgeführten Kanülen und Spritzen sind normalerweise im Medizinproduktehandel oder in Apotheken erhältlich.

Entsorgung

Spritzen, Kanülen sowie leere Arzneimittelbehälter (Leergebinde) sollten in spezielle Abfallsammelbehälter entsorgt werden. In Krankenhäusern, in denen Anweisungen die sachgerechte Entsorgung dieser Abfälle regeln, sind solche Abwurfbewälter überall verfügbar. Privatpraxen sollten sich diesbezüglich bei der zuständigen Behörde für kommunale Abfallentsorgung beraten lassen, die normalerweise geeignete Behälter zur Verfügung stellen und einen Entsorgungsdienst anbieten.

Allgemeine Sicherheitsvorkehrungen

Alle Ärzte, die Injektionstherapien anbieten, müssen gegen Hepatitis B geimpft sein. Die Impfung wird in drei Dosen verabreicht, wobei die zweite Injektion 1 Monat und die dritte sechs Monate nach der ersten Injektion gegeben wird. Im Bedarfsfall kann auch ein beschleunigtes Impfschema eingesetzt werden (kontaktieren Sie zwecks näherer Informationen Ihren Hausarzt oder das Gesundheitsamt).

Die Antikörpertiter sollten alle zwei bis vier Monate nach Abschluss des Impfzyklus kontrolliert werden. Die Ansprechraten betragen insgesamt 80 bis 90%, bei den über 40-Jährigen fallen sie eher geringer aus. Als Faustregel gilt: Schlechte Responder sollten eine Boosterdosis und Nichtresponder die Wiederholung des Impfzyklus in Erwägung ziehen. Alle Responder sollten wahrscheinlich nach 5 Jahren eine Auffrischdosis erhalten (Salisbury & Begg 1996).

In jedem Fall sollten Sie mit den an Ihrem Arbeitsplatz geltenden Sicherheitsmaßnahmen zum Schutz vor Virusinfektionen (Hepatitis B, HIV) vertraut sein. Ärzte in Privatpraxen müssen diesbezüglich eventuell eigene Regelungen einführen.

Alle Instrumente und Materialien sollten sicher entsorgt werden (siehe oben). Klinische Abfälle sollten in entsprechend gekennzeichneten Kunststoffbeuteln (meist gelb) verpackt und anschließend der Verbrennung zugeführt werden (Informationen erhalten Sie bei Ihrem zuständigen örtlichen Umwelt- und Gesundheitsamt). Verschüttetes Blut oder Körperflüssigkeiten sollten sachgerecht mit Latexhandschuhen und Papiertüchern beseitigt werden. Wenn Handschuhe getragen werden müssen, ist Latex zum Schutz gegen Viren sicherer als Polyethylen (Korniewicz et al. 1989). Der betroffene Bereich sollte mit Natriumhypochlorit-Lösung, z. B. Domestos™, gereinigt und verschmutzte Wäsche in kaltem Wasser und einem geeigneten Desinfektionsmittel ausgespült werden, z. B. in 1 : 10 verdünnter Bleichlösung.

Kanülenstichverletzungen

Zur Vermeidung von Nadelstichverletzungen sollten gebrauchte Kanülen niemals in die Schutzkappe zurückgesteckt werden. Wenn es trotzdem zu einer Verletzung kommt, wird empfohlen, die Blutung anzuregen und die Wunde mit Wasser und Seife auszuwaschen.

2. Die wichtigsten Instrumente und Hilfsmittel, Sicherheitsvorkehrungen und Notfallsituationen

Zur weiteren Abklärung sollten die betriebsärztliche Stelle oder der Durchgangsarzt aufgesucht werden, wo die notwendigen Vorsorgemaßnahmen beraten, eingeleitet und dokumentiert werden können. Danach muss ggf. der betriebliche Vorgesetzte in Kenntnis gesetzt werden.

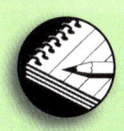

Cave! Eine gebrauchte Kanüle **niemals** in die Schutzkappe zurückstecken!

«No-Touch»-Technik

Eine saubere «No-Touch»-Technik ist vor allem bei der Anwendung von Kortikosteroiden lebenswichtig, da ihre immunsuppressiven Eigenschaften die Infektionsanfälligkeit erhöhen und den Nachweis und die Behandlung einer Infektion erschweren (Schimmer & George 1998). Bei Injektionen in ein Gelenk sollte eine septische Arthritis als schwerwiegende, aber vermeidbare Komplikation angesehen werden.

Als mögliche Infektionsquellen gelten:

- Hauterreger, die bei der Injektion eingebracht werden oder sich von benachbarten Infektionsstellen ausbreiten
- Übertragung oder Einbringung von Erregern durch kontaminierte Instrumente oder Lösungen
- hämatogene Ausbreitung durch eine Infektion fernab der Einstichstelle wie etwa eine Septikämie, z. B. nach zahnärztlicher Behandlung oder durch Anwendung von Instrumenten im Bereich des Urogenitaltrakts wie bei der Zystoskopie
- direktes Trauma, das zur lokalisierten Infektion, vor allem der oberflächlichen Schleimbeutel, z. B. Bursa praepatellaris oder subcutanea olecrani, führen kann (Hughes 1996).

Eine «No-Touch»-Technik zur Minimierung des Infektionsrisikos wird in Kapitel 4 vorgestellt.

Dosierung und Sicherheitsgrenzen

Die empfohlene Höchstdosis für das lokale Anästhetikum Lidocain beträgt 200 mg (siehe Kapitel 3). Zur Vermeidung toxischer Konzentrationen wird Neulingen auf dem Gebiet der Injektionstherapie von muskuloskelettalen Erkrankungen angeraten, pro Sitzung nicht mehr als 5 ml Lidocain 1% oder 15 ml Lidocain 0,5% anzuwenden. Lokalanästhetika zeigen in höher konzentrierten Lösungen eine vergleichsweise höhere Toxizität. Die beiden genannten Zahlenwerte liegen ganz bewusst unterhalb der Höchstdosis. Diese Empfehlungen beruhen auf einer hohen Sicherheitsbreite, um das potenzielle Risiko zu minimieren, das von einer unbeabsichtigten Injektion in ein Blutgefäß und damit das direkte Einbringen in den Blutkreislauf ausgeht.

In der Regel erhält der Patient eine Injektion in jede diagnostizierte muskuloskelettale Läsion. In einem Jahr sollten pro betroffener Struktur nicht mehr als zwei Injektionen verabreicht werden; eine Ausnahme stellt das Schultergelenk dar, bei dem zur Behandlung traumatischer Arthritiden (Schultersteife) drei Injektionen erforderlich sein können (Kesson & Atkins 1998).

Sollte der Patient mehr als eine Läsion aufweisen, können pro Behandlungssitzung zwei Injektionen erwogen werden; empfohlen wird allerdings, die Kortikosteroid-Gesamtdosis von höchstens 60 mg vorsichtshalber nicht zu überschreiten. Wenn jedoch hinsichtlich bestimmter Medikamente Zweifel bestehen, sollten die Herstellerempfehlungen in den Fachinformationen nachgelesen werden.

Komplikationen und Verhalten in Notfallsituationen

Infektion

Nicht selten kommt es bei Patienten, die Kortikosteroidinjektionen erhalten, nach der Injektion zu einer Exazerbation der Schmerzen, die mit Ruhe, Kälte und nichtsteroidalen entzündungshemmenden Medikamenten oder einfachen Analgetika behandelt werden. Diese Schmerzen dürfen jedoch nicht mit den Schmerzen verwechselt werden, die eine Infektion ankündigen und meist stärker sind und länger als ca. 72 h andauern (maximale Dauer einer postpunktionelle Synovitis, sog. «post-injection flare»). Wie oben erwähnt, können Kortikosteroide Infektionszeichen (Erwärmung, Rötung, Schwellung und Funktionsverlust) maskieren. Bei Verdacht auf eine septische Arthritis oder Infektion nach einer intraläsionalen Injektion sollte der Patient umgehend ins Krankenhaus eingewiesen werden, wo zur Bestätigung der Diagnose eingangs eine Gelenkpunktion und anschließend eine intravenöse Antibiose durchgeführt werden kann (Hughes 1996).

Ohnmacht

Eine Ohnmacht (Synkope) manifestiert sich mit Blässe, Hypotonie mit Bradykardie, einzelnen Muskelzuckungen und möglicherweise Augenrollen. Lockern Sie in einem solchen Fall zu eng sitzende Kleidung und bringen Sie den Patienten in Flach- oder Seitenlage, dabei die Füße hoch lagern. Die meisten Patienten wachen, sobald sie liegen, wieder auf; falls nicht, müssen sie in Erholungsposition gebracht und ihre Atemwege freigehalten werden, um bei Erbrechen das Aspirationsrisiko zu vermeiden.

Allergie

Allergische Reaktionen können von einfacher Urtikaria bis hin zu Anaphylaxie reichen (siehe unten). Eine Urtikaria kann sich als leichte Hautreizung oder Nesselausschlag manifestieren, wobei der Juckreiz mit einem Antihistaminikum (z. B. Piriton®) behandelt werden kann. Bei schwereren Formen der Urtikaria treten große Quaddeln auf, und Gesicht und Zunge können anschwellen. In beiden Fällen sollte ärztlicher Rat eingeholt werden; dringend erforderlich wird dies beim Auftreten von Gesichts- und Zungenschwellungen. Andere Hautrötungen als das oben beschriebene Exanthem können durch eine allergische Dermatitis bedingt sein, die bei Anwendung einer Hydrocortisonsalbe abheilt.

Anaphylaktischer Schock

Der Begriff Anaphylaxie beschreibt ein rasch auftretendes und oftmals unvorhergesehenes lebensbedrohliches Syndrom, das durch eine Vielzahl von Fremdsubstanzen ausgelöst werden kann und an dem mehrere Organsysteme beteiligt sein können (Brown 1995, Wyatt 1996). Dabei handelt es sich um eine ausgesprochen seltene Injektionskomplikation, die allerdings sofortiges Eingreifen verlangt, um Larynxödem, Bronchospasmus, Hypotonie und die damit assoziierte Tachykardie zu behandeln (Apter & LaVallee 1994, BNF 2000).

Anzeichen für einen drohenden anaphylaktischen Schock sind Brennen und Juckreiz, die rasch zum Anschwellen von Gesicht oder Zunge fortschreiten, wie es oben für schwere allergische Reaktionen beschrieben wurde. Eine solche Situation ist unbedingt als medizinischer Notfall einzustufen, und die üblichen Erste-Hilfe-Maßnahmen müssen eingeleitete werden.

Bei den meisten regionalanästhetischen Verfahren werden innerhalb von 10 bis 24 min maximale Plasmakonzentrationen des Anästhetikums erreicht. Aus diesem Grund wird während der ersten 30 min nach der Injektion die sorgfältige Überwachung des Patienten auf toxische Wirkungen empfohlen.

In der klinischen Leitlinie der CSP für die Überwachung von Injektionstherapien (CSP 1999) wird zur Behandlung des anaphylaktischen Schocks folgendes Vorgehen vorgeschlagen:

- Verabreichung des Medikaments stoppen
- ärztliche Hilfe herbeirufen
- Adrenalin verabreichen
- kardiopulmonale Reanimation durchführen.

Abschließende Bemerkungen

In diesem Kapitel wurde die ganze Palette von Kanülen und Spritzen unterschiedlicher Größen vorgestellt, die bei muskuloskeletalen Beschwerden üblicherweise zur Injektionstherapie eingesetzt werden. Einen besonderen Stellenwert nahmen die Maßnahmen zur Gewährleistung der Sicherheit und zur Minimierung des Infektionsrisikos ein. Ferner wurden die potenziell auftretenden Nebenwirkungen beschrieben und um wichtige Hinweise zur Erkennung von und zum Verhalten in Notfallsituationen ergänzt. Kapitel 3 beschreibt unter Angabe der Wirkmechanismen, Wirkungen und Nebenwirkungen diejenigen Arzneimittel, die bei der Injektionstherapie muskuloskelettaler Erkrankungen zur Anwendung kommen.

3 Injektabilia zur Behandlung muskuloskelettaler Beschwerden

Kapitelübersicht

Kortikosteroide 18	Lokalanästhetika 27
Entzündungshemmende Wirkungen injizierter Kortikosteroide 20	Wirkmechanimus 28
	Lokalanästhetika bei Injektionen in Muskeln und Gelenke 28
Kortikosteroide zur Injektion bei muskuloskelettalen Erkrankungen 21	Lokalanästhetika in Kombination mit Adrenalin 30
Nebenwirkungen und Komplikationen injizierter Kortikosteroide 22	Nebenwirkungen und Komplikationen injizierter Lokalanästhetika 30
	Arzneimittelwechselwirkungen 31
Arzneimittelwechselwirkungen 27	Abschließende Bemerkungen .. 31

Dieses Kapitel gibt einen Überblick über die wichtigsten Medikamente, die im Rahmen einer Injektionstherapie bei muskuloskelettalen Beschwerden eingesetzt werden, zusammen mit Informationen über Wirkmechanismus, Wirkungen, Nebenwirkungen sowie Kontraindikationen. Damit trägt auch dieses Kapitel zur Aneignung sicherer und wirksamer Vorgehensweisen bei der Verabreichung von Injektionen in Weichteile und Gelenke bei.

Kortikosteroide

Lokale Kortikosteroidinjektionen werden zur Reduktion von Entzündungen und Schmerzen und damit zur Mobilisierung des Patienten eingesetzt. Zur Behandlung episodischer Krankheitsschübe, etwa bei akuten Schüben degenerativer Gelenkerkrankungen (z. B. Gonarthrose), entzündlicher Arthritis (z. B. rheumatoide Arthritis des Handgelenks) und gelegentlich traumatischer Arthritis (z. B. traumatische Arthritis des Ellenbogens) werden sie intraartikulär verabreicht (Hunter & Blyth 1999).

Weitoft & Uddenfeldt (2000) sind der Auffassung, dass die Aspiration von Synovialflüssigkeit vor Verabreichung einer intraartikulären Kortikosteroidinjektion bei Patienten mit rheumatoider Arthritis das Rezidivrisiko senkt. Creamer (1999) stieß in einem Übersichtsartikel über die Gabe einer intraartikulären Kortikosteroidinjektion bei Arthrosen auf mehrere Studien, deren Ergebnisse im Vergleich zu Placebo auf einen signifikanten Nutzen für das betroffene Knie schließen ließen, auch wenn die nützlichen Wirkungen nur von kurzer Dauer waren.

Intraläsionale Kortikosteroidinjektionen kommen bei Tendinitis (z. B. Tennisellenbogen), Tendovaginitis (z. B. Tendovaginitis stenosans de Quervain) zur Anwendung, wobei die Injektion zwischen Sehne und Sehnenscheide gesetzt wird, aber auch bei Kompressionsneuropathien (z. B. Karpaltunnelsyndrom) und einigen ligamentären Läsionen (z. B. Koronarbandverletzungen am Knie).

Kortikosteroide sind Hormone, die in der Nebennierenrinde produziert werden. Man unterteilt sie in die beiden großen Gruppen der Mineralokortikoide und Glukokortikoide. Auch wenn einzelne Kortikosteroide ein kombiniertes Wirkprofil aufweisen, zeichnen sich die beiden Hauptgruppen durch folgende Wirkungen aus:

- **Mineralokortikoide** (das wichtigste endogene Hormon ist Aldosteron) beeinflussen den Wasser- und Elektrolythaushalt.
- **Glukokortikoide** (die wichtigsten endogenen Hormone sind Kortikosteron und Hydrocortison [Kortisol]) beeinflussen den Kohlenhydrat- und den Proteinstoffwechsel. Neben ihren metabolischen Effekten verfügen sie auch über entzündungshemmende, antiallergene und immunsuppressive Eigenschaften (Rang et al. 1995, Schimmer & George 1998).

Es wurde eine Vielzahl synthetischer Kortikosteroide mit einem spezifisch glukokortikoiden oder mineralokortikoiden Wirkprofil entwickelt. Es war bislang jedoch nicht möglich, die erwünschten entzündungshemmenden Eigenschaften der Glukokortikoide von ihren anderen unerwünschten Nebenwirkungen zu separieren (siehe Nebenwirkungen von Kortikosteroiden, S. 23) (Rang et al. 1995).

Die entzündungshemmende (glukokortikoide) Wirkung der Kortikosteroide ist nur dann von Vorteil, wenn der mineralokortikoide Effekt des Medikaments gering ist und damit das Wasser- und Elektrolytgleichgewicht nur geringfügig beeinflusst wird. Prednisolon ruft vorwiegend glukokortikoide Wirkungen hervor und gilt bei oraler Langzeitanwendung als Mittel der Wahl. Kortison und Hydrokortison eignen sich aufgrund ihrer starken Mineralokortikoidaktivität, die zur Flüssigkeitsretention führt, nicht zur Langzeitanwendung. Hydrokortison zeichnet sich dagegen durch geringere Nebenwirkungen aus, und aufgrund seiner mäßigen entzündungshemmenden Wirkung ist es zur topischen Anwendung bei entzündlichen Hauterkrankungen sowie zur intraläsionalen Injektion in Weichteile und Gelenke geeignet. Betamethason und Dexamethason haben eine geringe Mineralokortikoid-, aber hohe Glukokortikoidaktivität, weshalb sie für die Verabreichung in hoher Dosierung in Betracht kommen, wenn Flüssigkeitsretention wie etwa bei Hirnödemen unerwünscht ist.

Da die Glukokortikoide Methylprednisolon und Triamcinolon entzündungshemmende und immunsuppressive, aber nur geringe oder gar keine mineralokortikoiden Wirkungen aufweisen, eignen sie sich für Injektionen in Weichteile und Gelenke.

Glukokortikoide wirken intrazellulär auf das Zielgewebe, indem sie an spezifische Rezeptorproteine im Zellkern binden, die nach ihrer Wechselwirkung mit dem Steroid aktiviert werden. Der Steroid-Rezeptor-Komplex bindet anschließend an die DNA und initiiert oder verhindert die Transkription bestimmter Gene. Die Mechanismen, nach denen diese Modifikation der Gentranskription abläuft, sind bislang jedoch nicht vollständig verstanden.

Man geht davon aus, dass die entzündungshemmenden Wirkungen der Glukokortikoide auf die verminderte Bildung von Prostaglandinen zurückzuführen sind. Für die Bildung der an entzündlichen Prozessen beteiligten Prostaglandine ist das Enzym Cyclooxygenase (COX-2) verantwortlich. Exogene Glukokortikoide inhibieren COX-2, indem sie die Transkription des relevanten Gens hemmen und damit die Prostaglandinbildung in den Entzündungszellen verringern. Ferner gibt es Anhaltspunkte dafür, dass Glukokortikoide die Bildung des entzündungshemmenden Mediators Lipocortin induzieren (Grillet & Dequeker 1990, Rang et al. 1995). Die Änderungen bezüglich der Gentranskription und der Proteinsynthese erfordern Zeit, was insofern klinisch relevant ist, als Kortikosteroide größtenteils nicht sofort wirksam werden; im Allgemeinen setzen die nützlichen Wirkungen verzögert ein (Schimmer & Parker 1996).

Entzündungshemmende Wirkungen injizierter Kortikosteroide

Kortikosteroide unterdrücken die Entzündungsreaktion, unabhängig von ihrer Ursache, von der frühen akuten Phase mit Schmerzen, Erwärmung, Rötung und Schwellung bis zur späteren chronischen Phase, von der die Proliferation und Modulation der Wundheilung betroffen sind. Eine übermäßige oder «nutzlose» Entzündung kann von Kortikosteroiden stark profitieren. Es gilt jedoch als allgemein anerkannt, dass Kortikosteroide sich nicht zur Behandlung einer akuten Entzündung eignen, da sie die Entzündungsreaktion begrenzen und die Faserbildung verzögern (Kerlan & Glousman 1989, Nelson et al. 1995, Laurence et al. 1997).

In der chronischen Entzündungsphase ist das Gleichgewicht von Kollagenauf- und -abbau gestört und Entzündung und Proliferation laufen nebeneinander ab. Eine Kortikosteroidinjektion kann in dieser Phase von Nutzen sein, vorausgesetzt, ihre unerwünschten Wirkungen werden erkannt, wobei der durch die verminderte Produktion von Kollagen und Glykosaminoglykanen bedingte Verlust der Zugfestigkeit in der Struktur zu berücksichtigen ist (Stefanich 1986, Grillet & Dequeker 1990, Mazanec 1995, Rang et al. 1995). Aus diesem Grund ist es nach der Injektion unerlässlich, auslösende Faktoren oder Überbeanspruchung zu meiden, bis man davon ausgehen kann, dass das Weichteilgewebe etwa ca. zwei Wochen nach der Triamcinolonacetonid-Injektion seine normale Belastbarkeit wiedererlangt hat (Cameron 1995a, Drugs und Therapeutic Bulletin 1995, CSP 1999) (siehe unten).

Eine Reduktion der Entzündung und Immunsuppression wird hauptsächlich durch die Wirkung auf Blutgefäße, Entzündungszellen und Entzündungsmediatoren erreicht, an denen folgende Vorgänge beteiligt sind (Rang et al. 1995, Schimmer & Parker 1996):

- Vasokonstriktion der kleinen Blutgefäße
- Reduktion der Flüssigkeitsabsonderung
- Verminderung der Leukozyteninfiltration
- verminderte Produktion von Entzündungsmediatoren, Prostaglandinen, Histaminen und Kininen
- Produktion entzündungshemmender Mediatoren, Lipocortinen
- Makrophagenhemmung, Verzögerung der Phagozytose, Fibroblastenaktivität und letztlich Reparation
- Reduktion der Permeabilität der Synovialmembran; Kortikosteroide werden vom Synovium selektiv aufgenommen
- Verminderung der Leukozytenmigration
- verminderte Aktivierung mononukleärer Zellen
- verminderte Proliferation der Blutgefäße
- verminderte Fibrose.

Die Wirkung von Kortikosteroidinjektionen auf die Kollagensynthese während der Proliferations- und Modulationsphase ist strittig (Sandberg 1964, Ehrlich & Hunt 1968, Ehrlich et al. 1972, Kulick et al. 1984). Marks et al. (1983) haben nachgewiesen, dass die Wundheilung durch Anwendung topisch applizierter Steroide signifikant verzögert wird. Man hat festgestellt, dass die Dauergabe hoher Dosen der Retardform von Methylprednisolon die Kollagensynthese unterdrückt, während die intermittierende Gabe anscheinend keinen solchen Effekt hervorruft (Cohen et al. 1977). Intraläsional verabreichte Kortikosteroide führen zum Rückgang der Keloide durch Inhibition der

Fibroblastenmigration, zur Abnahme der Kollagensynthese und zur Erhöhung der Kollagenaseaktivität (Carrico et al. 1984).

Vereinfacht ausgedrückt vermindert eine intraartikuläre oder intraläsionale Kortikosteroidinjektion die Entzündung, verändert die Kollagensynthese und lindert die Schmerzen. Die Reduktion der Entzündung und der analgetische Effekt führen zur verbesserten Beweglichkeit des erkrankten Körperteils. Eine normale mechanische Belastung fördert die Ausrichtung der Kollagenfasern und führt zu einer deutlichen Wiederherstellung der Beweglichkeit (Stearns 1940a, 1940b, Le Gros Clark 1965, Kesson & Atkins 1998). Die veränderte Kollagensynthese kann die Kollagenfasern anfänglich schwächen. Als generelle Regel gilt daher, dass Patienten angewiesen werden sollten, auslösende Faktoren oder Überbeanspruchung zu vermeiden, bis sie frei von Symptomen und Krankheitszeichen sind.

Kortikosteroide zur Injektion bei muskuloskelettalen Erkrankungen

Tabelle 3.1 enthält einige für intraartikuläre und intraläsionale Injektionen zugelassene Präparate. Die fett gedruckten Präparate werden in den Beispielen angewendet, die im Teil II über die nach Körperregionen gegliederten Injektionstechniken besprochen werden.

Tabelle 3.1   Für intraartikuläre und intraläsionale Injektionen zugelassene Präparate

Generischer Name	Handelpräparat	Dosierungen	Packungsgrößen
Prednisolon	div. Generika	10–50 mg/ml	1-ml-Amp.
Methylprednisolon	Depo-Medrate®	40 mg/ml	1-, 2-, 5-ml-Inj.fl.
Triamcinolonacetonid	Volon A® + Generika	**10 mg/ml**	1-ml-Amp.
			5-ml-Inj.fl.
		40 mg/ml	1-ml-Amp.
			1-ml-Spritzamp.
			5-ml-Inj.fl.
Triamcinolondiacetat	Delphicort®	25 mg/ml	1-ml-Amp.
		40 mg/ml	
Triamcinolonhexacetonid	Lederlon®	5 mg/ml	1-ml-Amp.
		20 mg/ml	
Betamethason	Celestan Depot®	4 mg/ml	1-ml-Amp.
Dexamethason	Forecortin Inject® + Generika	4–10 mg/ml	1- bis 10-ml-Amp.
Dexamethason + Lidocain	Supertendin®	5 mg/ml Dex.	1-ml-Amp.
		30 mg/ml Lid.	2-ml-Amp.

Relative Potenz

Die relative Potenz wird in Bezug zum Standard, d. h. zu systemisch verabreichtem Hydrokortison mit einer relativen Potenz von 1 angegeben. Tabelle 3.2 zeigt die relative Potenz von Kortikosteroiden im Vergleich.

Tabelle 3.2   Relative Potenz von Kortikosterioden

Kortikosteroid	Relative Potenz
Hydrokortison	1
Prednisolon	4
Methylprednisolon	5
Triamcinolon	5
Betamethason	30
Dexamethason	30

Wirkdauer von Kortikosteroiden

Die folgenden Kortikosteroide sind in der Reihenfolge ihrer relativen Löslichkeit und Wirkdauer aufgeführt, angefangen mit dem am wenigsten löslichen mit der kürzesten Wirkdauer bis zu dem am wenigsten löslichen mit der längsten Wirkdauer:

- Hydrocortison
- Prednisolonacetat
- Betamethason
- Dexamethason
- Triamcinolonacetonid
- Methylprednisolonacetat.

Kortikosteroide werden nach ihrer Wirkdauer eingeteilt, die sich umgekehrt zu ihrer Wasserlöslichkeit ändert. Zubereitungen wie Dexamethason und Betamethason zeigen verglichen mit den kürzer wirksamen Präparaten wie Hydrokortison vergleichsweise stärkere entzündungshemmende Eigenschaften, weshalb sich die äquivalenten Dosen auch unterscheiden. So entsprechen z. B. 20 mg Hydrokortison 4 mg Triamcinolon, 5 mg Prednisolon und 0,75 mg Dexamethason (Kerlan & Glousman 1989, Nelson et al. 1995, BNF 2000). Präparate mit mittlerer Wirkdauer wie etwa Triamcinolon nehmen, was ihre relative entzündungshemmende Potenz und äquivalenten Dosen betrifft, einen mittleren Rang ein.

Hydrokortisonacetat ist schwach wirksam, recht gut löslich und wird gewöhnlich innerhalb von 36 h resorbiert. Synthetische Kortikosteroide sind stärker wirksam und weniger gut löslich, weshalb ihre entzündungshemmenden Wirkungen länger andauern. Es liegen nur wenige präzise Angaben zur Wirkungsdauer vor; doch nach periartikulärer Injektion verbleibt Methylprednisolonacetat durchschnittlich 16 Tage im Plasma, die Resorption von Triamcinolonhexacetonid aus einem Gelenk dauert 14 bis 21 Tage; Triamcinolonacetonid benötigt dazu etwas weniger Zeit (Cameron 1995a, Drugs und Therapeutics Bulletin 1995). Die Wirkungsdauer von einmal resorbierten Kortikosteroiden wird als die Plasmahalbwertzeit des Medikaments beschrieben ($t_{1/2}$, d. h. die Zeit, in der die Plasmakonzentration auf 50 % ihres ursprünglichen Wertes fällt) (siehe Kapitel 1).

Als Beispiel für die Anwendung der verschiedenen regionalen Techniken haben wir in diesem Buch das Kortikosteroid Triamcinolonacetonid (siehe Abb. 3-1 und 3-2) ausgewählt. Über andere Medikamente und Informationen siehe S. 21 sowie die aktuellen Fachinformationen der Hersteller. Die in den praktisch orientierten Kapiteln empfohlene Dosierung ist als Richtschnur gedacht und beruht auf einer konservativen Schätzung. Ärzten, die sich für eine Kortikosteroidinjektion als Behandlung der Wahl entscheiden, empfehlen wir, sich bei der Dosierung an die entsprechenden Richtwerte zu halten, dabei aber auch den Schweregrad der Erkrankung, die relative Größe der zu behandelnden Fläche und etwaige Reaktionen auf eine frühere Injektion zu berücksichtigen.

Zur sofortigen Schmerzlinderung, zur Bestätigung der genauen Diagnose und angemessenen Behandlung wird das ausgewählte Kortikosteroid zusammen mit einem Lokalanästhetikum injiziert (Nelson et al. 1995, Saunders & Cameron 1997, Kesson & Atkins 1998). Üblicherweise ist Lidocain das Lokalanästhetikum der Wahl (siehe S. 27).

Nebenwirkungen und Komplikationen injizierter Kortikosteroide

Über Kontraindikationen für Kortikosteroidinjektionen informiert Kapitel 4. Nebenwirkungen und Komplikationen von Kortikosteroiden stehen im Allgemeinen mit

▶ **Abbildung 3-1**

Dosis/Volumen für Triamcinolonacetonid 10 mg/ml.

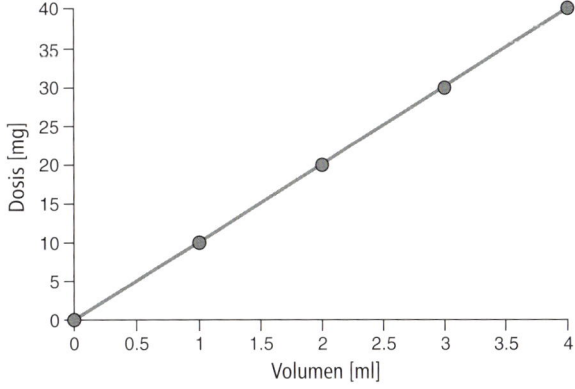

▶ **Abbildung 3-2**

Dosis/Volumen für Triamcinolonacetonid 40 mg/ml.

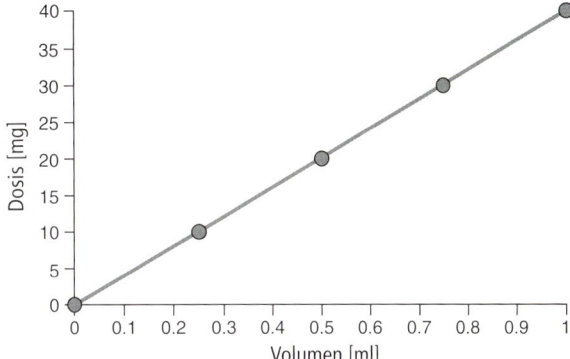

hohen Dosierungen und/oder prolongierter systemischer Anwendung in Zusammenhang. Systemische Nebenwirkungen einer einmaligen Kortikosteroidinjektion sind zwar selten, können aber dennoch auftreten. Der potenzielle Nutzen der umsichtigen Anwendung lokaler Kortikosteroidinjektionen wiegt ihre unerwünschten Wirkungen auf (Cooper & Kirwan 1990, Hunter & Blyth 1999). Kumar & Newman (1999) untersuchten in einer prospektiven Studie die möglichen, mit intra- und periartikulären Steroidinjektionen assoziierten Komplikationen und kamen zu dem Schluss, dass dieses Verfahren sicher ist und eine sehr niedrige Komplikationsrate aufweist, wenn die Injektionen unter angemessenen Kautelen durchgeführt werden. Nachfolgend werden zunächst die häufiger zu beobachtenden Nebenwirkungen lokaler Kortikosteroidinjektionen aufgeführt, gefolgt von den mit systemischer Applikation assoziierten unerwünschten Wirkungen.

Postpunktionelle Synovitis

Dabei handelt es sich um eine selbstlimitierende Nebenwirkung, die nach Abklingen der lokalanästhetischen Wirkung sechs bis zwölf Stunden nach der Injektion auftritt und in weniger als 72 h nachlässt. Es ist eine akute Entzündungsreaktion, die mit der durch die Konservierungsstoffe im Lokalanästhetikum bedingten Ausfällen von Steroidkristallen assoziiert wird. Eine Synovitis verursacht die typischen Symptome einer akuten Entzündung, also Schmerzen, Rötung, Erwärmung und Schwellung, und ähnliche Wirkungen können auch – wie beim Tennisellenbogen – durch eine Injektion in das Weichteilgewebe hervorgerufen werden.

Der behandelnde Arzt sollte den Patienten vollständig über die möglichen Nebenwirkungen aufklären und ihm geeignete Maßnahmen zur Reduktion der Entzündung empfehlen (etwa Ruhe, Eis und nichtsteroidale entzündungshemmende Medikamente oder einfache Analgetika).

Die Symptome können denen einer septischen Arthritis ähneln, und wenn sie nicht in der erwarteten Zeit abklingen, sollten angemessene Maßnahmen zur Behandlung dieser schwerwiegenderen Komplikationen eingeleitet werden (siehe Kapitel 2) (Stefanich 1986, Grillet & Dequeker 1990, Mazanec 1995, Swain & Kaplan 1995, Hunter & Blyth 1999).

Lokale Weichteilatrophie und Pigmentveränderungen

Dokumentiert sind bislang Fettatrophie (Lipoatrophie), Hautatrophie, Purpura senilis (kleine punktförmige Hautblutungen bei älteren Menschen) und Depigmentation. Diese Veränderungen treten eher bei länger wirksamen, schlechter löslichen Präparaten wie den Triamcinolon-Zubereitungen und/oder bei wiederholten Injektionen in dieselbe Einstichstelle auf. Die Ursachen wurden auch mit falsch gesetzten Injektione in Zusammenhang gebracht, d. h. mit Injektionen, die vor Erreichen des Zielgewebes subkutan verabreicht werden, und/oder infolge eines Rückflusses der Injektionslösung in den Stichkanal.

Diese Veränderungen kommen eher bei Injektionen in superfizielles Weichteilgewebe wie beim Tennis- oder Golferellenbogen vor und können sechs Wochen bis drei Monate nach der Injektion an der Einstichstelle auftreten (Ponec et al. 1977, Marks et al. 1983, Cooper & Kirwan 1990, Grillet & Dequeker 1990, Pfenninger 1991, Swain & Kaplan 1995). Wegen des möglicherweise unansehnlichen kosmetischen Erscheinungsbildes sollte diese potenzielle Komplikation vor Durchführung der Injektion mit dem Patienten erörtert werden.

Bindegewebs- und Sehnenschwäche

Eine bekannte Wirkung von Kortikosteroiden ist die Veränderung der mechanischen Eigenschaften von Bindegewebsstrukturen, die infolge der verminderten Bildung von Kollagen und Glykosaminglykanen zu einer verringerten Zugfestigkeit führt. Diese wiederum kann bis zu zwei Wochen nach der Injektion andauern. Das zeigt, welche Bedeutung speziell der relativen Ruhigstellung des Gelenks im Anschluss an die Injektion zukommt.

Vor allem Sehnen sind vergleichsweise schlecht durchblutet und für Degeneration anfällig. Manche Sehnen sind für ihre Rupturanfälligkeit berüchtigt, so etwa die Achillessehne, die Rotatorenmanschettensehnen, das Caput longum des M. biceps brachii und die Sehnen des M. abductor pollicis longus und des M. extensor pollicis brevis mit ihrer gemeinsamen Sehnenscheide. Es ist schwierig, schlüssige Belege für die Beantwortung der Frage zu finden, ob Kortikosteroidinjektionen direkt für die Sehnenruptur verantwortlich gemacht werden können oder ob die Ruptur nicht vielmehr auf den degenerativen Krankheitsprozess zurückzuführen ist (Kennedy & Baxter Willis 1976, Kleinman & Gross 1983, Mahler & Fritschy 1992, Read & Motto 1992, Speed 2001).

Es können Maßnahmen ergriffen werden, um das Rupturrisiko nach Kortikosteroidinjektionen zu minimieren. Ratsam ist in jedem Fall die etwa zweiwöchige Einhaltung einer relativen Ruhe. Eine präzise Diagnostik und Therapie sollte Re-Injektionen überflüssig machen, und auch dem Injektionsverfahren selbst sollte gebührende Aufmerksamkeit geschenkt werden.

Die Injektion sollte **niemals** direkt in die Sehne erfolgen. Dies gilt in besonderem Maße für stark belastete und rupturanfällige Sehnen (siehe oben). Das Umspülen der

Sehne mit Kortikosteroidlösung (siehe Achillessehne, S. 175) oder das Einbringen der Lösung zwischen Sehne und Sehnenscheide (siehe Tendovaginitis stenosans de Quervain, S. 102) verhindert die direkte Injektion in den Sehnenkörper.

Meist befindet sich die Läsion am Knochen-Sehnen-Übergang, wo eine fächerförmige Injektionstechnik anzuwenden ist. Dabei wird die Kortikosteroidlösung tropfenweise zwischen Sehne und Knochen eingebracht, sodass der gesamte Läsionsbereich erfasst und das massierte Einbringen der Lösung in einen kleinen Bereich verhindert wird (siehe Tennisellenbogen, S. 70).

Vom *Committee on Safety of Medicines* wurde auf die mit Chinolon-Antibiotika (z. B. Ciproxin) assoziierte Schädigung der Sehnen hingewiesen (CSM 1995). Eine Entzündung und Ruptur der Sehnen ist in diesem Zusammenhang zwar eine seltene Komplikation, gefährdet sind aber ältere und gleichzeitig mit Kortikosteroiden behandelte Patienten.

Steroidarthropathie

Auch wenn die Steroidarthropathie zu den anerkannten Nebenwirkungen wiederholter Kortikosteroidinjektionen vor allem in stark beanspruchte Gelenke gehört, ist die Evidenz nicht schlüssig und beruht vorwiegend auf Tierstudien an Nichtprimaten (hauptsächlich Kaninchen) sowie anekdotischen Fallberichten. Man geht davon aus, dass wiederholte intraartikuläre Injektionen Arthropathien vom Charcot-Typ mit destruktiven Veränderungen des Gelenkknorpels hervorrufen können, obwohl diese Veränderungen auch bei der natürlichen Progression der zugrunde liegenden degenerativen Erkrankung zu beobachten sind. Beim Charcot-Gelenk handelt es sich um eine neurogene Arthropathie, bei der das Gelenk durch den zugrunde liegenden Krankheitsprozess denerviert und infolgedessen chronisch geschädigt wird.

Zu den möglichen Entstehungsmechanismen einer Steroidarthropathie gehören die Überbeanspruchung des Gelenks nach Kortikosteroid-vermittelter Analgesie mit direkten Auswirkungen auf den Gelenkknorpel sowie die ischämische Nekrose (Stefanich 1986, Cooper & Kirwan 1990, Cameron 1995a, Mazanec 1995, Millard & Dillingham 1995). Um das Risiko einer Steroidarthropathie zu minimieren, sollten Injektionen in stark belastete Gelenke nicht öfter als alle vier bis sechs Monate erfolgen.

Iatrogene septische Arthritis

Die iatrogene septische Arthritis ist eine seltene, aber vermeidbare Komplikation von Kortikosteroidinjektionen, die bei 0,001 % der injizierten Patienten auftritt. Beim Erreger handelt es sich üblicherweise um Staphylococcus aureus. Die Infektion kann durch Kontamination des Injektionsmaterials, Penetration von Hauterregern, hämatogene Ausbreitung, Infektionen z. B. der Atemwege oder des Urogenitaltrakts oder Reaktivierung einer früheren Infektion hervorgerufen werden (Grillet & Dequeker 1990, Haslock et al. 1995, Hughes 1996, Coombs & Bax 1996, Hunter & Blyth 1999, Pal & Morris 1999).

Das Gelenk wird rot, heiß, schwillt an und schmerzt, doch die entzündungshemmenden und immunsuppressiven Eigenschaften injizierter Kortikosteroide können

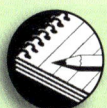

Praxistipp: Die Komplikation der septischen Arthritis lässt sich durch Screening auf aktuelle oder vorausgegangene Infektionen, Verzicht auf die Injektion bei Vorliegen einer Hautinfektion und Anwendung einer «No-touch»-Technik vermeiden.

diese Symptome maskieren und es schwierig machen, sie von einer postpunktionellen Reaktion zu unterscheiden. Wenn die Symptome länger anhalten, als man es bei einer postpunktionellen Reaktion erwarten würde (48 bis 72 h), sollte an eine Sepsis gedacht und entsprechend behandelt werden. Eine Kortikosteroidinjektion in ein bereits septisches Gelenk ist absolut kontraindiziert, da sie die Erkrankung verschlimmert. Bei Verdacht auf eine Sepsis sollte das geschwollene Gelenk punktiert werden, um das Vorliegen einer Infektion auszuschließen (siehe Kapitel 4).

Suppression der Reaktion auf Infektion oder Trauma

Die entzündungshemmenden und immunsuppressiven Wirkungen von Kortikosteroiden beeinträchtigen die normale Reaktion des Körpers auf Infektion und Trauma durch Unterdrückung der klinischen Symptome. Auch die Wundheilung wird beeinträchtigt und hat Konsequenzen für Patienten, die sich kurz nach einer Kortikosteroidinjektion einer Operation unterziehen müssen. Notfallausweise, die Patienten unter Kortikosteroid-Dauertherapie mit sich führen, enthalten auch den Rat, den Kontakt mit Infektionskrankheiten, vor allem Windpocken oder Herpes zoster, zu vermeiden (BNF 2000).

Flush

Ursache dieser gutartigen passageren Komplikation, die bei Gabe von Triamcinolon-Zubereitungen häufiger zu beobachten ist (bei etwa 1 von 20 Patienten), kann die systemische Resorption der Kortikosteroide sein. Eine Gesichtsrötung kann innerhalb weniger Minuten nach der Injektion auftreten und einige Stunden bis hin zu einem oder zwei Tagen andauern (Neustadt 1991, Nelson et al. 1995, BNF 2000).

Menstruationsstörungen

Bei der Injektion höherer Dosen, die ca. 40 mg Triamcinolonacetonid übersteigen, kann es durch systemische Resorption zu Menstruationsstörungen und Amenorrhö kommen (ABPI 2000, Saunders & Cameron 1997, Kesson & Atkins 1998).

Hyperglykämie

Die systemische Resorption des injizierten Kortikosteroids kann bei Diabetikern zu einer passageren Erhöhung des Blutzuckerspiegels führen (Mazanec 1995).

Suppression der Hypothalamus-Hypophysen-Nebennieren- (HHN-) Achse

Die Nebennierenfunktion wird durch die HHN-Achse reguliert, und eine Unterdrückung dieses Mechanismus verringert die Produktion von endogenem Kortisol. Auch wenn diese Nebenwirkung eher für die orale Langzeitanwendung von Kortikosteroiden bekannt ist, kann auch eine einmalige lokale Kortikosteroidinjektion die HHN-Achse für zwei bis vier Tage supprimieren (Cooper & Kirwan 1990, Mazanec 1995, Nelson et al. 1995, BNF 2000). Bei einer Kortikosteroid-Dauertherapie sollte das Medikament langsam ausgeschlichen werden und die Patienten einen Notfallausweis bei sich führen, der darauf hinweist, dass die Behandlung nicht abrupt abgebrochen werden darf.

Iatrogenes Cushing-Syndrom

Das Cushing-Syndrom ist eher mit der prolongierten Anwendung von Glukokortikoiden als mit einmaligen lokalen Injektionen assoziiert. Es kommt zu Veränderungen der Fettverteilung, wodurch zentrale Fettleibigkeit, «Stiernacken» (Buffalo Hump), Mondgesicht, Muskelschwund und Osteoporose entstehen können (Cooper & Kirwan 1990, Rang et al. 1995).

Osteoporose

Osteoporose gehört zu den anerkannten Nebenwirkungen der oralen Langzeitanwendung von Kortikosteroiden und ist von der Dosierung, der Behandlungsdauer und der mit Kortikosteroiden behandelten Grunderkrankung abhängig (Cooper & Kirwan 1990, Mazanec 1995). Theoretisch könnten auch wiederholte Kortikosteroidinjektionen diesen Effekt erzielen, für die Injektionstherapie von Weichteilen und Gelenken ist aber eher nicht von Bedeutung.

Stimmungsschwankungen

Stimmungsschwankungen sind eher mit der oralen Langzeitanwendung als mit einmaligen lokalen Injektionen assoziiert und manifestieren sich typischerweise als Euphorie, es kann aber auch zu Psychose, Agitation, Depression und Suizidneigung kommen. Die Stimmungsschwankungen sind reversibel und treten mit größerer Wahrscheinlichkeit bei Patienten mit vorbestehenden Persönlichkeitsstörungen auf (Cooper & Kirwan 1990, BNF 2000).

Anaphylaxie

Mace et al. (1997) beschreiben den seltenen Fall eines anaphylaktischen Schocks nach intraartikulärer Injektion von synthetischem Methylprednisolonacetat.

Arzneimittelwechselwirkungen

Folgende Arzneimittelwechselwirkungen sind im Arzneimittelkompendium des britischen Pharmaverbandes ABPI 1999 bis 2000 (ABPI 2000) aufgeführt. Demnach gilt: Kortikosteroide

- antagonisieren die Wirkung von Antidiabetika, darunter auch Insulin,
- antagonisieren die Wirkung von Antihypertensiva und Diuretika,
- verstärken den Kalium-senkenden Effekt von Acetazolamid (Diamox), Schleifendiuretika (z. B. Frusemid) und Thiaziden (z. B. Bendrofluazid).

Bestimmte Medikamente (z. B. Barbiturate, Carbamazepin etc.) verstärken die metabolische Clearance von Kortikosteroiden, was für die Injektionstherapie wahrscheinlich aber nicht von Bedeutung ist.

Lokalanästhetika

Lokalanästhetika führen zu einer reversiblen Nervenblockade mittlerer bis längerer Dauer. Von wenigen Ausnahmen abgesehen (siehe Karpaltunnelsyndrom, S. 95) werden Kortikosteroidinjektionen im Rahmen der Injektionstherapie von muskuloskelettalen Erkrankungen aus folgenden Gründen in Kombination mit einem Lokalanästhetikum verabreicht:

- zur therapeutischen Schmerzlinderung, damit zur Bestätigung der Diagnose eine sofortige Neubeurteilung vorgenommen werden kann,
- zur Steigerung des Volumeneffekts der Injektion bei bestimmten Erkrankungen wie z. B. einer Bursitis.

Das erste bekannte Lokalanästhetikum war das aus den Blättern des Kokastrauchs extrahierte Kokain, das klinisch erstmals im Jahre 1884 in der Augenheilkunde zur Betäubung der Cornea Verwendung fand; seine toxischen Wirkungen wurden jedoch als zu stark erachtet. Die synthetische Alternative Procain wurde 1905 entdeckt; später wurden noch mehrere andere Verbindungen entwickelt (Rang et aI 1995).

Chemisch bestehen Lokalanästhetika aus einem aromatischen Ring, der über eine Ester- oder Amidbindung mit einer basischen Seitenkette verknüpft ist (Rang et aI 1995). Lokalanästhetika vom Estertyp (z. B. Procain) enthalten im Allgemeinen weniger stabile Verbindungen, während es sich bei den Amid-Lokalanästhetika wie z. B. Lidocain und Bupivacain in der Regel um stabilere Verbindungen mit einer längeren Plasmahalbwertzeit handelt.

Wirkmechanimus

Lokalanästhetika penetrieren Nervenscheide und Axonmembran und blockieren die Entstehung und Fortleitung des Aktionspotenzials, indem sie spezifisch an die Natriumkanäle binden (Rang et al. 1995). Die Erregungsleitung kann in den dünnen Nervenfasern leichter unterbrochen werden, wobei eine reversible lokale Nervenblockade entsteht. Nicht alle Nervenfasern sind für diese Blockadewirkung der Lokalanästhetika gleichermaßen «empfindlich»: Die kleinen myelinisierten Axone (Aδ-Fasern) lassen sich am leichtesten ausschalten, gefolgt von den nicht-myelinisierten Axonen (C-Fasern); am schwierigsten ist die Blockade der dicken myelinisierten Axone (Aβ-Fasern).

Als erstes wird die Erregungsleitung in den nozizeptiven und sympathischen Nervenfasern blockiert. Deshalb wird die Schmerzempfindung früher ausgeschaltet als andere Empfindungen wie Tastsinn und Propriozeption. Die dickeren motorischen Axone sind gegen die Wirkung von Lokalanästhetika zwar vergleichsweise resistent, doch ist es schwierig, absolut selektiv nur die Schmerzempfindung auszuschalten, weshalb es lokal zu einer passageren Paralyse kommen kann.

Die Potenz, Toxizität, Wirkdauer, Stabilität und Löslichkeit der verschiedenen Lokalanästhetika schwanken beträchtlich. Im Folgenden sollen uns die für Injektionen in Weichteile und Gelenke geeigneten Lokalanästhetika beschäftigen.

Lokalanästhetika für Injektionen in Weichteile und Gelenke

Einige für Injektionen in Weichteile und Gelenke geeignete Lokalanästhetika sind in Tabelle 3.3 zusammengestellt.

Tabelle 3.3 Für Injektionen in Weichteile und Gelenke geeignete Lokalanästhetika

Generischer Name	Handelsname	Dosierungen	Packungsgrößen
Lidocain	Xylocain® + Generika	0,5 % = 5 mg/ml 1 % = 10 mg/ml 2 % = 20 mg/ml	2-ml-Amp. 5-ml-Amp. 10-ml-Amp. 50-ml-Inj.fl.
Bupivacain	Carbostesin® + Generika	0,25 % = 2,5 mg/ml 0,5 % = 5 mg/ml	5-ml-Amp. 20-ml-Inj.fl.
Mepivacain	Meaverin® + Generika	0,5 % = 5 mg/ml 1 % = 10 mg/ml 2 % = 20 mg/ml	2-ml-Amp. 5-ml-Amp. 50-ml-Inj.fl.

3. Injektabilia zur Behandlung muskuloskelettaler Beschwerden

Relative Potenz und Wirkdauer

Tabelle 3.4 enthält einen Vergleich zwischen Lidocain und Bupivacain.

Tabelle 3.4 Lidocain und Bupivacain

Lidocainhydrochlorid	Bupivacainhydrochlorid
rascher Wirkungseintritt	langsamer Wirkungseintritt
mittlere Wirkdauer (Plasma-$t_{1/2}$ = 2 h)	lange Wirkdauer (Plasma-$t_{1/2}$ = 3h)
Maximaldosis 200 mg	Maximaldosis 150 mg
mittlere Potenz	viermal potenter als Lidocain (Scott 1989)
Risiko: Vor einem Herzstillstand kommt es zu prodromalen ZNS-Reaktionen (Konvulsionen).	Risiko: Es kann ohne vorausgehende Konvulsionen zum irreversiblen Herzstillstand kommen.

Maximaldosis

Die in Tabelle 3.4 empfohlenen Maximaldosen gelten für die Infiltration, nicht für die intravenöse Verabreichung, und beziehen sich auf einen gesunden Erwachsenen mittleren Gewichts (Scott 1989, BNF 2000). Die systemische Toxizität hängt von den Blutspiegeln ab, die in Abhängigkeit von den nachstehend genannten Faktoren schwanken können:

- Resorptions- und Ausscheidungsgeschwindigkeit der Medikamente
- Potenz
- Alter, Gewicht, Konstitution und klinischer Zustand des Patienten
- Durchblutungsgrad des Injektionsbereichs
- Applikationsdauer.

Bei den meisten regionalanästhetischen Verfahren treten die höchsten arteriell gemessenen Plasmakonzentrationen innerhalb von 10 bis 25 min auf, weshalb die Patienten nach Gabe von Lokalanästhetika bis zu 30 min sorgfältig auf Zeichen toxischer Nebenwirkungen überwacht werden sollten (CSP 1999, BNF 2000).

Die sichere Höchstdosis für Lidocain ist möglicherweise höher als der in der Fachinformation angegebene und in Europa anerkannte Wert (Abb. 3-3). In den USA beträgt die empfohlene Maximaldosis für Lidocain 300 mg (Scott 1989, Palve et aI 1995).

▶ **Abbildung 3-3**

Dosis-Volumen-Beziehung für Lösungen von Lokalanästhetika

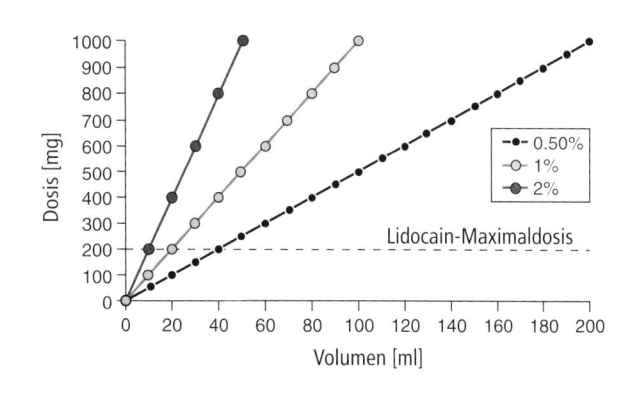

Lokalanästhetika in Kombination mit Adrenalin

Manchen Zubereitungen wird der Vasokonstriktor Adrenalin zugesetzt, der die Blutplasmaspiegel senkt und damit die Gabe einer höheren Dosis des Lokalanästhetikums gestattet (Scott 1989, BNF 2000). Obschon die Wirkung des Lokalanästhetikums prolongiert wird, können als zusätzliche Komplikationen ischämische Schäden auftreten. Die kombinierte Anwendung von Lokalanästhetika und Adrenalin ist in Fingern und Zehen absolut kontraindiziert. Auch die Anfälligkeit für Herzrhythmusstörungen kann dadurch steigen. Mit Adrenalin kombinierte Lokalanästhetika werden für Injektionen in Weichteile und Gelenke **nicht** empfohlen (CSP 1999).

Nebenwirkungen und Komplikationen injizierter Lokalanästhetika

Bei Einhaltung der empfohlenen Höchstdosen für Lokalanästhetika (siehe oben) sollten keine schwerwiegende Nebenwirkungen und Komplikationen auftreten. Über die Gegenanzeigen für Injektionen informiert Kapitel 4. Da die unabsichtliche intravenöse Injektion sehr wahrscheinlich Probleme verursachen würde, wird empfohlen, eine Aspiration durchzuführen, um die richtige Lage der Kanüle im Zielgewebe sicherzustellen. Die Aspiration von Blut ließe darauf schließen, dass die Kanüle in ein Blutgefäß eingebracht wurde.

ZNS-Toxizität tritt eher bei Lokalanästhetika vom Ester-Typ, z. B. Procain, auf als bei Lokalanästhetika vom Amid-Typ, z. B. Lidocain und Bupivacain (Rang et al. 1995, BNF 2000).

Wirkungen auf das zentrale Nervensystem

Lokalanästhetika bewirken anfänglich eine Stimulation des zentralen Nervensystems, die wie folgt wahrgenommen werden kann:

- Trunkenheits- und Schwindelgefühl
- nervöse Unruhe und Tremor
- Verwirrtheit
- extreme Erregung.

In höherer Konzentration kann das Medikament zur ZNS-Depression führen, die sich bemerkbar macht durch:

- Sedierung
- Muskelzucken
- Konvulsionen
- Atemdepression, die potenziell lebensbedrohlich sein kann.

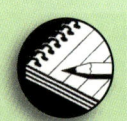

Praxistipp: Procain wird heutzutage selten angewendet, da seine analgetische Wirkung wegen der verminderten Verteilung im Gewebe geringer ist (BNF 2000). Für die Injektionstherapie zur Behandlung muskuloskelettaler Beschwerden ist es durch Lidocain als Lokalanästhetikum der Wahl ersetzt worden.

Kardiovaskuläre Effekte

Dazu gehören hauptsächlich:

- Myokarddepression (infolge einer Blockade der Natriumkanäle des Herzmuskels, die zu einer Abnahme der Kalziumspeicher und damit wiederum zu einer verringerten Myokardkontraktion führt), die potenziell zum Herzstillstand führen könnte. In der entsprechenden klinischen Situation ist Lidocain zur Behandlung von Herzrhythmusstörungen jedoch von Nutzen.
- Vasodilatation, zum Teil auf die Wirkungen des Medikaments auf die glatte Gefäßmuskulatur und zum Teil auf die sympathische Inhibition der Nervenaktivität zurückzuführen
- Hypotonie infolge von Myokarddepression und Vasodilatation kann plötzlich auftreten und lebensbedrohlich sein.

Allergische Reaktionen

Allergische Reaktionen werden in Kapitel 2 ausführlicher behandelt. Am häufigsten zu beobachten ist eine durch Überempfindlichkeit bedingte allergische Dermatitis. Selten kommt es zu einer lebensbedrohlichen akuten anaphylaktischen Reaktion.

Arzneimittelwechselwirkungen

Das Ulkusmittel Cimetidin (Tagamet®) kann die Metabolisierung von Lidocain verzögern, was bei der befürworteten Dosierung aber wahrscheinlich kaum von Bedeutung sein dürfte (ABPI 2000). Ein Metabolit von Procain (para-Aminobenzoesäure) hemmt die Wirkung von Sulfonamidantibiotika, aber auch dies ist im Zusammenhang dieses Lehrbuchs nicht relevant, da Injektionen in Weichteile und Gelenke bei Vorliegen einer Infektion ohnehin kontraindiziert sind (Rang et al. 1995).

Abschließende Bemerkungen

Dieses Kapitel enthielt einen Überblick über die wichtigsten Medikamente, die im Rahmen einer Injektionstherapie bei muskuloskelettalen Beschwerden eingesetzt werden, zusammen mit Informationen über Wirkmechanismus, Wirkungen, Nebenwirkungen sowie möglichen Komplikationen. Das nächste Kapitel befasst sich mit den allgemeinen Grundlagen der Injektionstherapie und schließt den theoretischen Teil des Buches ab, der die Anwendung der Injektionstherapie untermauert.

4 Allgemeine Grundlagen der Injektionstherapie

Kapitelübersicht

Kontraindikationen 32	Bolustechnik 36
«No-Touch»-Technik bei Injektionen in Weichteile und Gelenke 34	Nachbehandlung 36
	Dokumentation 37
Injektionstechniken 35	Vorschlag für ein Behandlungsschema 37
Fächerförmige Injektionstechnik 35	Abschließende Bemerkungen .. 38

Dieses Kapitel geht auf die allgemeinen Grundlagen der Injektionstherapie ein. Dazu werden zunächst die absoluten und relativen Kontraindikationen für Injektionen in Weichteile und Gelenke besprochen. Im Anschluss werden die allgemeinen und spezifischen Techniken der Injektionstherapie vorgestellt, begleitet von einer Anleitung für eine «No-Touch»-Technik, Hinweisen zur Nachbehandlung und Beratung des Patienten, die die Wirksamkeit der Injektion verstärken sollen. Aufgeführt werden ferner wichtige Aspekte der Dokumentation und ein Vorschlag für ein Behandlungsschema. Ein Flussdiagramm zum klinischen Entscheidungsfindungsprozess für die Verabreichung einer Injektion rundet den theoretischen Teil ab.

Kontraindikationen

Zu den absoluten Kontraindikationen gehören:

- Gelenkinfektion
- lokale Sepsis oder andere Infektionserkrankung
- Überempfindlichkeit/Allergie gegen Steroide oder Lokalanästhetika
- Osteomyelitis in der Umgebung der Injektionsstelle.

Die relativen Kontraindikationen für Injektionen in Weichteile und Gelenke umfassen:

- kürzlich zurückliegendes Trauma
- Antikoagulationstherapie
- Blutungsstörungen
- schlecht eingestellter Diabetes
- Gelenkprothese

4. Allgemeine Grundlagen der Injektionstherapie

- Hämarthrose
- Patient mit psychogener Erkrankung oder ängstlicher Patient
- gleichzeitige orale Kortikosteroidtherapie.

Auch in folgenden Situationen sollten Sie Vorsicht walten lassen:

- Schwangerschaft, vor allem im ersten Trimenon (Silver 1999), wobei die endgültige Risiko-Nutzen-Entscheidung jedoch dem behandelnden Arzt vorbehalten bleiben sollte
- kurz zurückliegende Tumorerkrankung
- Kinder und Jugendliche; die Injektionen können Skelettwachstum und Skelettreifung beeinflussen (CSP 1999, Nelson et al. 1995).

Injektionen in Weichteile und Gelenke sollten nur nach vollständiger Beurteilung des Patienten verabreicht werden, d. h. unter Berücksichtigung von Anamnese (subjektive Untersuchung) und körperlicher Untersuchung (objektive Untersuchung), die zur klinischen Diagnose führen. In einer randomisierten Doppelblindstudie kamen Hollingworth et al. (1983) zu dem Schluss, dass die anatomisch orientierte Injektionsmethode nach der Diagnosestellung durch selektive Spannung erfolgreicher war als die Verwendung von Trigger- oder druckschmerzhaften Punkten (Tender Points). Jones et al. (1993) untersuchten die Präzision intraartikulärer Injektionen und stellten eine überraschend geringe Treffsicherheit fest, vor allem im Hinblick auf die beiden am häufigsten mit Injektionen behandelten Gelenke, d. h. Knie und Schulter. Haslock et al. (1995) fanden in einer Fragebogenerhebung unter 172 Rheumatologen heraus, dass hinsichtlich der Verabreichungstechnik für intraartikuläre und Weichteilgewebeinjektionen kein Konsens bestand.

Der Begriff «selektive Spannung» geht ursprünglich auf Cyriax zurück und beschreibt die Anwendung passiver Bewegungen zur Untersuchung inerter Strukturen und Bewegungen gegen Widerstand zur Untersuchung der kontraktilen Strukturen des Bewegungsapparates (Cyriax & Cyriax 1983, Cyriax 1984). Eine vollständige Beschreibung der Methoden für die subjektive und die objektive Untersuchung, durch die das betroffene Gewebe sowie die spezifische Läsionsstelle mithilfe eines wohldurchdachten Ausschlussverfahrens identifiziert werden können, findet sich in *Orthopaedic Medicine: a Practical Approach* (Kesson & Atkins 1998).

Wenn die Injektion die Behandlung der Wahl darstellt, sollte dem Patienten das Verfahren einschließlich seiner Vorteile und Risiken ausführlich erläutert werden, um seine informierte Zustimmung zu dieser Behandlung einzuholen. Eine Ablehnung der Injektionstherapie durch den Patienten ist unbedingt zu respektieren.

Das für die Injektion benötigte Material sollte bereit gelegt und kontrolliert werden. Anschließend muss der Injektionsbereich vorbereitet werden; zu berücksichtigen sind dabei die genaue Lokalisation des Zielgewebes, der Zugangsweg zur Läsion, das Vermeiden empfindlicher Strukturen wie Nerven und Blutgefäße sowie eine bequeme Haltung von Patient und Arzt. Die Wahl der Kanüle ist von der Lokalisation und der zu behandelnden Größe des Zielgewebes abhängig; generell sollte man die feinste Kanüle benutzen, mit der der gesamte Läsionsbereich erfasst werden kann. Die Wahl der Spritze hängt vom Injektionsvolumen ab.

Die zu verabreichende Dosis richtet sich nach Art und Größe der Läsion, dem Schweregrad der Erkrankung und dem Ansprechen auf frühere Injektionen. Wir empfehlen dem Leser, sich an die Beispieldosierungen aus dem praktischen Teil zu halten. Diese dienen als Orientierungswerte und gehen aus Sicherheitsgründen von einer eher konservativen Schätzung aus.

Wenn wir als Beispiel für ein injizierbares Kortikosteroid Triamcinolonacetonid in Kombination mit dem Lokalanästhetikum Lidocain 1% nehmen, dann liegt Triamcinolonacetonid in den Dosierungen 10 mg/ml und 40 mg/ml vor (siehe Tabelle 4.1).

Tabelle 4.1 Dosierungsbeispiele für verschiedene Anwendungen

Struktur	Kortikosteroid Dosis	Volumen	Lokalanästhetikum Volumen	Gesamtvolumen
Kleine Sehnen, z. B. Tennisellenbogen	10 mg	0,25 ml Triamcinolonacetonid 40 mg/ml	0,75 ml Lidocain 1 %	1 ml
Große Sehnen, z. B. des M. accuctor longus	20 mg	0,5 ml Triamcinolonacetonid 40 mg/ml	1 ml Lidocain 1 %	1,5 ml
Kleine Gelenke, z. B. Akromioklavikulargelenk	5–10 mg	0,25 ml Triamcinolonacetonid 40 mg/ml	0,25 ml Lidocain 1 %	0,5 ml
Große Gelenke, z. B. Hüfte	bis zu 40 mg	4 ml Triamcinolonacetonid 10 mg/ml	1 ml Lidocain 1 %	5 ml

«No-Touch»-Technik bei Injektionen in Weichteile und Gelenke

Ziel der folgenden Anleitung für eine «No-Touch»-Technik ist die Minimierung des Infektionsrisikos.

- Fragen Sie den Patienten nach früheren allergischen Reaktionen gegen Injektionen, da diese eine Kontraindikation für die Injektionstherapie darstellen.
- Kontrollieren Sie die zu verabreichenden Medikamente, wählen Sie eine geeignete Kanülen- und Spritzengröße aus. Überprüfen Sie die auf den Ampullen, Kanülen- und Spritzenpackungen aufgedruckten Verfallsdaten.
- Bedenken Sie die exakte Lage der zu behandelnden anatomischen Struktur und den möglichen Zugangsweg. Lagern Sie den Patienten so, dass Läsion und Injektionsstelle zugänglich sind; sorgen Sie dabei für eine bequeme Lage von Patient und Behandler.
- Markieren Sie die Einstichstelle z. B. mit einem Hautmarker («Dermoskript»), mit dem Ende der Kanülenschutzkappe oder dem Fingernagel.
- Waschen und trocknen Sie die Hände, vorzugsweise mit einem alkoholischen Handdesinfektionsmittel oder antiseptischer Seife.
- Reinigen Sie die Haut um die Injektionsstelle mit einem geeigneten Antiseptikum. Ziehen Sie die Injektionslösung auf; benutzen Sie wenn möglich Einmalbehälter.
- Einmalkanülen sind preiswert. Tauschen Sie daher die Kanüle nach dem Aufziehen der Injektionslösung aus, um eine Kontamination zu vermeiden.
- Verabreichen Sie die Injektion mit einer «No-Touch»-Technik. Dabei sollten weder die vorbereitete Injektionsstelle noch die Kanüle berührt werden. Wenn Sie die Kanüle herausziehen, um an einer anderen Stelle eine zweite Injektion zu setzen, sollten Sie eine neue Kanüle benutzen (z. B. Injektion der Achillessehne, S. 175).
- Hat die Kanüle ihren Zielpunkt Ihrer Meinung nach erreicht, sollten Sie eine Probeaspiration durchführen, um sich vor der Gabe der Injektion zu vergewissern, dass Sie kein Blutgefäß getroffen haben.
- Ziehen Sie die Kanüle heraus, und entsorgen Sie Kanüle und Spritze vorschriftsmäßig (siehe Kapitel 2).

- Drücken Sie einen Wattetupfer auf die Einstichstelle.
- Die Einstichstelle ggf. mit einem geeigneten Wundverband, z. B. einem Hautpflaster, abdecken, nachdem Sie sich vergewissert haben, dass der Patient gegenüber solchen Materialien nicht allergisch ist.

Genaue anatomische Kenntnisse sind unerlässlich. Stechen Sie die Kanüle unter Beachtung geeigneter anatomischer Orientierungspunkte zügig durch die Haut in Richtung Zielgewebe ein (siehe Teil II).

Der Widerstand beim Einführen der Kanüle ändert sich, wenn die Kanüle durch die verschiedenen Gewebe vorgeschoben wird, und gibt dem Arzt Hinweise auf die Lage der Kanülenspitze. Injizieren Sie niemals direkt in den Sehnenkörper. Hier werden Sie einen recht kräftigen Widerstand spüren. Wird die Lösung in den Grenzbereich zwischen Knochen und Sehne, also den Sehnen-Knochen-Übergang, appliziert, können Sie den Knochen spüren. Wenn die Kanülenspitze den Knochen berührt, ist es wichtig, sehr vorsichtig vorzugehen, da dieser Kontakt für den Patienten schmerzhaft sein kann. Bei der Injektion in eine Sehnenscheide (Tendovaginitis) sollten Sie keinen oder nur einen geringen Widerstand verspüren, und Sie können sehen, wie sich die Sehnenscheide füllt und leicht anschwillt. Bei Injektionen in eine Gelenkkapsel oder einen Schleimbeutel (Bursa) verspüren Sie, dass die Kanüle auf einen geringeren Widerstand stößt, was als Zeichen dafür zu werten ist, dass die Kanüle in einem freien Raum liegt. Der Patient bemerkt unter Umständen, dass die Kanüle das Zielgewebe erreicht hat, und nimmt dies als Symptomprovokation wahr. Bei Nervenreizsyndromen (z. B. Karpaltunnelsyndrom) wird der entzündete Nerv mit der Injektionslösung umspült. Das Auftreten von Parästhesien lässt darauf schließen, dass die Kanüle den Nerv getroffen hat. In diesem Fall muss die Kanüle sofort herausgezogen werden.

Wenn die Kanüle Ihrer Meinung nach im Zielgewebe positioniert ist, sollte der Spritzenkolben leicht zurückgezogen werden, um auszuschließen, dass ein Blutgefäß getroffen wurde. Wenn Blut aspiriert wird, sollten Sie die Kanüle wieder herausziehen. Drücken Sie fest auf die Einstichstelle, bevor Sie die Kanüle neu setzen. Führen Sie vor der Injektion erneut eine Probeaspiration durch.

Vor der Injektion in ein Gelenk sollten Sie das Vorliegen einer Gelenkinfektion ausschließen. Ist die Kanüle *in situ*, sollte der Spritzenkolben leicht zurückgezogen und die in die Spritze aufgezogene Flüssigkeit untersucht werden. Eine klare, strohfarbene Lösung ist normal, und Sie können mit der Injektion fortfahren. Ist die aufgezogene Flüssigkeit dagegen milchig-trüb, kann dies auf eine Infektion hindeuten, und Sie sollten die Kortikosteroidinjektion abbrechen. Der Arzt wird sich in diesem Fall wahrscheinlich zur Gelenkpunktion entscheiden und das Punktat zur Kultur einschicken.

Injektionstechniken

Wichtig ist es, die Injektionslösung präzise in das Zielgewebe einzubringen, um Veränderungen des Weichteilgewebes und ein subkutanes Austreten von Injektionslösung zu vermeiden. Welche Injektionstechnik angewendet wird, richtet sich nach der zu behandelnden Struktur.

Fächerförmige Injektionstechnik

Dabei handelt es sich um ein Verfahren für Injektionen am Sehnen-Knochen-Übergang. Ziel dieser Technik ist, die Kortikosteroidlösung in kleinen Tröpfchen über die gesamte Fläche der Läsion zu verteilen. Injiziert wird hierbei in den Grenzbereich zwischen Sehnen und Knochen. Wenn die Kanüle auf den harten Knochen trifft, wird sie leicht vom Knochen zurückgezogen, um die Lösung tropfenweise abzugeben. Dies gewährleistet eher eine gleichmäßige Verteilung der Injektionslösung über den gesamten Läsionsbereich als die konzentrierte Bolusgabe an einer einzigen Stelle. Injektionen in den Sehnenkörper selbst sind zu vermeiden.

Bolustechnik

Auf diese Weise werden Injektionen in Bursen, Gelenke, Sehnenscheiden und andere Bereiche wie den Karpaltunnel verabreicht. Das Verfahren dient der Verabreichung der Kortikosteroidlösung im Ganzen durch einmaliges Herunterdrücken des Spritzenkolbens in Bursa oder Gelenkraum, wo die Injektion nicht auf Widerstand treffen sollte.

Nachbehandlung

Nach der Injektion sollte sich der Patient einige Minuten ausruhen, bevor mit der Neubeurteilung der positiven objektiven Befunde begonnen wird. Aufgrund der Anwendung eines Lokalanästhetikums sollten die Symptome einstweilen abgeklungen sein, was dem Arzt ermöglicht, die Diagnose und die Treffsicherheit der Injektion zu überprüfen. Im Idealfall sollte der Patient noch bis zu 30 min nach der Injektion in der Praxis verweilen, um ihn weiter beobachten und auf etwaige unerwünschte Reaktionen, insbes. Anaphylaxie, überwachen zu können (siehe Kapitel 3) (CSP 1999, BNF 2000).

Der Patient sollte in der Selbstbehandlung seiner Erkrankung unterwiesen werden. Die relative Ruhigstellung des Gelenks und Vermeidung von auslösenden und verschlimmernden Faktoren für bis zu zwei Wochen nach der Injektion sind ratsam. Die Injektion kann Teil eines Rehabilitationsprogramms sein, sodass nach Einsetzen der Injektionswirkungen eine angemessene Physiotherapie erforderlich werden kann. Bei Läsionen, die auf eine Überbeanspruchung zurückzuführen sind, muss zur Vermeidung von Rezidiven die Ursache beseitigt werden.

Ein bis zwei Wochen nach der Injektion sollte der Patient noch einmal untersucht werden. Die Injektion kann wiederholt werden, wenn sich eine teilweise Besserung eingestellt hat, nicht jedoch, wenn die erste Injektion ohne Behandlungserfolg geblieben ist. Es wird empfohlen, pro Struktur jährlich nicht mehr als zwei Kortikosteroidinjektionen zu verabreichen. Eine Ausnahme stellt hier das Schultergelenk dar, wo zur Behandlung der traumatischen Arthritis (Schultersteife) maximal drei Injektionen erforderlich sein können. Wegen des Risikos einer Steroidarthropathie (siehe Kapitel 3) sollten Injektionen in gewichttragende Gelenke nicht häufiger als alle vier bis sechs Monate durchgeführt werden.

Wie bereits in Kapitel 3 erwähnt, ist hier unbedingt auf die Empfehlung zu achten, dass die Gesamtdosis von 60 mg Triamcinolonacetonid (oder der äquivalenten Dosis anderer Kortikosteroide) nicht überschritten werden darf, wenn in einer Sitzung zwei Strukturen behandelt werden. Erhält der Patient eine Steroiddosis von mehr als 40 mg, ist es ratsam, ihm einen Steroid-Notfallausweis auszustellen. Um die Sicherheitsgrenzen für Lokalanästhetika einzuhalten, wird empfohlen, pro Injektionsbehandlung nicht mehr als 5 ml Lidocain 1% oder 15 ml Lidocain 0,5% zu verabreichen. Diese Zahlen liegen deutlich unter den empfohlenen Höchstdosen und sind absichtlich niedrig gewählt. Eine effektive Behandlung ist aber dennoch gewährleistet.

Dokumentation

Wie auch immer die Behandlung des Patienten aussieht: In jedem Fall muss die Krankenakte sorgfältig geführt werden. Wird eine Injektion in Weichteile oder Gelenke erwogen, müssen Fragen zu den folgenden Bereichen besonders berücksichtigt werden:

- Einzelheiten der aktuellen Medikation, vor allem Antikoagulanzien, Insulin oder orale Antidiabetika
- etwaige signifikante Erkrankungen, die möglicherweise eine Kontraindikation für die Injektion darstellen, spezifische Nebenwirkungen auslösen oder Arzneimittelwechselwirkungen hervorrufen
- vorausgegangene allergische Reaktionen, insbesondere im Hinblick auf Kortikosteroide, Lokalanästhetika (z. B. nach zahnärztlichen Eingriffen) oder Heftpflaster
- bereits früher im Zusammenhang mit Injektionen in Gelenke oder Weichteile aufgetretene Probleme
- kürzliche oder rezidivierende Infektionen, z. B. Tuberkulose.

Die Injektionsstelle sollte nach Hinweisen auf eine lokale Infektion, z. B. Furunkel, untersucht und jede derartige Infektion in der Krankenakte vermerkt werden. Eine Injektion ist in diesen Fällen kontraindiziert.

Ferner sollten Einzelheiten zu den angewendeten Medikamenten vermerkt werden:

- verordnender Arzt
- Name des Medikaments
- ggf. Stärke der Injektionslösung (z. B. Lidocain 0,5 % oder 1 %)
- verabreichte Dosis
- Hersteller
- Chargennummer
- Verfallsdatum.

Die letzten drei Punkte werden relevant, wenn es aufgrund von Mängeln bezüglich der Injektionslösung zu Problemen kommt. In diesem Fall haftet der Hersteller. Ohne diese Informationen liegt die Haftung beim verordnenden Arzt.

Alle Ratschläge, die dem Patienten nach der Injektion erteilt werden, sollten zu Nachbeobachtungszwecken notiert werden. Zu empfehlen ist auch, die bei der Nachuntersuchung erhobenen Befunde zu erfassen, vor allem sämtliche vom Patienten berichteten oder beobachteten unerwünschten Reaktionen, über die der Hausarzt des Patienten in Kenntnis gesetzt werden muss.

Vorschlag für ein Behandlungsschema

Die allgemeinen, für die Anwendung der Injektionstherapie geltenden Grundlagen werden noch einmal in folgendem Vorschlag für ein Behandlungsschema zusammengefasst:

1. Vollständige Anamnese erheben und gründliche körperliche Untersuchung des Patienten durchführen, damit eine klinische Diagnose erhoben und ein Behandlungsplan aufgestellt werden kann.
2. Alternative Behandlungsmöglichkeiten mit dem Patienten erörtern.
3. Den Patienten vollständig über das Verfahren einschl. seiner Risiken aufklären und seine informierte Zustimmung einholen. Dem Patienten Zeit lassen, um die Injek-

tionstherapie zu überdenken, sodass er frei über seine Zustimmung entscheiden kann.
4. Erforderliche Medikamente verschreiben und bereitstellen.
5. Die Injektion unter strikter Einhaltung der oben beschriebenen «No-Touch»-Technik vorbereiten (S. 34).
6. Die Injektion verabreichen.
7. Den Patienten ggf. ca. 5 min nach der Injektion neu beurteilen; dazu die positiven Befunde bei der Untersuchung heranziehen, um die erfolgreiche Positionierung der Injektion zu bewerten.
8. Den Patienten bezüglich angemessener (relativer) Ruhigstellung des Gelenks und Rehabilitation beraten.
9. Empfohlen wird, den Patienten zu bitten, nach der Injektion noch eine halbe Stunde in der Praxis zu bleiben (siehe Kapitel 3, S. 29).
10. Einen Termin für die Nachuntersuchung vereinbaren.
11. Die Krankenakte des Patienten vervollständigen.

Abschließende Bemerkungen

Mit einem Überblick über die allgemeinen Prinzipien der Injektionstherapie in Weichteile und Gelenke beschließt dieses Kapitel den theoretischen Teil I. Rifat & Moeller (2001) sind der Meinung, dass Injektionen in Gelenke und Weichteilgewebe vergleichsweise leicht zu bewältigen sind, wenn der Arzt erst einmal die Techniken und Feinheiten beherrscht, um diese Verfahren an den jeweiligen Läsionsstellen einzusetzen. Auch eine Anleitung für eine «No-Touch»-Technik wurde beschrieben, um das Infektionsrisiko auf ein Minimum zu reduzieren. Die wichtigsten Dokumentationsaspekte und der Vorschlag für ein Behandlungsschema runden die theoretischen Grundlagen der Injektionstherapie ab.

Der bei der Entscheidung über eine Injektionstherapie ablaufende klinische Entscheidungsfindungsprozess ist in Abbildung 4-1 als Flussdiagramm dargestellt, das den Arzt schrittweise durch die Injektionstherapie und darüber hinaus die Beratung des Patienten hinsichtlich seiner Behandlung sowie der anschließenden Neubewertung der Behandlungsergebnisse führt.

Der nun folgende Teil II enthält Informationen und Vorschläge für die Anwendung spezifischer Injektionstechniken und baut auf den in diesem und den vorangegangenen Kapiteln vorgestellten theoretischen Grundlagen auf.

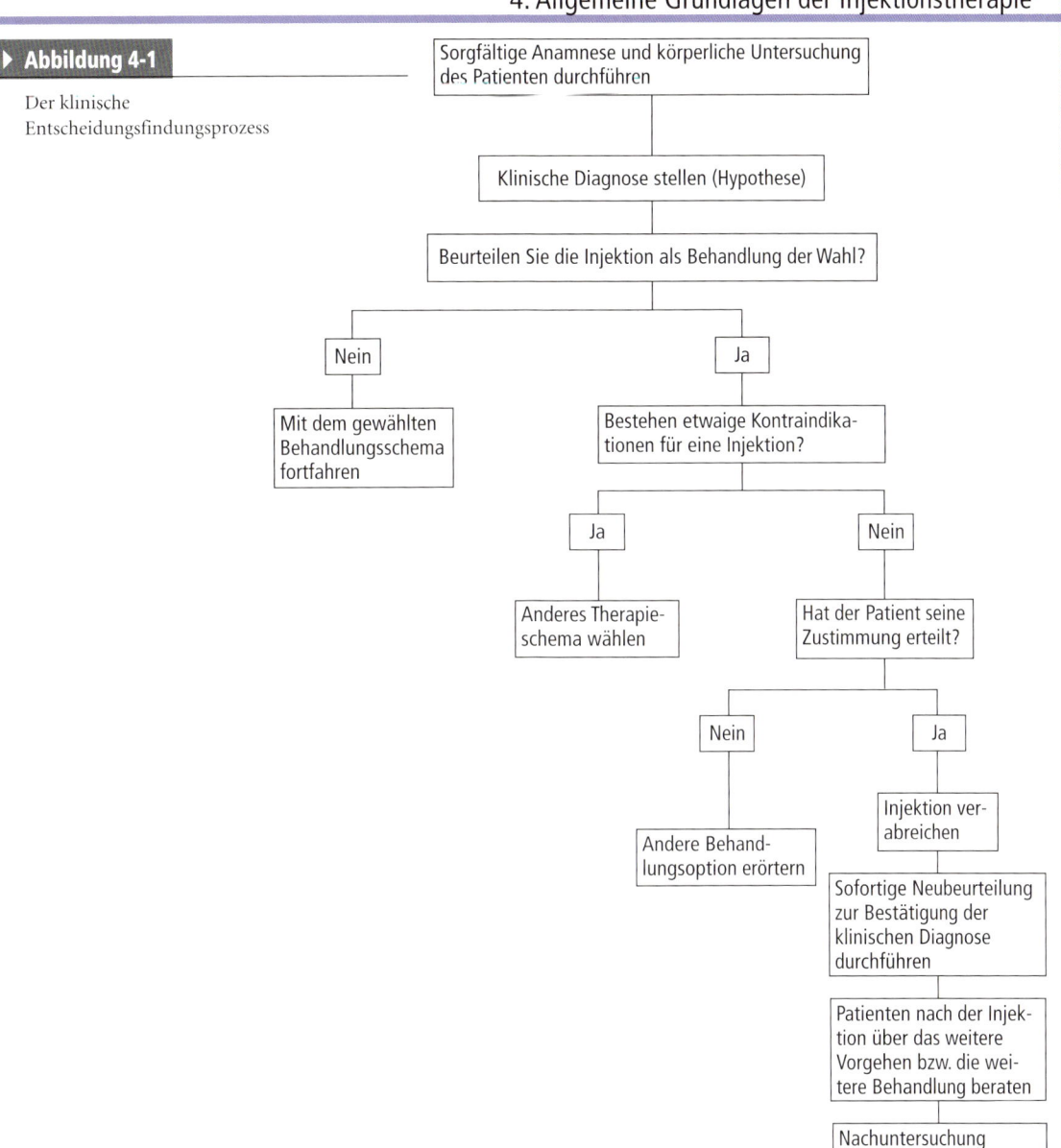

4. Allgemeine Grundlagen der Injektionstherapie

▶ **Abbildung 4-1**

Der klinische Entscheidungsfindungsprozess

```
Sorgfältige Anamnese und körperliche Untersuchung
des Patienten durchführen
                │
                ▼
Klinische Diagnose stellen (Hypothese)
                │
                ▼
Beurteilen Sie die Injektion als Behandlung der Wahl?
        │                           │
      Nein                          Ja
        │                           │
        ▼                           ▼
Mit dem gewählten          Bestehen etwaige Kontraindika-
Behandlungsschema          tionen für eine Injektion?
fortfahren                    │                │
                             Ja               Nein
                              │                │
                              ▼                ▼
                    Anderes Therapie-    Hat der Patient seine
                    schema wählen        Zustimmung erteilt?
                                          │            │
                                        Nein           Ja
                                          │            │
                                          ▼            ▼
                                Andere Behand-    Injektion ver-
                                lungsoption       abreichen
                                erörtern              │
                                                      ▼
                                            Sofortige Neubeurteilung
                                            zur Bestätigung der
                                            klinischen Diagnose
                                            durchführen
                                                      │
                                                      ▼
                                            Patienten nach der Injek-
                                            tion über das weitere
                                            Vorgehen bzw. die wei-
                                            tere Behandlung beraten
                                                      │
                                                      ▼
                                            Nachuntersuchung
                                            vereinbaren
```

TEIL II
Injektionstherapie am Bewegungsapparat – regionale Injektionstechniken

5. Schulter 43	8. Hüfte 112
6. Ellenbogen 65	9. Knie 128
7. Handgelenk und Hand 80	10. Sprunggelenk und Fuß 146

In diesem Teil werden wir uns mit intraartikulären und intraläsionalen Injektionstechniken zur Behandlung der im klinischen Alltag vorkommenden peripheren muskuloskelettalen Beschwerden befassen. Die hier vorgestellten Techniken gehen auf die Arbeiten von Cyriax zurück (Cyriax & Cyriax 1983, Cyriax 1984) und werden in der sportmedizinischen und orthopädischen Praxis verbreitet angewendet. Wir haben uns für eine Gliederung nach Körperregionen entschieden und die Injektionen nach Schulter, Ellenbogen, Handgelenk und Hand, Hüfte, Knie sowie Sprunggelenk und Fuß unterteilt.
Um der Klarheit der Darstellung willen werden alle Injektionen unter Angabe von Einzelheiten zu Indikationen, Symptomen/Befunden, Kanülengröße, Dosierung, Lagerung des Patienten, Palpation der Läsionsstelle, Injektionstechnik und Nachbehandlungsempfehlungen für den Patienten in einem einheitlichen Format beschrieben. Die Dosierungen sind durchweg Richtwerte. Der Leser wird ermutigt, die auf der Grundlage klinischer Erfahrungen vorgeschlagenen Werte zu adaptieren und weiterzuentwickeln. Wie die Haut für die Injektion vorbereitet wird, ist neben einer Anleitung für eine «No-touch»-Technik in Teil I, Kapitel 4 nachzulesen.
Die Symptome und Befunde der verschiedenen Erkrankungen werden anhand des von Cyriax entwickelten Untersuchungsverfahrens auf der Basis der selektiven Spannung ausführlich beschrieben (Cyriax & Cyriax 1983, Cyriax 1984, Kesson & Atkins 1998). Die Läsionen werden in kapsuläre (in denen die spezifische Bewegungseinschränkung auf eine Gelenkarthritis schließen lässt), nichtkapsuläre (die auf eine Bursitis oder ligamentäre Läsion hindeuten) oder kontraktile Läsionstypen unterschieden (die an eine Tendinitis oder Muskelbauchläsion denken lassen, bei der sich die Schmerzen durch eine geeignete Bewegungsprüfung gegen Widerstand reproduzieren lassen).
Im gesamten zweiten Teil dient uns als Beispiel für ein injizierbares Steroid Triamcinolonacetonid (TCA), das jedoch

auch durch eine äquivalente Dosis jeder anderen Kortikosteroidzubereitung ersetzt werden kann. Die länger wirksamen Kortikosteroidpräparate haben vergleichsweise stärkere entzündungshemmende Eigenschaften als die kürzer wirksamen Zubereitungen, und deshalb schwanken auch die Angaben für die äquivalenten Dosen, z. B. entsprechen 4 mg Triamcinolon 20 mg Hydrocortison, 5 mg Prednisolon und 0,75 mg Dexamethason. Weitere Informationen entnehmen Sie bitte den Fachinformationen der jeweiligen Hersteller.

Die Genauigkeit der Erstdiagnose und die präzise Positionierung der Kanüle sind von allergrößter Wichtigkeit, und mit den Tipps zu Palpations- und Injektionstechniken wollen wir dazu beitragen, die Injektionen zu erleichtern und eine entsprechende Wirksamkeit zu gewährleisten.

5 Schulter

Kapitelübersicht		
5.1 Schultergelenk (Glenohumeralgelenk) 43	5.5 Supraspinatussehne 56
	5.6 Infraspinatussehne 58
5.2 Bursa subacromialis (Bursa subdeltoidea) 47	5.7 Subscapularissehne 60
5.3 Akromioklavikulargelenk .. 51	5.8 Langer Bizepskopf im Sulcus intertubercularis ... 62
5.4 Rotatorenmanschettensehnen 54	

5.1 Schultergelenk (Glenohumeralgelenk)

Indikation

Capsulitis adhaesiva oder «**Frozen Shoulder**», wobei zwischen primärer und sekundärer Schultersteife unterschieden wird. Die primäre oder idiopathische Schultersteife wird zuweilen auch als steroidsensitive oder monoartikuläre rheumatoide Arthritis bezeichnet (Cyriax & Cyriax 1983, Cyriax 1984) und tritt ohne erkennbare ursächliche Verletzung auf. Die häufiger auftretende sekundäre Schultersteife kann als Progression der traumatischen Arthritis auftreten oder mit anderen Läsionen assoziiert sein, darunter Erkrankungen der Halswirbelsäule, Thoraxversteifung, Operation, neurologische Störungen oder systemische Erkrankungen wie Diabetes mellitus (Anton 1993, Grubbs 1993, Stam 1994). Veränderungen der eng mit dem Glenohumeralgelenk verbundenen anatomischen Strukturen wie etwa der Bursa subacromialis, der Sehnen der Rotatorenmanschette oder des Caput longum des M. bicipitis brachii, können sekundäre Auswirkungen auf die Gelenkkapsel haben (Kesson & Atkins 1998).

Symptome und Befunde

Der Patient beschreibt allmählich (über mehrere Wochen) zunehmende Schmerzen, die meist in der deltoiden Region zu spüren sind, aber – je nach Schweregrad der Erkrankung – auch in den Bereich des Dermatoms C5 (anterolateraler Bereich des Ober- und Unterarms bis zur Daumenbasis) ausstrahlen können. Es kommt zur Einsteifung und zur Bewegungseinschränkung, und möglicherweise kann der Patient auf der betroffenen Seite nicht schlafen, was ebenfalls auf einen hohen Irritationsgrad schließen lässt.

Bei der körperlichen Untersuchung zeigt sich eine passive Bewegungseinschränkung mit Kapselmuster des Gelenks, wobei die Außenrotation stärker als die Abduktion und diese wiederum stärker als die Innenrotation eingeschränkt ist. Der Verlust der Innenrotation hat für den Patienten die größte Bedeutung und schränkt Bewegungen ein, wie sie beim Hineingreifen in die hintere Hosentasche oder beim Schließen des BHs zu beobachten sind. Insgesamt verringert die passive Bewegungseinschränkung das Ausmaß der aktiven Elevation, und die Bewegungseinschränkung verursacht ein pathologisches (zu hartes) Endgefühl.

Injektionsbehandlung

Ziel der Kortikosteroidinjektion ist die Linderung von Entzündung und Schmerzen, damit die funktionelle Beweglichkeit wiederhergestellt werden kann. Cyriax & Cyriax (1983) sowie Cyriax (1984) haben in diesem Zusammenhang einen Zyklus von Kortikosteroidinjektionen vorgeschlagen, die in immer größeren Zeitabständen verabreicht werden. Als Faustregel gilt, dass zum vollständigen Abklingen der Symptome je nach Schweregrad der Erkrankung bei der Untersuchung eine, zwei oder maximal drei Injektionen erforderlich sind. Typische Zeitintervalle wären 10 bis 14 Tage zwischen der ersten und der zweiten und drei bis vier Wochen zwischen der zweiten und der dritten Injektion, mit dem Ziel, die Folgeinjektion zu verabreichen, bevor die Wirkung der vorangegangenen vollständig abgeklungen ist.

Van der Windt et al. (1998) und Dacre et al. (1989) haben beide die nützlichen Wirkungen von Kortikosteroidinjektionen zur Behandlung der schmerzhaften Schultersteife nachgewiesen; umgekehrt fanden van der Heijden et al. (1996) in einem systematischen Übersichtsartikel (Review) in Anbetracht der schwachen Methodik der meisten Studien nur spärliche Belege zugunsten der Wirksamkeit von Kortikosteroidinjektionen bei Schulterverletzungen.

Cameron (1995b) ist der Meinung, dass Kortikosteroidinjektionen zur Behandlung der Schultersteife wirksam sind, vorausgesetzt, die ausgewählten Patienten erfüllen die diagnostischen Kriterien der Untersuchungsmethode nach Cyriax und weisen die oben zusammengefassten Symptome und Befunde auf (weitere Details siehe Kesson & Atkins 1998).

Kanülen-größe	Kanüle 0,8 × 40 mm (21 G × 1 1/2") oder Kanüle 0,8 × 50 mm (21 G × 2"), Konusfarbe: grün

Dosis	20 bis 30 mg Triamcinolonacetonid z. B. 2 bis 3 ml Triamcinolonacetonid 10 mg/ml, plus 1 ml Lidocain 1 %. Die Evidenz legt nahe, dass das Kortikosteroid den wichtigsten Bestandteil der Injektionslösung darstellt (Jacobs et al 1991). Manche Autoren befürworten die Anwendung einer sehr viel größeren Menge des Lokalanästhetikums, um eine Kapseldehnung zu bewirken (Gam et al 1998). In einer Vergleichsstudie haben De Jong et al (1998) gezeigt, dass in einer Gruppe von Patienten, die zur Behandlung der Schultersteife 40 mg Triamcinolonacetonid erhielten, eine stärkere Symptomlinderung erzielt wurde als in der Vergleichsgruppe, die mit 10 mg Triamcinolonacetonid behandelt wurde.

Lagerung des Patienten

Der Patient nimmt eine sitzende Position oder nach vorn gebeugte Haltung ein. Empfohlen wird ein dorsaler Zugang. Der Arm ruht gebeugt vor dem Bauch, um die Schulter in Innenrotationsstellung zu bringen und so den posterioren Bereich des Gelenks zu öffnen.

Palpation

Stellen Sie sich hinter den Patienten und legen Sie den Daumen der nicht injizierenden Hand hinten auf den Angulus acromii, wobei Zeige- oder Mittelfinger vor dem Processus coracoideus (Rabenschnabelfortsatz) liegen. Markieren Sie einen Punkt etwa 1 cm unterhalb Ihres Daumens.

Injektionstechnik

Stechen Sie die Kanüle an der markierten Stelle vorwärts in Richtung des Fingers ein, der auf dem Rabenschnabelfortsatz liegt (Abb. 5-1). Schieben Sie die Kanüle gleichmäßig durch die verschiedenen Gewebeschichten vor. Wenn Sie spüren, dass die Kanüle entweder die etwas festere Gelenkkapsel durchstochen hat oder an der «zähen» Gelenkfläche des Humerus hängen bleibt, verabreichen Sie die Injektion als Bolus (Abb. 5-2). Spüren Sie beim Herunterdrücken des Spritzenkolbens Widerstand, liegt die Kanülenspitze möglicherweise im Gelenkknorpel. Ziehen Sie die Kanüle etwas zurück und fahren Sie mit der Injektion fort.

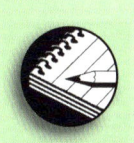

Cave! A. und N. suprascapularis verlaufen durch die Incisura scapulae und posterior um das Collum scapulae. Vermeiden Sie die Injektion in diese Strukturen, indem Sie bei der Palpation präzise vorgehen und die Kanüle im richtigen Winkel einstechen.

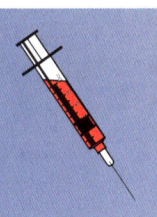

Alternative Technik: Alternativ können Sie auch einen ventralen Zugang wählen. Dabei nimmt der Patient eine sitzende oder liegende Position ein. Palpieren Sie den Processus coracoideus. Stechen Sie die Kanüle unterhalb und lateral des Processus coracoideus in Richtung Glenohumeralgelenk ein. Wenn Sie keinen Widerstand spüren, verabreichen Sie die Injektion als Bolus.

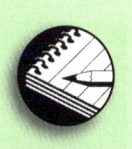

Praxistipp: Achten Sie darauf, dass die A. axillaris und der Plexus brachialis medial des Processus coracoideus unter dem M. pectoralis minor liegen und die V. cephalica anteromedial im Grenzbereich zwischen M. deltoideus und M. pectoralis major verläuft.

Patientenempfehlung

Der Patient sollte angewiesen werden, mit sanfter Mobilisierung zu beginnen, sobald die Schmerzen nachlassen. Hilfreich ist die Kombination aus Injektion und geeigneten Übungen unter physiotherapeutischer Anleitung (z. B. Stabilisierung der Scapula und normale Bewegungsmuster). Die Bewegungseinschränkung mit Kapselmuster verhindert einen normalen skapulothorakalen Rhythmus, wobei sich die Scapula bei Bewegung des Glenohumeralgelenks auffällig früh bewegt.

Teil II: Injektionstherapie am Bewegungsapparat – regionale Injektionstechniken

▶ **Abbildung 5-1**

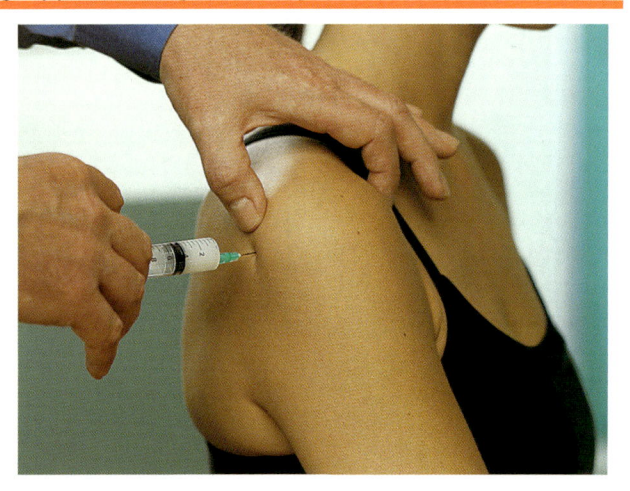

▶ **Abbildung 5-2**

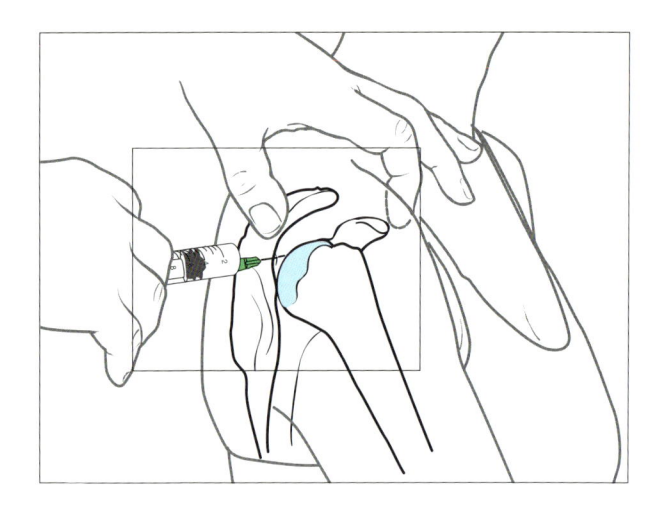

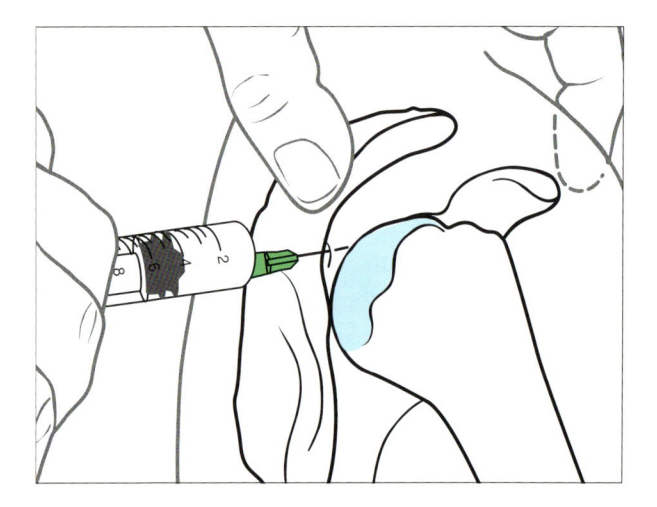

5.2 Bursa subacromialis (Bursa subdeltoidea)

Indikation

Chronische und akute Bursitis subacromialis. Die chronische Bursitis subacromialis ist eine ausgesprochen häufige Ursache von Schulterschmerzen, kann aber aufgrund der unklaren Symptome bei der Untersuchung eine diagnostische Herausforderung darstellen (Kesson & Atkins 1998). Die enge anatomische Beziehung zwischen der Bursa subacromialis und den sie umgebenden Strukturen bedeutet, dass Erkrankungen wie Bursitis, Tendinitis und Kapsulitis im Schulterbereich häufig koexistieren. Kongenitale Anomalien des Akromions oder degenerative Veränderungen des Akromioklavikulargelenks (Articulatio acromioclavicularis) können den subakromialen Raum verkleinern, und wenn die Bursitis nicht auf die Behandlung anspricht, kann eine Operation erforderlich werden.

Die akute Bursitis subacromialis ist eine völlig eigenständige Entität mit einem charakteristischen Krankheitsbeginn (siehe unten).

Symptome und Befunde

Die **chronische Bursitis subacromialis** entsteht meist infolge wiederholter Einklemmung der Bursa. Der Patient beschreibt allmählich einsetzende leichtere Schmerzen im Bereich der Region deltoidea, die bei Anheben des Armes auf Schulterhöhe (z. B. beim Anziehen eines Mantels oder beim Anlegen des Sicherheitsgurtes im Auto) zunehmen. Möglicherweise bereitet das Liegen auf der betroffenen Seite Schwierigkeiten und das Herunterdrücken von Gegenständen mit diesem Arm wird als schmerzhaft empfunden, da diese Bewegung die Einklemmung der Bursa («Impingement») unter dem korakoakromialen Bogen verstärkt.

Bei der Untersuchung zeigt sich gewöhnlich ein nichtkapsuläres Muster mit uneingeschränktem aktivem und passivem Bewegungsumfang. Passive Elevation bis zur Endstellung kann zur Symptomverstärkung führen, es besteht aber ein normales elastisches Endgefühl. Bei aktiver Abduktion kann ein schmerzhafter Bogen vorhanden sein, der auf die Einklemmung der entzündeten Bursa unter dem Akromion schließen lässt. Die Durchführung oder Auslösung von Bewegungen gegen Widerstand kann die Bursa komprimieren und Symptome hervorrufen, woraus, wie oben erwähnt, die Unklarheit der Symptome resultieren kann. Ein ähnliches Muster kann sich bei Verletzungen der Rotatorenmanschette zeigen; dies gilt vor allem dann, wenn mehr als eine Sehne (z. B. sowohl Supraspinatus- als auch Infraspinatussehne) betroffen ist.

Die **akute Bursitis subacromialis** kommt seltener vor und manifestiert sich typischerweise mit einem raschen Einsetzen starker Schmerzen über mehrere Stunden, wobei die Schmerzen allmählich in das gesamte Dermatom C5 (anterolateraler Arm und Unterarm bis hinunter in das Daumengrundgelenk) ausstrahlen. Da es aufgrund der akuten Schmerzen zu Schlafstörungen kommt, sieht der Patient müde und abgeschlagen aus. Unwillkürliche Muskelspasmen sorgen dafür, dass der Patient den Arm in einer (schmerzvermeidenden) Schonhaltung hält, um den durch aktive Bewegung ausgelösten stechenden Schmerz zu vermeiden. Die akute Bursitis subacromialis manifestiert sich ähnlich wie die akute Tendinitis calcarea, und es ist strittig, ob nicht beide Begriffe ein und dieselbe Grunderkrankung beschreiben.

Bei der körperlichen Untersuchung werden Bewegungen, vor allem in Abduktionsrichtung, vom Patienten nur schwer toleriert. Die Erkrankung ist meist selbstlimitierend; die starken Schmerzen nehmen nach ca. sieben bis zehn Tagen ab, bis zum vollständigen Abklingen können jedoch bis zu sechs Wochen vergehen.

Injektionsbehandlung

Die chronische Bursitis subacromialis wird durch Infiltration einer großen Menge eines niedrigdosierten Lokalanästhetikums in Kombination mit einer ausreichenden Kortikosteroiddosis behandelt. Eine solche Injektion hat selbst aber wahrscheinlich keinen dauerhaften Effekt, wenn in die Behandlung nicht auch die Mechanismen, die zur Entzündung der Bursa führen, einbezogen werden (siehe unten).

Bei der akuten Bursitis subacromialis wird eine kleinere Menge der Injektionsflüssigkeit in die ohnehin schon geschwollene Bursa verabreicht. Dies kann die Symptome anfangs noch verstärken, bevor die entzündungshemmenden Wirkungen des Kortikosteroids den Schmerz zu dämpfen beginnen.

Kanülengröße	Kanüle 0,8 × 40 mm (21 G × $1^{1}/_{2}$ "), Konusfarbe: grün

Dosis	**Chronische Bursitis subacromialis**
	20 mg Triamcinolonacetonid, z. B. 2 ml Triamcinolonacetonid 10 mg/ml, plus 5 ml Lidocain 0,5 % oder Lidocain 1 %
	Akute Bursitis subacromialis
	20 mg Triamcinolonacetonid, z. B. 2 ml Triamcinolonacetonid 10 mg/ml, plus 1 ml Lidocain 1 %

Lagerung des Patienten

Der Patient sitzt auf einem Stuhl, der betroffene Arm hängt seitlich herab.

Palpation

Palpieren Sie den lateralen Akromionrand, um die Vertiefung zwischen dem Akromion (Schulterblatt) und dem Caput humeri (Humeruskopf) zu lokalisieren. Die Bursa subacromialis überdeckt den Trochanter major (großer Rollhügel) und dehnt sich bis zur Gelenklinie des Akromioklavikulargelenks unter das Akromion aus. Zielpunkt der Injektion ist der subakromiale Anteil der Bursa. Markieren Sie einen etwa in der Mitte des Akromions befindlichen Punkt.

5. Schulter 49

▶ Abbildung 5-3

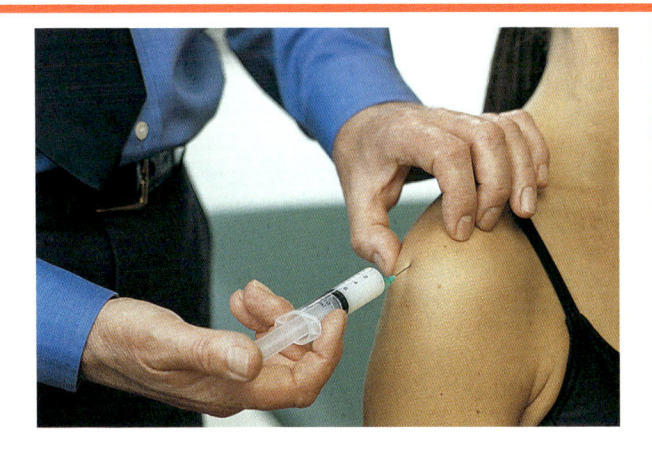

▶ Abbildung 5-4

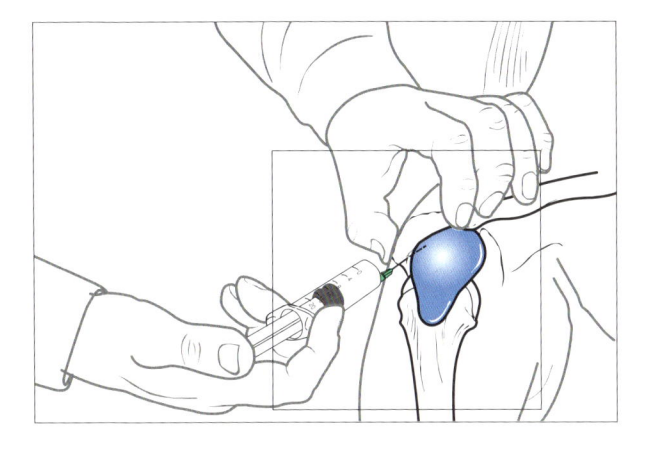

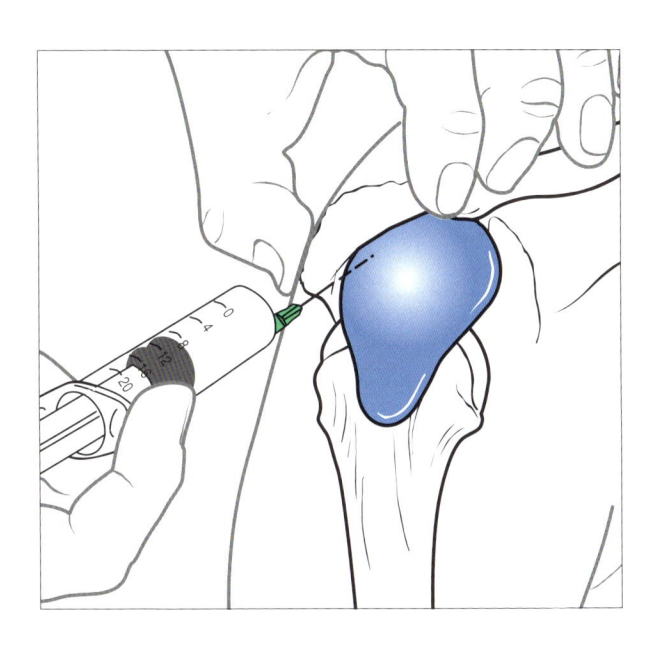

Injektionstechnik

Stechen Sie die Kanüle genau unterhalb der Schulterblattmitte leicht aufwärts gerichtet ein, sodass sie zwischen Akromion und Caput humeri liegt (Abb. 5-3). Injizieren Sie die Lösung als Bolus, wenn der Widerstand nachlässt (Abb. 5-4). Bei der chronischen Bursitis können Synovialfalten und Adhäsionen diese Bolusgabe verhindern, sodass die Injektionslösung möglicherweise durch eine fächerförmige Injektion horizontal verabreicht werden muss. Die Schmerzreproduktion bei der Injektion lässt normalerweise darauf schließen, dass die Kanüle richtig positioniert ist.

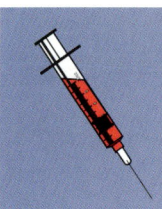

> **Alternative Injektionstechnik:**
> 1. Posteriorer Zugang: Die Kanüle wird genau unterhalb des posterioren Akromionwinkels (in der Akupunktur spricht man vom posterioren «Auge» der Schulter) und vorwärts gerichtet eingeführt.
> 2. Anteriorer Zugang: Die Kanüle wird unter der ventralen Akromionkante lateral des Akromioklavikulargelenks eingeführt.

Patientenempfehlung

Der Patient sollte weitere Verletzungen der Bursa vermeiden. Nach der Injektion wegen akuter oder chronischer Erkrankung sollte er auf Aktivitäten verzichten, die zu einer Überbeanspruchung führen. Bei einer chronischen Bursitis subacromialis sollte die Ursache der Einklemmung (Impingement) identifiziert werden. Die Wiederherstellung eines normalen Gleichgewichts der Muskelkräfte im Bereich der Schulter ist für die normale Beweglichkeit wichtig und verhindert eine übermäßige Druckübertragung auf den Humerus – ein Schlüsselfaktor bei der Entstehung des Impingement-Syndroms.

5.3 Akromioklavikulargelenk

Indikation

Arthritis infolge Überlastung oder Degeneration des Schultereck- oder Akromioklavikulargelenks oder Zerrung nach Trauma.

Symptome und Befunde

Der Patient klagt über Schmerzen, die spezifisch im Schultereckgelenk am Schulterdach (Akromion) lokalisiert sind. Meist gibt der Patient den Schmerz punktuell, d. h. eher mit einem Finger als der ganzen Hand, an.

Bei der körperlichen Untersuchung des Glenohumeralgelenks zeigt sich eine Bewegungseinschränkung ohne Kapselmuster. Schmerzen treten im Endbereich aller passiven Bewegungen auf, d. h. bei der passiven Elevation sowie der Innen- und Außenrotation. Die Diagnose wird durch einen positiven Horizontaladduktionstest («scarf test») bestätigt, d. h. durch Schmerzen bei einer Kombination aus passiver horizontaler Flexion und Adduktion.

Injektionsbehandlung

Die Injektionstherapie kann bei geringfügiger Verstauchung des Akromioklavikulargelenks oder Arthritis helfen (Jacob & Sallay 1997). Eine Dislokation oder rezidivierende Subluxation des Gelenks kann einen chirurgischen Eingriff erforderlich machen.

Kanülengröße	Kanüle 0,6 × 25 mm (23 G × 1"), Konusfarbe: blau; oder Kanüle 0,5 × 16 mm (25 G × 5/8"), Konusfarbe: orange

Dosis	10 mg Triamcinolonacetonid, z. B. 0,25 ml Triamcinolonacetonid 40 mg/ml, plus 0,25 ml Lidocain 1 %

Lagerung des Patienten

Der Patient sitzt auf einem Stuhl oder nimmt eine halb liegende Position ein.

Palpation

Ertasten Sie die obere Gelenklinie des Akromioklavikulargelenks, die ca. 1 bis 2 cm medial der lateralen Akromionkante liegt. Meist überragt die Klavikula das Akromion; fühlbar sind ein Höcker bzw. eine Stufe. Durch sanfte Bewegung der Klavikula nach kranial/kaudal lässt sich die Gelenklinie leichter lokalisieren.

Injektionstechnik

Stechen Sie die Kanüle nach kaudal und leicht medialwärts von oben durch das Lig. acromioclaviculare superius ein und verabreichen Sie die Injektion, wenn die Kanüle im Gelenk liegt, als Bolus (Abb. 5-5 und 5-6).

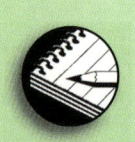

Praxistipp: Die Infiltration dieses Gelenks kann sich als schwierig erweisen, da es infolge degenerativer Veränderungen und Osteophyten verengt sein kann. Der Zugang kann auch durch die vom Lig. acromioclaviculare superius in die Gelenkhöhle ragende Gelenkscheibe (Discus articularis) behindert sein. Die Gelenkhöhle mit der Kanüle zu «ertasten», verlangt einiges Geschick, wobei auch der Eintrittswinkel zu berücksichtigen ist. Für Injektionen in das Lig. acromioclaviculare kann auch eine fächerförmige Injektionstechnik angewendet werden, wenn der intraartikuläre Zugang nicht möglich ist.

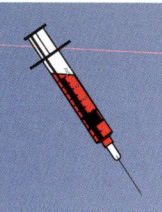

Alternative Injektionstechnik: Denkbar ist auch ein ventraler Zugang, wobei die Kanüle in die V-förmige Vertiefung zwischen Klavikula und Akromion eingebracht und in einer horizontal zu den Gelenkflächen verlaufenden Linie nach kaudal vorgeschoben wird.

Patientenempfehlung

Empfehlen Sie dem Patienten die relative Ruhigstellung des Gelenks für bis zu zwei Wochen nach der Injektion.

5. Schulter

▶ Abbildung 5-5

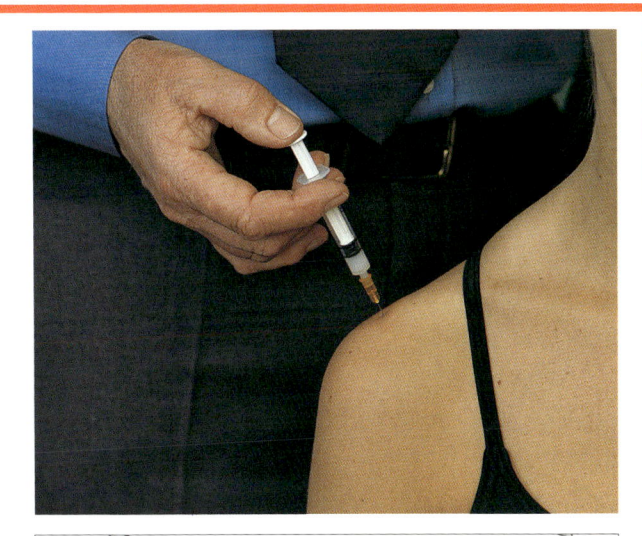

▶ Abbildung 5-6

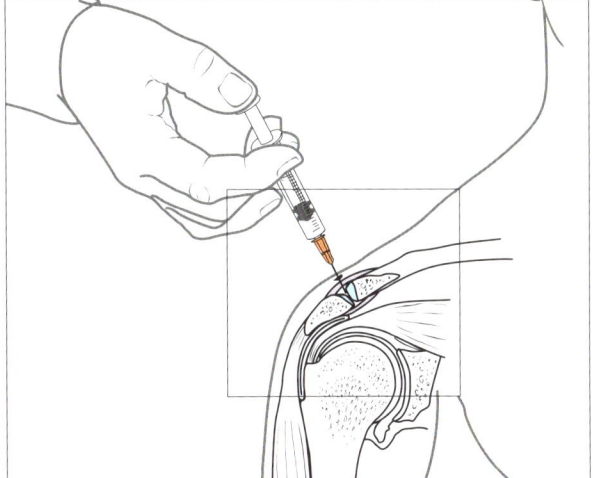

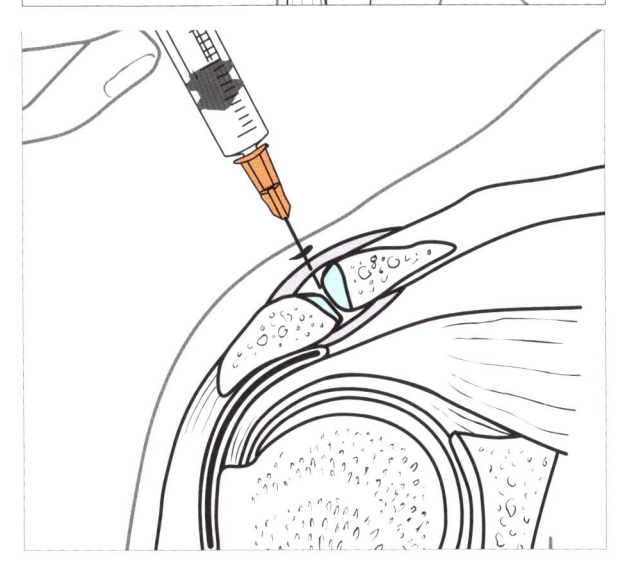

5.4 Rotatorenmanschettensehnen

Indikation

Läsion der kontraktilen Strukturen an der Schulter unter Beteiligung einer der Rotatorenmanschettensehnen der Mm. supraspinatus, infraspinatus oder subscapularis, die von einer einfachen Zerrung über Degeneration bis hin zur vollständigen (die komplette Sehne betreffenden) oder partiellen Ruptur von Sehnenanteilen reichen kann. Auslöser ist meist eine Überbeanspruchung, die zu repetitiven Mikrotraumen der Sehnen führt. Ermüdungs- und Verschleißerscheinungen können zu einem Muskelungleichgewicht und pathologischen Bewegungsmustern führen. Dabei lässt die zentrierende Wirkung der Muskeln der Rotatorenmanschette auf den Humeruskopf nach, was eine pathologische Translation des Humeruskopfes nach superior und weitere, durch Einklemmung (Impingement) bedingte Sehnenschäden zur Folge haben kann.

Symptome und Befunde

Der Patient beschreibt allmählich einsetzende Schmerzen, die – wenn auch seltener – nach einem einmaligen traumatischen Ereignis einsetzen können. Die Schmerzen in der Schulter werden in der Regio deltoidea empfunden und verstärken sich bei Aktivität, vor allem wenn die Arme über die Schulterhöhe hinaus angehoben werden. Chronische Langzeitläsionen können auch zur Beeinträchtigung der anderen, eng mit der Rotatorenmanschette verbundenen anatomischen Strukturen führen, z. B. Bursa subacromialis und/oder Gelenkkapsel.

Bei der Untersuchung manifestiert sich beim entsprechenden Widerstandstest eine unkomplizierte Tendinitis mit Schmerzen und möglicherweise auch Schmerzen bei entgegengesetzter passiver Bewegung. Zu den wichtigsten Zeichen gehören aber:

- Supraspinatus: Schmerzen bei Abduktion gegen Widerstand
- Infraspinatus: Schmerzen bei Außenrotation gegen Widerstand
- Subscapularis: Schmerzen bei Innenrotation gegen Widerstand

Lokalisierende Zeichen können bei der Lokalisation der genauen Läsionsstelle von Nutzen sein. Sind Supraspinatus und Infraspinatus betroffen, lässt das Vorliegen eines schmerzhaften Bogens auf eine Läsion am Sehnen-Knochen-Übergang schließen; im Falle des Subscapularis deutet ein schmerzhafter Bogen auf eine Läsion der oberen Fasern und ein positiver «scarf test» (Kombination aus passiver Horizontalflexion und Adduktion des Schultergelenks) auf eine Läsion der unteren Fasern hin. Letztlich zeigt sich die genaue Läsionsstelle durch Palpation der identifizierten Struktur.

Injektionsbehandlung

Bei einer einfachen Tendinitis kann eine Injektion kurativ wirken; Voraussetzung dafür ist jedoch die exakte Lokalisation der Läsionsstelle. Nicht minder wichtig ist die Identifizierung und Beseitigung der Ursache der Beschwerden. Komplizierte Fälle sprechen auf eine Behandlung möglicherweise schlechter an, und vor allem bedarf es bei Vorliegen einer partiellen oder kompletten Ruptur eventuell einer chirurgischen Abklärung. Eine Ultraschalluntersuchung kann zur genauen Identifizierung der Störung beitragen. Eher chronische Läsionen können zu einer sekundären Kapsulitis führen; in diesem

Fall kann eine intraartikuläre Injektion erforderlich werden, wie sie oben für die Capsulitis adhaesiva oder Schultersteife beschrieben wurde.

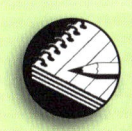

> **Praxistipp:** Einige Experten haben sich gegen die Injektionstherapie einzelner Rotatorenmanschettensehnen ausgesprochen. Degenerative Sehnenrisse kommen relativ häufig vor, und gelegentlich wurde auch über Sehnenrupturen im Anschluss an eine Kortikosteroidinjektion berichtet (siehe Kesson & Atkins 1998, Kap. 3). Solche Läsionen können wirksam durch eine «schirmförmige» Injektion unter das Akromion umspült werden (vgl. die Injektion bei Bursitis subacromialis, S. 47).

Die Infiltration der Rotatorenmanschettensehnen stellt nur eine Behandlungsoption dar; eine andere Möglichkeit ist die Querfriktionsmassage durch einen Physiotherapeuten. Unabhängig von der Art der Behandlung müssen in jedem Fall die Ursache dieser Überbeanspruchung und/oder der Grund für die Einklemmung beseitigt werden, um ein Rezidiv zu verhüten.

5.5 Supraspinatussehne

Kanülen-größe	Kanüle 0,5 × 16 mm (25 G × 5/8"), Konusfarbe: orange, oder Kanüle 0,6 × 25 mm (23 G × 1"), Konusfarbe: blau

Dosis	10 mg Triamcinolonacetonid, z. B. 0,25 ml Triamcinolonacetonid 40 mg/ml, plus 0,75 ml Lidocain 1 %

Lagerung des Patienten

Der Patient sitzt auf einem Stuhl, in einem Winkel von ca. 45° gegen die Stuhllehne gestützt. Bringen Sie die Schulter in Innenrotationsstellung und legen Sie den Arm hinter den Rücken, sodass die obere Facette des Tuberculum majus nach anterior zeigt.

Palpation

Der M. supraspinatus setzt an der oberen Facette des Tuberculum majus an. Palpieren Sie die ventrale Akromionkante und die obere Facette des Tuberculum majus. Die Sehne des M. supraspinatus läuft zwischen diesen beiden knöchernen Punkten hindurch und ist etwa so breit wie der Zeigefinger des Patienten. Lokalisieren Sie die exakte Läsionsstelle durch Palpation entlang der Sehne und markieren Sie einen Punkt in der Mitte des druckempfindlichen Bereichs.

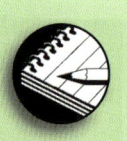

Praxistipp: Für die Identifizierung von Supraspinatus und Infraspinatus ist das Tuberculum majus als knöcherner Bezugspunkt gut geeignet (siehe unten). Es liegt in einer Linie mit dem Epicondylus lateralis am Ellenbogen, welcher auch als Bezugspunkt in Betracht kommt, falls sich die Lokalisation des Tuberculum majus als zu schwierig erweist.

Injektionstechnik

Stechen Sie die Kanüle senkrecht zum Sehnen-Knochen-Übergang ein und verabreichen Sie die Injektion fächerförmig (Abb. 5-7 und 5-8).

5. Schulter 57

▶ Abbildung 5-7

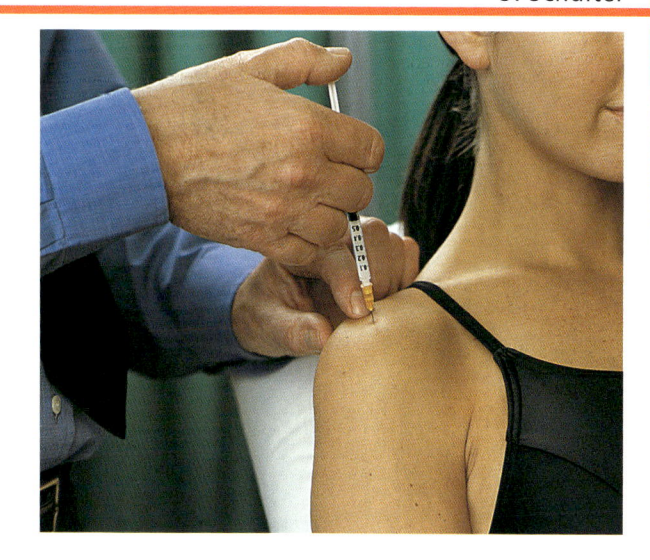

▶ Abbildung 5-8

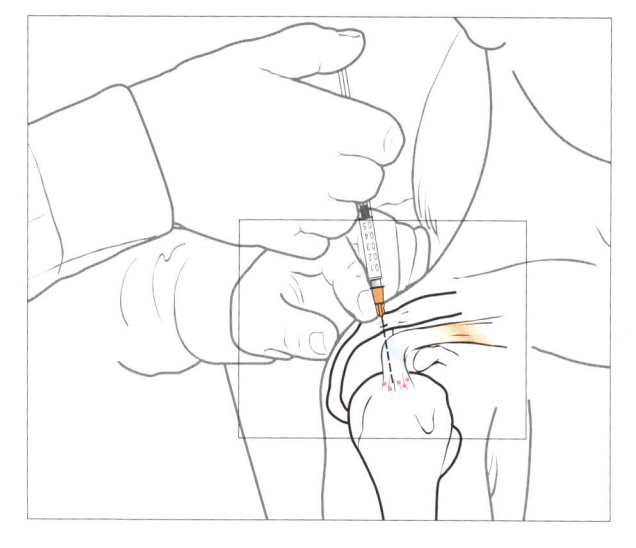

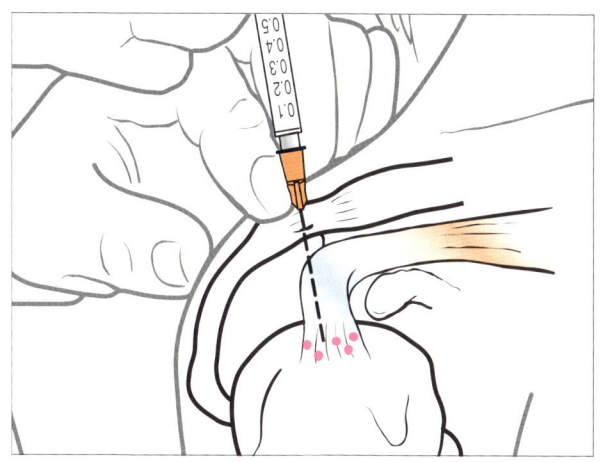

5.6 Infraspinatussehne

Kanülen-größe	Je nach Größe des Patienten Kanüle 0,6 × 25 mm (23 G × 1") oder Kanüle 0,6 × 30 mm (23 G × 11/4"), Konusfarbe: blau; oder Kanüle 0,8 × 40 mm (21 G × 11/2"), Konusfarbe: grün

Dosis	10 mg Triamcinolonacetonid, z. B. 0,25 ml Triamcinolonacetonid 40 mg/ml, plus 0,75 ml Lidocain 1 %

Lagerung des Patienten

Der Patient nimmt – auf die Ellenbogen gestützt – eine Bauch- oder Seitenlage ein. Die schmerzhafte Seite zeigt dabei nach oben. In beiden Positionen bringen Sie nun das Schultergelenk in Adduktions- und Außenrotationsstellung, sodass die mittlere Facette des Tuberculum majus nach dorsal zeigt.

Palpation

Der M. infraspinatus setzt an der mittleren Facette des Tuberculum majus an. Palpieren Sie die dorsale Akromionkante und lokalisieren Sie das Tuberculum majus unterhalb und lateral dieses Punktes. Die etwa zwei Finger breite Sehne des M. infraspinatus verläuft parallel zur Spina scapulae und inseriert genau unterhalb des Akromions am Tuberculum majus. Lokalisieren Sie die exakte Läsionsstelle durch Palpation entlang der Sehne und markieren Sie einen Punkt in der Mitte des druckschmerzhaften Bereichs.

Injektionstechnik

Stechen Sie die Kanüle senkrecht zur Sehne ein und verabreichen Sie die Injektion fächerförmig. Vergewissern Sie sich, dass Sie dabei den gesamten Läsionsbereich erfassen (Abb. 5-9 und 5-10).

5. Schulter

▶ Abbildung 5-9

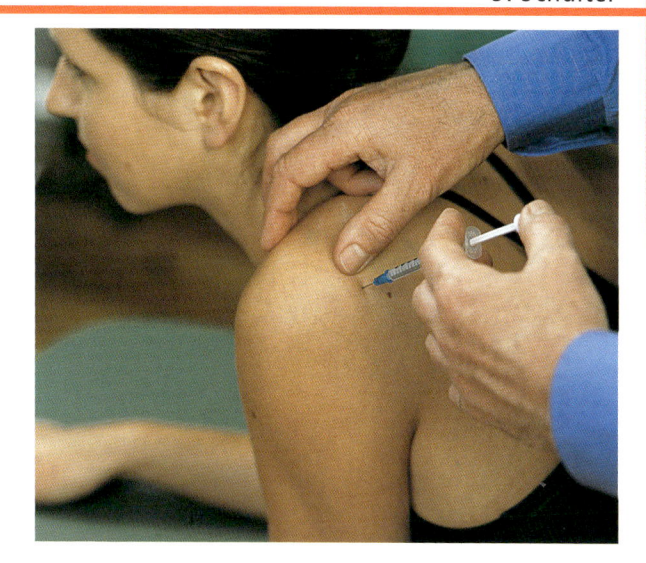

▶ Abbildung 5-10

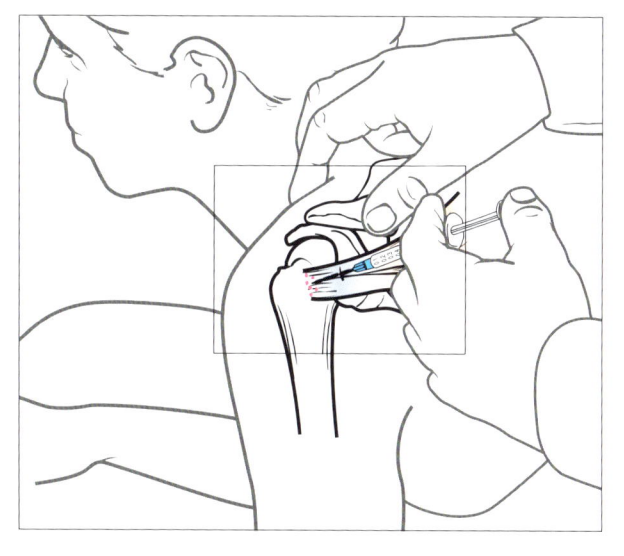

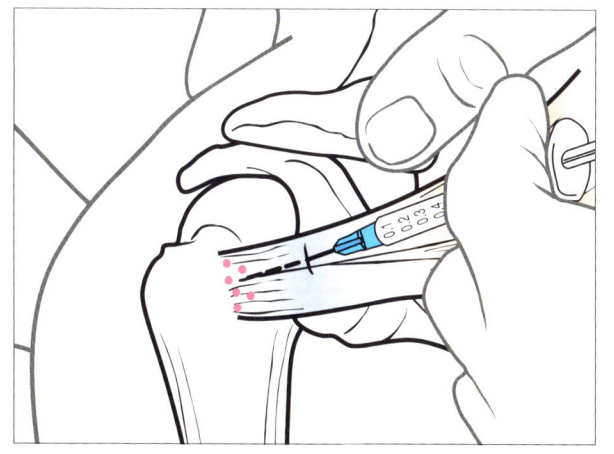

5.7 Subscapularissehne

Kanülen- größe	Kanüle 0,6 × 25 mm (23 G × 1") oder Kanüle 0,6 × 30 mm (23 G × 1 1/4"), Konusfarbe: blau

Dosis	10 mg Triamcinolonacetonid, z. B. 0,25 ml Triamcinolonacetonid 40 mg/ml, plus 0,75 ml Lidocain 1 %

Lagerung des Patienten

Der Patient sitzt auf einem Stuhl; der Arm ruht in natürlicher Position auf dem Oberschenkel.

Palpation

Der M. subscapularis setzt am Tuberculum minor an und ist ca. drei Finger breit; allerdings ist die dünne membranartige Sehne nicht immer leicht zu spüren. Palpieren Sie den Processus coracoideus. Bewegen Sie sich von dort in lateraler und wiederum leicht kaudaler Richtung, oder Sie identifizieren den Sulcus intertubercularis und palpieren dann in mediale Richtung. Beide Methoden dienen der Identifizierung des Tuberculum minor. Lokalisieren Sie die exakte Läsionsstelle durch Palpation entlang der Sehne und markieren Sie einen Punkt in der Mitte des druckschmerzhaften Bereichs.

Injektionstechnik

Verabreichen Sie die Injektion fächerförmig. Vergewissern Sie sich, dass Sie dabei den gesamten Läsionsbereich erfassen (Abb. 5-11 und 5-12).
   Eine mit dem Gelenk kommunizierende Bursa subtendinea liegt zwischen der Subscapularissehne und der Schultergelenkkapsel. Die Bursitis subscapularis lässt sich nur schwer von einer Tendinitis unterscheiden; äußerste Empfindlichkeit beim Horizontaladduktionstest («scarf test») und bei Palpation deutet aber auf eine Läsion der Bursa hin. Die Injektion kann als Bolus unter die Sehne verabreicht werden.

Patientenempfehlung

Empfehlen Sie dem Patienten, für bis zu zwei Wochen nach der Injektion auf belastende Aktivitäten zu verzichten.

5. Schulter **61**

▶ **Abbildung 5-11**

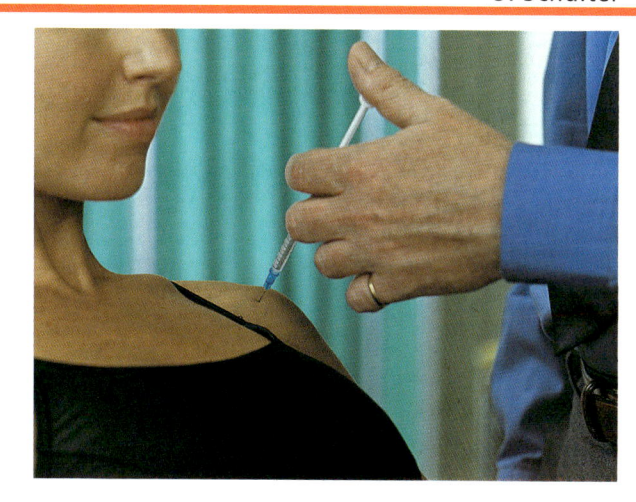

▶ **Abbildung 5-12**

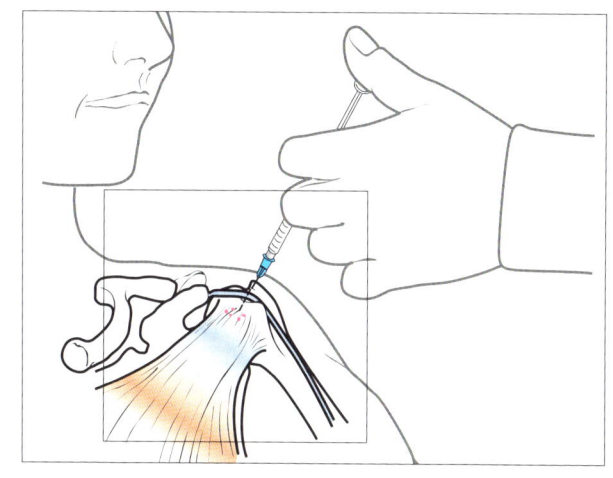

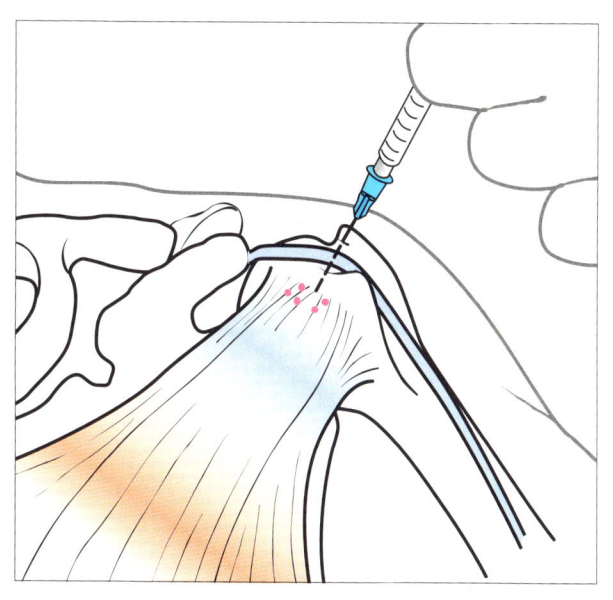

5.8 Langer Bizepskopf im Sulcus intertubercularis

Indikation

Tendovaginitis im Bereich der Sehne im Sulcus intertubercularis. Der lange Bizepskopf entspringt in der Schultergelenkkapsel und verlässt das Gelenk hinter dem Lig. transversum humeri zusammen mit einem Zipfel von Synovialauskleidung entlang des Sulcus intertubercularis.

Symptome und Befunde

Der Patient empfindet Schmerzen in der ventralen Schulterregion, die gewöhnlich mit Überbeanspruchung assoziiert sind. Bei der körperlichen Untersuchung ist der Schmerz an der Schulter durch Ellenbogenflexion gegen Widerstand und Vorderarmsupination gegen Widerstand reproduzierbar.

Injektionsbehandlung

Von der Entzündung ist weniger die Sehne selbst als vielmehr die aus zwei Schichten bestehende Sehnenscheide betroffen; zwischen diesen beiden Schichten der Sehnenscheide können sich Adhäsionen bilden, die ihre Funktion beeinträchtigen (Cyriax 1982). Eine präzise gesetzte Kortikosteroidinjektion kann kurativ wirken.

Kanülengröße	Kanüle 0,6 × 25 mm (23 G × 1") oder Kanüle 0,6 × 30 mm (23 G × 11/4"), Konusfarbe: blau

Dosis	10 mg Triamcinolonacetonid, z. B. 0,25 ml Triamcinolonacetonid 40 mg/ml, plus 0,75 ml Lidocain 1 %

Lagerung des Patienten

Der Patient sitzt auf einem Stuhl, der Arm stützt sich in natürlicher Position auf den Oberschenkel.

Palpation

Der zwischen Tuberculum majus und minor humeri liegende Sulcus intertubercularis zeigt in seiner normalen anatomischen Lage nach ventral. Wenn Sie im Zweifel sind, lokalisieren Sie den Processus coracoideus, bewegen die Finger von dort nach kaudal und lateral zum Tuberculum minor. Seitlich davon liegt der Sulcus intertubercularis. Markieren Sie den durch Palpation identifizierten druckempfindlichen Bereich.

Injektionstechnik

Stechen Sie die Kanüle parallel zum und nahe dem Sulcus intertubercularis von oben nach unten gerichtet ein (Abb. 5-13). Verabreichen Sie die Injektion als Bolus in die Sehnenscheide, nicht in den Sehnenkörper (Abb. 5-14).

Patientenempfehlung

Empfehlen Sie dem Patienten die relative Ruhigstellung des Gelenks für bis zu zwei Wochen nach der Injektion.

64 Teil II: Injektionstherapie am Bewegungsapparat – regionale Injektionstechniken

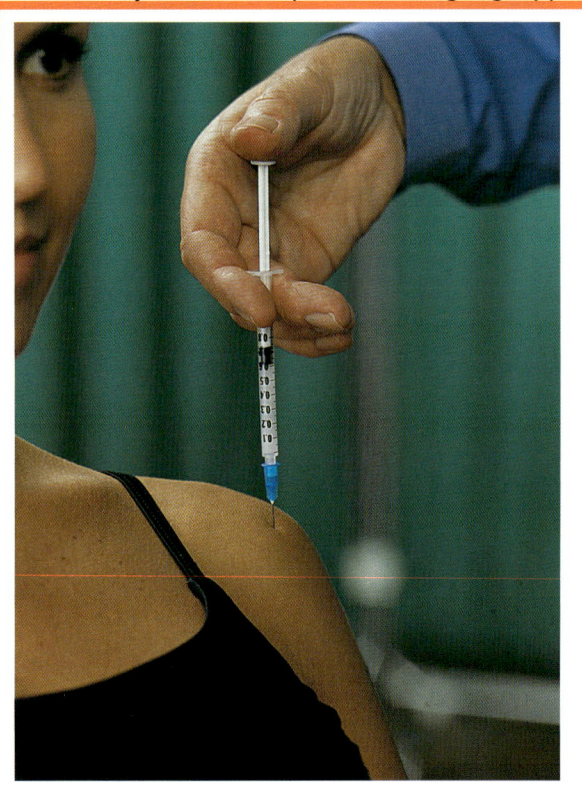

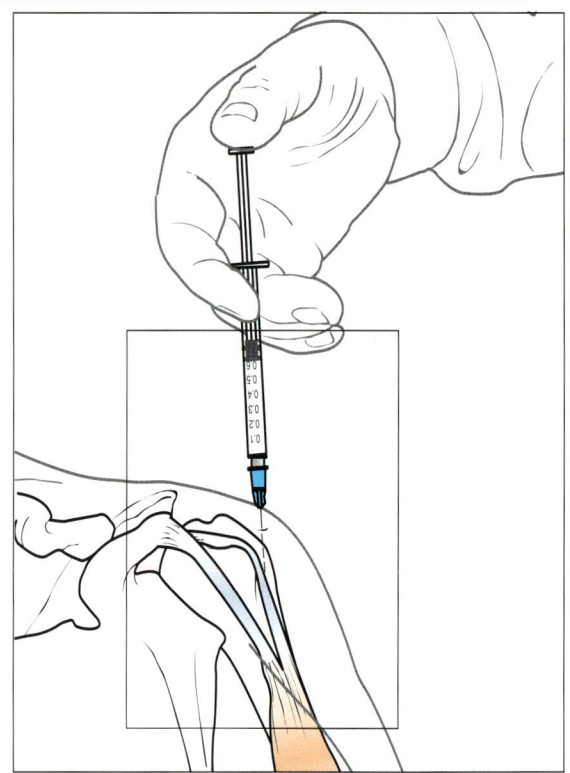

▲ Abbildung 5-13

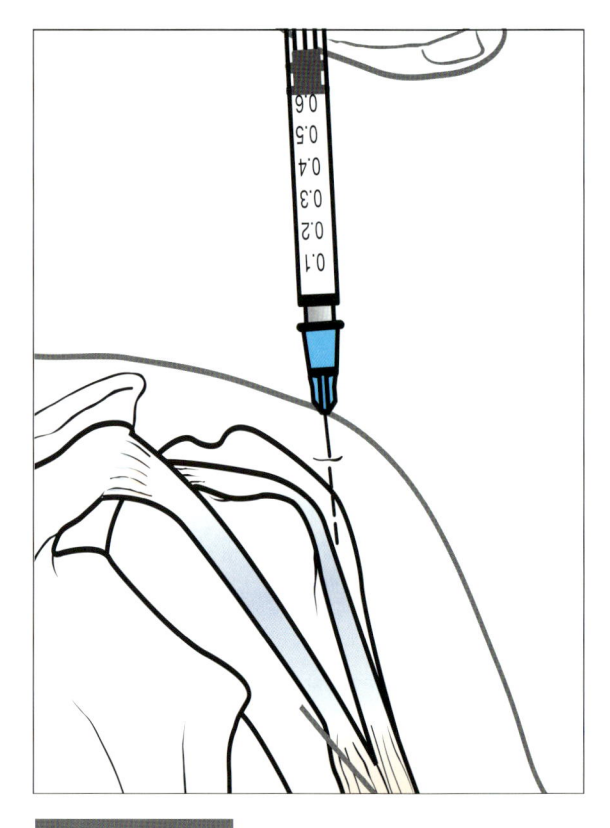

▲ Abbildung 5-14

6 Ellenbogen

Kapitel-übersicht	6.1 Ellenbogengelenk (Articulatio cubiti) 65	6.4 Golferellenbogen (Epicondylitis medialis) 70
	6.2 Bursitis olecrani 68	6.5 Bizepssehnenansatz an der Tuberositas radii 77
	6.3 Tennisellenbogen (Epicondylitis humeri radialis) 68	

6.1 Ellenbogengelenk (Articulatio cubiti)

Indikation

Degenerative, traumatische oder entzündliche **Arthritis**. Die wahrscheinlich häufigste Indikation zur Injektion ist die entzündliche Arthritis (z. B. rheumatoide Arthritis).

Symptome und Befunde

Die Schmerzen werden über dem Ellenbogen empfunden und können, je nach Schweregrad, in den Unterarm ausstrahlen. Bei Schmerzen traumatischen Ursprungs muss die Möglichkeit einer Fraktur ausgeschlossen werden.

Bei der körperlichen Untersuchung zeigt sich eine Bewegungseinschränkung mit Kapselmuster, wobei die Flexion stärker eingeschränkt ist als die Extension; das Endgefühl ist zu hart. Möglicherweise ist das obere Speichen-Ellen-Gelenk (Articulatio radioulnaris proximalis) beteiligt, da sie eine gemeinsame Gelenkkapsel mit dem eigentlichen Ellenbogengelenk aufweist. Liegt ein Kapselmuster am oberen Speichen-Ellen-Gelenk vor, kann auch der Endbereich beider Rotationsbewegungen schmerzhaft sein.

Injektionsbehandlung

Trotz der komplizierten anatomischen Struktur des Ellenbogengelenks gilt die Bolusinjektion in das Humeroradialgelenk (Articulatio humeroradialis) als der einfachste intraartikuläre Zugang. Die Kortikosteroidinjektion zielt auf Schmerzlinderung und Entzündungsreduktion ab, um so die Wiedererlangung der Beweglichkeit zu ermöglichen.

Kanülen-größe	Kanüle 0,5 × 16 mm (25 G × 5/8"), Konusfarbe: orange für lateralen Zugang, und Kanüle 0,6 × 25 mm (23 G × 1") oder 0,6 × 30 mm (23 G × 1 1/4"), Konusfarbe: blau für dorsalen Zugang

Teil II: Injektionstherapie am Bewegungsapparat – regionale Injektionstechniken

Dosis	20 mg Triamcinolonacetonid z. B. 2 ml Triamcinolonacetonid 10 mg/ml, plus 1 ml Lidocain 1 %

Patientenlagerung

Der Patient sitzt auf einem Stuhl. Der Unterarm liegt in Pronationsstellung auf dem Behandlungstisch; der Ellenbogen ist in einem Winkel von ca. 45° flektiert.

Palpation

Palpieren Sie das Caput radii (Radiusköpfchen), lokalisieren Sie von posterolateral die humeroradiale Gelenklinie und markieren Sie ihren Mittelpunkt.

Injektionstechnik

Stechen Sie die Kanüle so ein, dass sie zwischen Caput radii und Capitulum humeri liegt (Abb. 6-1 und 6-2) und verabreichen Sie die Injektion als Bolus.

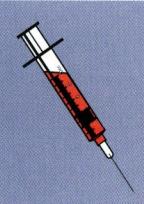

Alternative Injektionstechnik:
Positionieren Sie den Patienten so, dass der betroffene Ellenbogen in einem Winkel von ca. 70° gebeugt ist. Lokalisieren Sie die Vertiefung zwischen Olecranon und Epicondylus lateralis im posterolateralen Anteil des Ellenbogengelenks. Die Kanüle vorwärts und leicht nach unten gerichtet einstechen und die Injektion als Bolus verabreichen.

Patientenempfehlung

Empfehlen Sie dem Patienten die relative Ruhigstellung des Gelenks für ca. zwei Wochen nach der Injektion.

6. Ellenbogen 67

▶ Abbildung 6-1

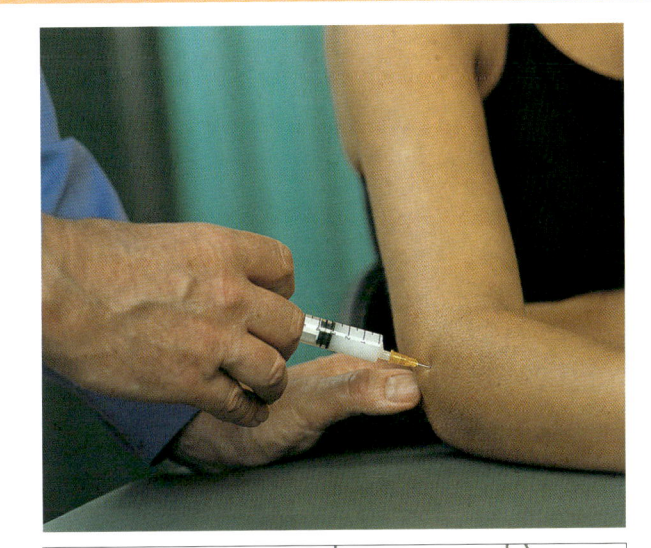

▶ Abbildung 6-2

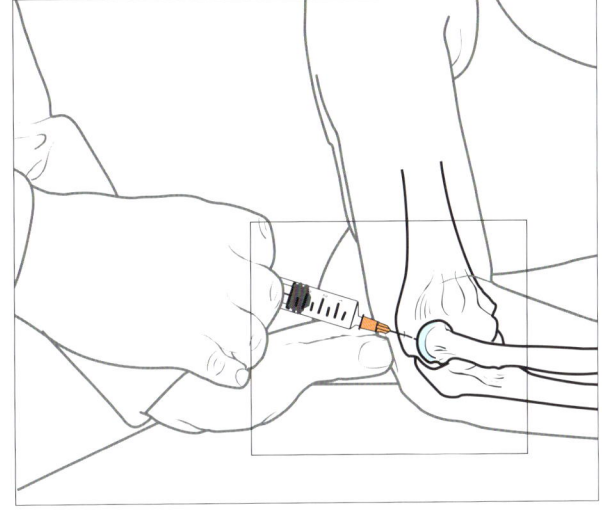

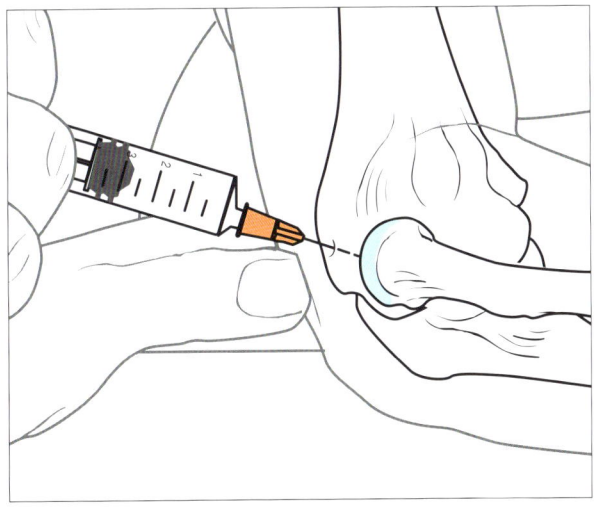

6.2 Bursitis olecrani

Indikation

Als **Bursitis olecrani** (**Studentenellenbogen**) bezeichnet man die Entzündung der Bursa subcutanea olecrani, die zwischen Ellenbogenhöcker (Olecranon) am proximalen Ende der Ulna und der Haut liegt. Eine Bursitis kann idiopathisch, traumatisch, durch wiederholte Verletzungen, Gicht oder Arthritis (z. B. rheumatoide Arthritis) bedingt sein (Kumar & Clark 1994). Eine superfizielle Bursitis wie diese kann auch durch eine Infektion hervorgerufen werden, da die Bursa für nicht erkannte perforierende Verletzungen anfällig ist. Die entsprechende Diagnose sollte unbedingt gestellt werden, bevor Sie mit der Injektion fortfahren.

Symptome und Befunde

Die Schmerzen sind über dem posterioren Anteil des Ellenbogens spürbar, eine Schwellung ist sowohl sichtbar als auch palpabel.

Außer der offensichtlichen Schwellung über dem Olecranon ist der klinische Befund bei der Untersuchung gewöhnlich unauffällig.

Injektionsbehandlung

Durch eine Injektion kann eine Heilung erzielt werden; vor Gabe der Injektion sollte das Vorliegen einer Infektion jedoch unbedingt durch Aspiration ausgeschlossen werden. Ein klares Aspirat ist normal; ein trübes Aspirat weist auf das Vorliegen einer Infektion hin; möglicherweise bedarf es jedoch einer bakteriologischen Bestätigung.

Kanülengröße	Kanüle 0,8 × 40 mm (21 G × 1$^1/_2$"), Konusfarbe: grün

Dosis	10 mg Triamcinolonacetonid, z. B. 1 ml Triamcinolonacetonid 10 mg/ml, plus 1 ml Lidocain 1 %

Patientenlagerung

Der Patient sitzt auf einem Stuhl und legt den Ellenbogen in Flexionsstellung auf die Untersuchungsliege.

Palpation

Palpieren Sie die sichtbar geschwollene Bursa und markieren Sie eine geeignete Einstichstelle.

Injektionstechnik

Die Kanüle in die Bursa einstechen (Abb. 6-3 und 6-4). Zunächst aspirieren, um eine Infektion auszuschließen. Bei klarem Aspirat kann die Injektion als Bolus verabreicht werden.

Patientenempfehlung

Raten Sie dem Patienten, weitere traumatische Verletzungen der Bursa zu vermeiden.

6. Ellenbogen **69**

▶ **Abbildung 6-3**

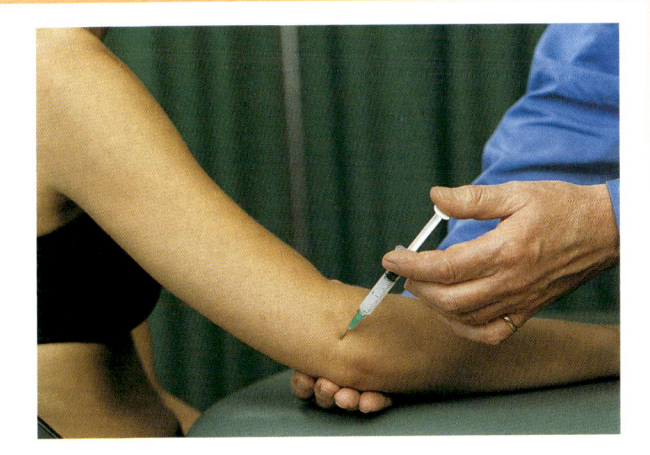

▶ **Abbildung 6-4**

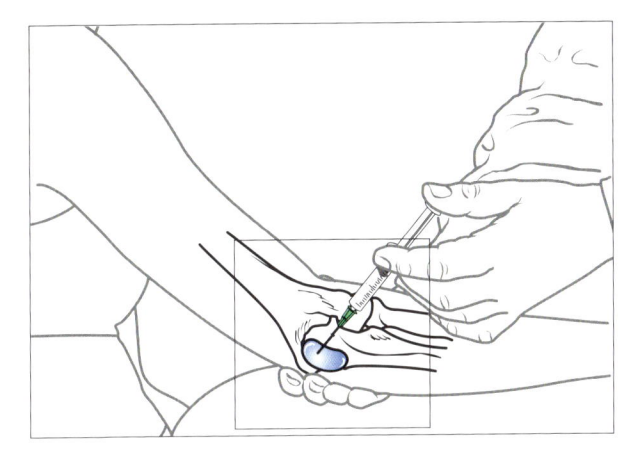

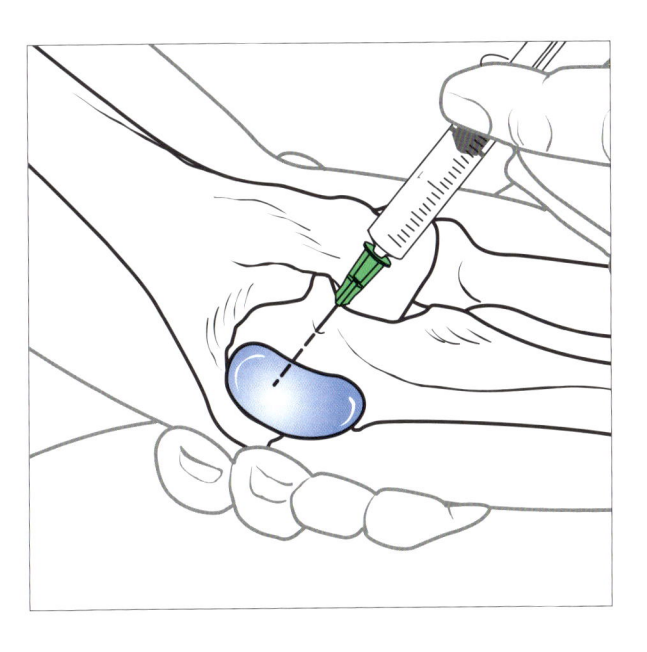

6.3 Tennisellenbogen (Epicondylitis humeri radialis)

Indikation

Tennisellenbogen oder Tendinose der Streckmuskulatur des Handgelenks an ihrem Ursprung (Enthesis) am äußersten lateralen Teil des Epicondylus. Am häufigsten ist die Sehne des M. extensor carpi radialis brevis betroffen. Wiederholte Greifbewegungen können zur Faserdehnung im Ansatzbereich der gemeinsamen Strecksehnen führen und Mikrotraumen sowie Entzündungen zur Folge haben (Foley 1993). Mikro- und makroskopische Risse führen zur Entwicklung fibrösen Narbengewebes und zu Kontrakturen, die letztlich degenerative Foki und Kalzifizierungen hervorrufen können (Coonrad & Hooper 1973, Ernst 1992, Gellman 1992, Noteboom et al. 1994). Veränderungen der Sehne würden zunächst als Entzündung und damit als echte Tendinose imponieren. Bei chronischen Langzeitläsionen können die degenerativen Veränderungen der Tendinose ausgeprägter sein und die Behandlung erschweren. Eine frühzeitige Behandlung gleich welcher Art kann die Entstehung chronischer Läsionen verhindern und die Schmerzen lindern (Hay et aI 1999).

Symptome und Befunde

Der Patient klagt über die allmähliche Zunahme von Schmerzen an der Ellenbogenaußenseite, die in den Vorderarm und zuweilen auch in den Handgelenkrücken und in die Hand ausstrahlen können. Wiederholte Flexionen der Finger (Faustschluss) können zur Verschlimmerung der Symptome führen, und häufig wird ein stechender Schmerz empfunden; der Händedruck ist schwach.

Bei der körperlichen Untersuchung werden die Symptome durch Extension des Handgelenks gegen Widerstand bei gestrecktem Ellenbogengelenk ausgelöst. Die exakte Läsionsstelle wird durch Palpation lokalisiert.

Injektionsbehandlung

Welche von mehreren möglichen Läsionsstellen betroffen ist, wird durch Palpation festgestellt. Am häufigsten betroffen ist der gemeinsame Sehnenansatz der Extensoren, hauptsächlich der Sehne des M. extensor carpi radialis brevis an der Vorderseite des Epicondylus lateralis, und diese Stelle spricht auch am besten auf eine Injektionstherapie an. Alternative Injektionsverfahren werden weiter unten erörtert.

Die Kortikosteroidinjektion zielt auf Entzündungsreduktion und Schmerzlinderung. Nach der Schmerzlinderung fördert eine normale Bewegung die Ausrichtung der Fasern und reduziert die Narbenbildung. Angesichts der Tatsache, dass die Beschwerden sich zu einer vorwiegend degenerativen Erkrankung entwickeln können, scheint die Behandlung, vor allem durch Kortikosteroidinjektion, in der frühen Entzündungsphase, in der kurzfristig gute Ergebnisse erzielt werden konnten, am wirksamsten zu sein (Price et al. 1991, Haker & Lundeberg 1993, Sölveborn et al. 1995, Assendelft et al. 1996, Verhaar et al. 1996, Hay et al. 1999).

Price et al. (1991) berichteten über eine schneller einsetzende Schmerzlinderung und einen kurzfristig geringeren Bedarf an Re-Injektionen mit 10 mg Triamcinolon gegenüber der Monotherapie mit 25 mg Hydrocortison oder Lidocain. Die Injektion von 20 mg Triamcinolon erzielte ähnliche Ergebnisse wie eine Dosis von 10 mg, wobei die höhere Dosis eher zu Hautatrophien führte. Die Ergebnisse dieser Studie erreichten jedoch keine statistische Signifikanz.

6. Ellenbogen

Kanülen-größe	Kanüle 0,5 × 16 mm (25 G × 5/8"), Konusfarbe: orange

Dosis	10 mg Triamcinolonacetonid, z. B. 0,25 ml Triamcinolonacetonid 40 mg/ml, plus 0,75 ml Lidocain 1 %

Patientenlagerung

Der Patient sitzt auf einem Stuhl; der Unterarm liegt in voller Supination auf der Untersuchungsliege, der Ellenbogen ist in einem Winkel von ca. 90° gebeugt. In dieser Position verläuft die Sehne direkt auf der Vorderseite des Epicondylus lateralis.

Palpation

Palpieren Sie den Epicondylus lateralis humeri. Rollen Sie mit dem Finger über seine Vorderseite und ertasten Sie den Sehnenansatz, der im Vergleich zur anderen Seite druckschmerzhaft imponiert. Markieren Sie einen Punkt in der Mitte des empfindlichen Bereichs.

Injektionstechnik

Die Kanüle von ventral, senkrecht zur Gelenkfacette, einstechen und die Injektion fächerförmig verabreichen (Abb. 6-5 und 6-6). Vergewissern Sie sich, dass ins Zielgewebe und nicht oberflächlich injiziert wird, was zu Komplikationen (lokale Weichteilatrophie und/oder Pigmentveränderungen) führen könnte.

Der osteotendinöse Übergang ist zwar am häufigsten betroffen, stellt aber nur eine der möglichen Läsionsstellen dar (Cyriax 1982, Cyriax & Cyriax 1983). Andere Möglichkeiten betreffen den Ursprung des M. extensor carpi radialis longus im unteren Drittel der Crista supracondylaris lateralis, der über dem Caput radii liegende Sehnenkörper und der Muskelbauch. Sie alle sprechen gewöhnlich auf physiotherapeutische Maßnahmen an. Techniken wie die tiefe Querfriktionsmassage und Mills Manipulation, Elektrotherapie und Akupunktur, um nur einige zu nennen, stellen weitere mögliche Ansätze zur Behandlung des gemeinsamen Sehnenansatzes der Extensoren dar (Cyriax & Cyriax 1983, Cyriax 1984, Kesson & Atkins 1998).

Patientenempfehlung

Empfehlen Sie dem Patienten die relative Ruhigstellung des Gelenks für etwa zwei Wochen nach der Injektion. Am wichtigsten ist wahrscheinlich, die Ursache des Problems zu beseitigen. Dazu gehört die Beratung hinsichtlich einer geeigneten Schlagtechnik und Griffstärke. Möglicherweise müssen auch die Arbeitsbedingungen angepasst werden; ermutigen Sie den Patienten ferner dazu, gleichförmige Bewegungsabläufe zu unterbrechen. Auch das Tragen von Counterforce-Orthesen (Spangen, Bandagen oder Verbänden) kann von Nutzen sein.

72 Teil II: Injektionstherapie am Bewegungsapparat – regionale Injektionstechniken

▶ **Abbildung 6-5**

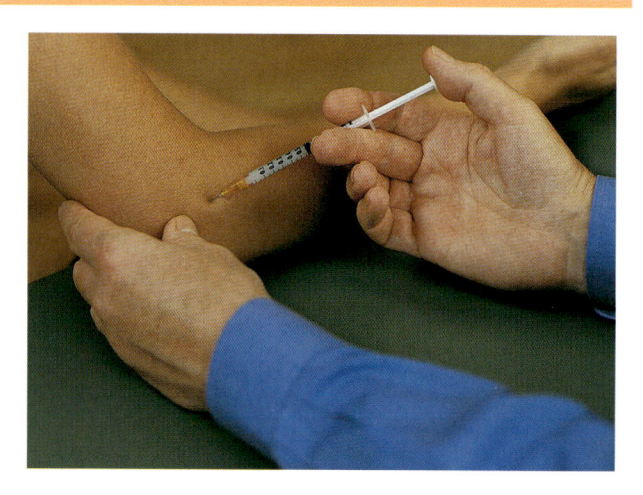

▶ **Abbildung 6-6**

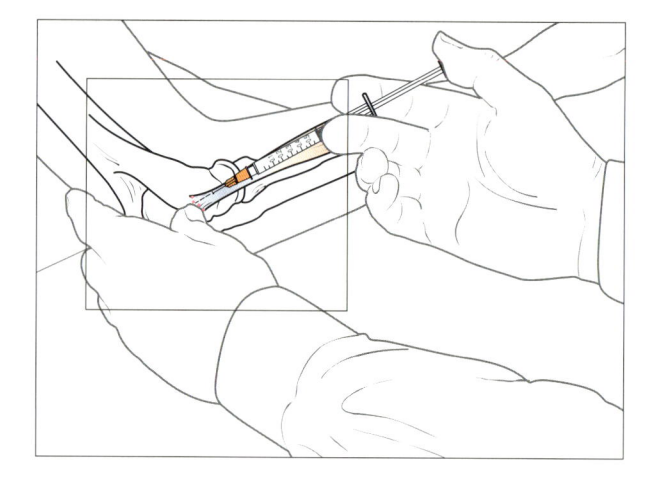

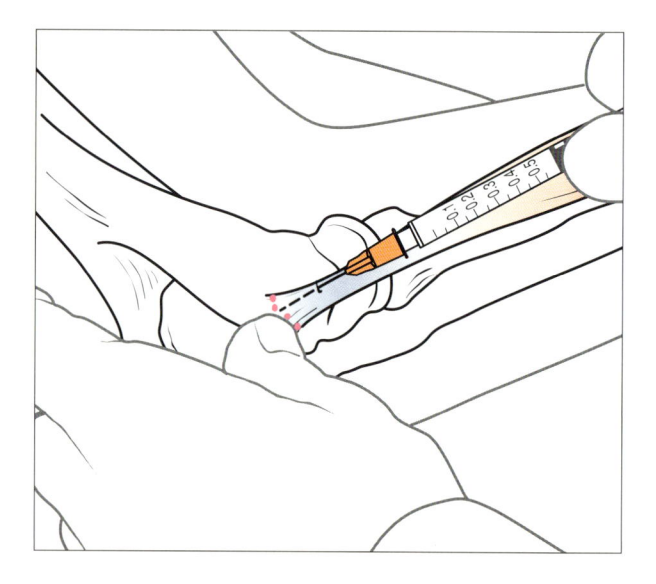

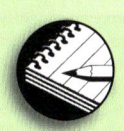

Praxistipp: Ein Ast des N. radialis, der N. interosseus antebrachii posterior, verläuft zwischen den beiden Köpfen des M. supinator am Ellenbogen. Beim therapierefraktären Tennisellenbogen sollte an eine Einklemmung dieses Nervs gedacht werden. Wichtig ist eine vollständige Evaluation, um alle potenziellen Ursachen abzuklären.

6.4 Golferellenbogen (Epicondylitis medialis)

Indikation

Golferellenbogen oder Tendinitis der Beugemuskulatur des Handgelenks in ihrer Ursprungszone an der Vorderseite des Epicondylus medialis. Ätiologie und Krankheitsverlauf ähneln denen des Tennisellenbogens (siehe S. 70), obwohl der Golferellenbogen seltener auftritt. Am häufigsten betroffen ist der Sehnen-Knochen-Übergang (Enthesis) der gemeinsamen Beugesehne, doch kann die Läsion – wenn auch seltener – ein wenig mehr distal auch im Bereich des Muskel-Sehnen-Übergangs auftreten.

Symptome und Befunde

Der Patient klagt über allmählich einsetzende Schmerzen im Bereich des medialen Ellenbogens, die oftmals gut am medialen Epicondylus lokalisierbar sind, auch wenn die Symptome weiter distal auftreten können. Die Beschwerden sind auf Überlastung zurückzuführen, und die Symptome lassen sich durch Bewegung des betroffenen Gelenks auslösen.

Bei der körperlichen Untersuchung fällt der Widerstandstest der Beugemuskulatur des Handgelenks bei gestrecktem Ellenbogen positiv aus. Die exakte Läsionsstelle lässt sich durch Palpation ermitteln.

Injektionsbehandlung

Wie beim Tennisellenbogen kann eine frühzeitige Injektion eine Heilung bewirken; doch müssen die Gründe für das Auftreten der Beschwerden ermittelt und verschlimmernde Bewegungsabläufe vermieden werden, um einem Rezidiv vorzubeugen. Der Sehnen-Knochen-Übergang spricht besonders gut auf die Injektionstherapie an (Cyriax & Cyriax 1983).

Kanülengröße	Kanüle 0,5 × 16 mm (25 G × 5/8"), Konusfarbe: orange, oder Kanüle 0,6 × 25 mm (23 G × 1"), Konusfarbe: blau

Dosis	10 mg Triamcinolonacetonid, z. B. 0,25 ml Triamcinolonacetonid 40 mg/ml, plus 0,75 ml Lidocain 1 %

Patientenlagerung

Der Patient sitzt auf einem Stuhl, der Ellenbogen liegt gestreckt und in Supinationsstellung auf einem Kissen.

Palpation

Palpieren Sie den Epicondylus medialis humeri; fahren Sie mit dem Finger über seine Vorderseite, um den Sehnenansatzbereich der gemeinsamen Flexoren zu ertasten und dabei die im Vergleich zur anderen Seite druckempfindlichste Stelle zu lokalisieren. Markieren Sie einen Punkt in der Mitte des druckschmerzhaften Bereichs.

Injektionstechnik

Stechen Sie die Kanüle senkrecht zur Vorderseite des medialen Epicondylus ein und verabreichen Sie die Injektion fächerförmig um den Schmerzpunkt (Abb. 6-7 und 6-8).

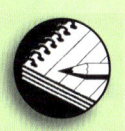

Cave! Der N. ulnaris liegt posterior des Epicondylus medialis humeri, doch sollte das hier vorgeschlagene Vorgehen eine Injektion in den Nerv selbst vermeiden helfen. Stahl & Kaufman (1997) beschreiben die akzidentelle Verletzung des N. ulnaris nach einer Injektion zur Behandlung einer Epicondylitis medialis bei einem Patienten mit einer nicht erkannten rezidivierenden Dislokation des N. ulnaris.

Patientenempfehlung

Empfehlen Sie dem Patienten, verstärkende Faktoren für bis zu zwei Wochen nach der Injektion zu vermeiden. Wie beim Tennisellenbogen ist es auch hier besonders wichtig, die Läsionsursache zu beseitigen. Eine mögliche Läsionsstelle beim Golferellenbogen ist der Sehnen-Knochen-Übergang (Enthesis). Alternative Möglichkeiten zur Behandlung dieser Läsion sind physiotherapeutische Modalitäten wie die tiefe Friktionsmassage und Elektrotherapie. Betroffen sein kann auch der Muskel-Sehnen-Übergang, der herkömmlicherweise aber auf alleinige physiotherapeutische Modalitäten, z. B. Querfriktionsmassage, anspricht (Cyriax & Cyriax 1983, Cyriax 1984, Kesson & Atkins 1998).

76 Teil II: Injektionstherapie am Bewegungsapparat – regionale Injektionstechniken

▶ **Abbildung 6-7**

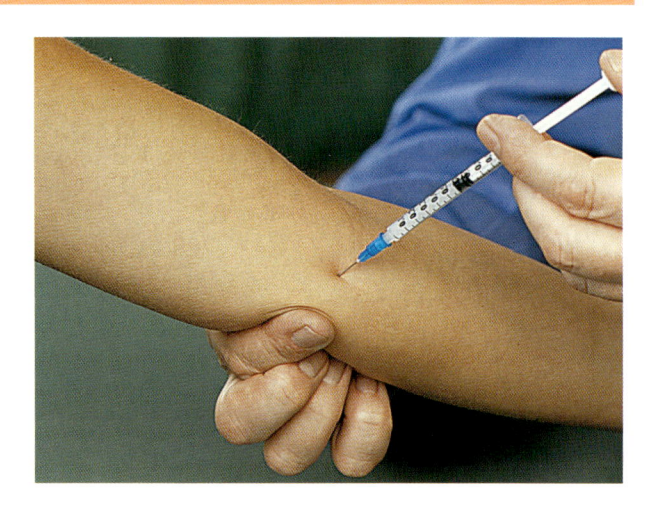

▶ **Abbildung 6-8**

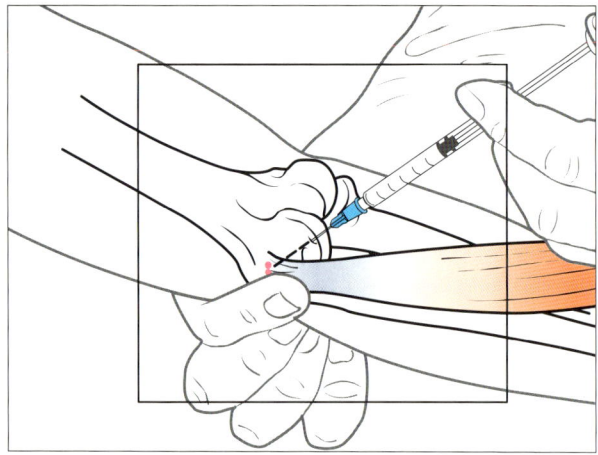

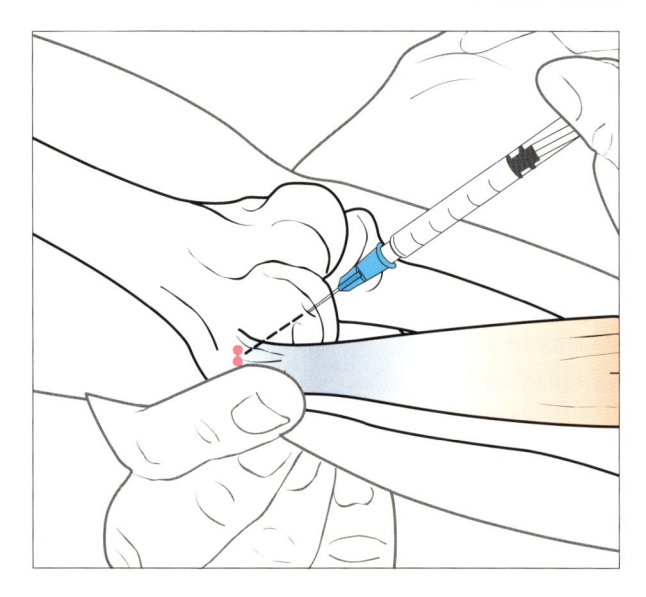

6.5 Bizepssehnenansatz an der Tuberositas radii

Indikation

Tendinose im Bereich des Bizepssehnenansatzes an der Tuberositas radii, die meist durch Überbeanspruchung bedingt ist und differenzialdiagnostisch nur schwer von einer Entzündung der Bursa subtendinea an dieser Stelle abzugrenzen ist.

Symptome und Befunde

Der Patient klagt über im Ellenbogen lokalisierte Schmerzen.
Bei der körperlichen Untersuchung des Ellenbogengelenks kann der Schmerz durch Ellenbogenflexion und -supination gegen Widerstand reproduziert werden. Unklare Zeichen, z. B. Schmerzen bei Beugung gegen Widerstand, passiver Extension und passiver Pronation, also Bewegungen, durch die die entzündete Bursa komprimiert wird, lassen auf eine Beteiligung der Bursa subtendinea schließen.

Injektionsbehandlung

Da hier eine tiefe Läsion entweder der Sehne oder der Bursa vorliegt, gilt die Kortikosteroidinjektion als Therapie der Wahl.

Kanülengröße	Kanüle 0,6 × 25 mm (23 G × 1"), Konusfarbe: blau

Dosis	10 mg Triamcinolonacetonid, z. B. 0,25 ml Triamcinolonacetonid 40 mg/ml, plus 0,75 ml Lidocain 1 %

Patientenlagerung

Für die Behandlung liegt der Patient in Bauchlage; der Arm liegt in natürlicher Position seitlich am Körper. Fixieren Sie den Humerus, um eine Lageänderung des Glenohumeralgelenks zu verhindern. Den ausgestreckten Unterarm vorsichtig pronieren. Dadurch wird der Unterarm gedreht und die Tuberositas radii in eine posteriore Position gebracht.

Palpation

Lokalisieren Sie die Tuberositas radii, die zwischen Radius und Ulna ca. 2 cm distal des Humeroradialgelenks liegt. Markieren Sie den druckempfindlichsten Punkt.

Injektionstechnik

Stechen Sie die Kanüle zwischen Radius und Ulna am druckempfindlichsten Punkt ein, bis Sie den Widerstand des Sehnenansatzes spüren (Abb. 6-9 und 6-10). Verabreichen Sie die Injektion fächerförmig, um sowohl Sehnenansatz als auch Bursa subtendinea zu erfassen.

Patientenempfehlung

Raten Sie dem Patienten zur relativen Ruhigstellung des Gelenks für bis zu zwei Wochen nach der Injektion. Wie bei allen durch Überbeanspruchung ausgelösten Läsionen lässt sich ein Rezidiv durch Vermeidung der auslösenden Faktoren verhindern.

6. Ellenbogen

▶ Abbildung 6-9

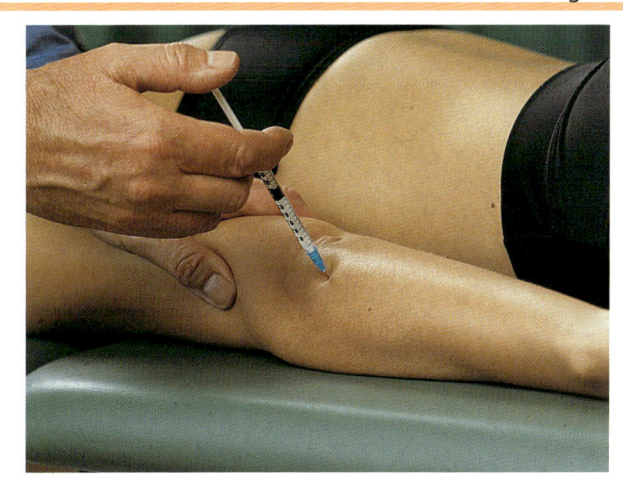

▶ Abbildung 6-10

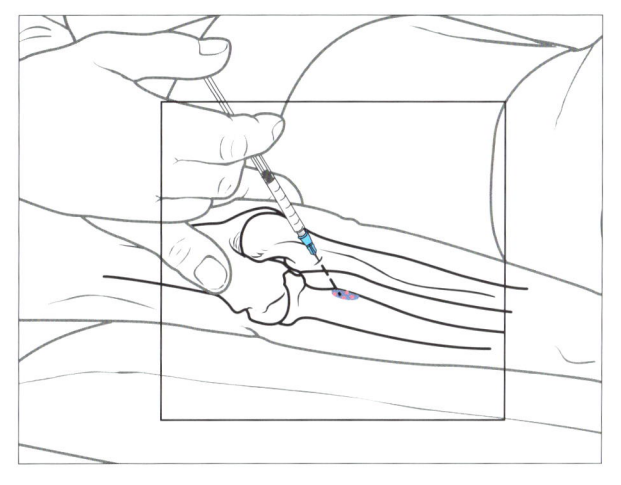

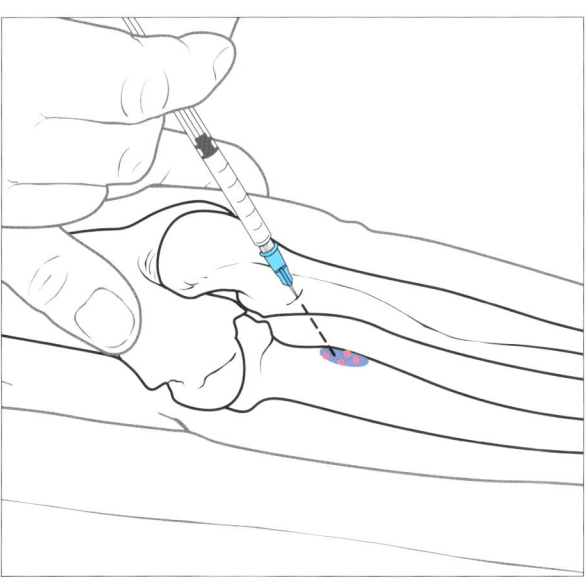

7 Handgelenk und Hand

Kapitel-übersicht			
	7.1 Distales Radioulnargelenk 80	7.6 Karpaltunnel	95
	7.2 Handgelenk 83	7.7 Schnellender Finger	99
	7.3 Daumensattelgelenk (Articulatio carpometacarpale I) 86	7.8 Tendovaginitis stenosans de Quervain	102
	7.4 Metakarpophalangeal- und Interphalangealgelenke ... 89	7.9 Läsionen der Streck- und Beugesehnen	105
	7.5 Lig. collaterale carpi ulnare und Lig. collaterale carpi radiale 92		

7.1 Distales Radioulnargelenk

Indikation

Arthritis, an diesem Gelenk meist rheumatoide Arthritis, obschon die Symptome auch durch degenerative und traumatische Arthritiden verursacht sein können.

Symptome und Befunde

Der Patient klagt über Schmerzen im unteren Ende des Unterarms.

Bei der körperlichen Untersuchung zeigt sich ein Kapselmuster mit Schmerzen, die durch passive Pronation bzw. Supination im Endbereich ausgelöst werden können. Im Allgemeinen liegt – außer in Fällen einer fortgeschrittenen Arthritis – keine Bewegungseinschränkung vor.

Injektionsbehandlung

Eine als Bolus verabreichte Kortikosteroidinjektion zielt auf Entzündungsreduktion und Schmerzlinderung ab.

Kanülen-größe	Kanüle 0,6 × 25 mm (23 G × 1"), Konusfarbe: blau

Dosis	10 mg Triamcinolonacetonid, z. B. 0,25 ml Triamcinolonacetonid 40 mg/ml, plus 0,75 ml Lidocain 1%

Patientenlagerung

Der Patient sitzt auf einem Stuhl, sein Unterarm liegt in pronierter Stellung auf der Untersuchungsliege.

Palpation

Dorsal betrachtet liegt das distale Radioulnargelenk ca. 1,5 cm vom Processus styloideus ulnae (Griffelfortsatz) entfernt. Eine passive Gleitbewegung bestätigt die Lage dieses Gelenks. Markieren Sie den Mittelpunkt der Gelenklinie.

Injektionstechnik

Stechen Sie die Kanüle über der dorsalen Seite der radiokarpalen Gelenklinie ein, wenn nötig die Kanüle abgewinkelt vorschieben, um der Krümmung der Gelenkflächen Rechnung zu tragen (Abb. 7-1 und 7-2). Liegt die Kanüle in der Gelenkkapsel, können Sie die Injektion als Bolus verabreichen.

Patientenempfehlung

Raten Sie dem Patienten zur relativen Ruhigstellung des Gelenks für bis zu zwei Wochen nach der Injektion.

82 Teil II: Injektionstherapie am Bewegungsapparat – regionale Injektionstechniken

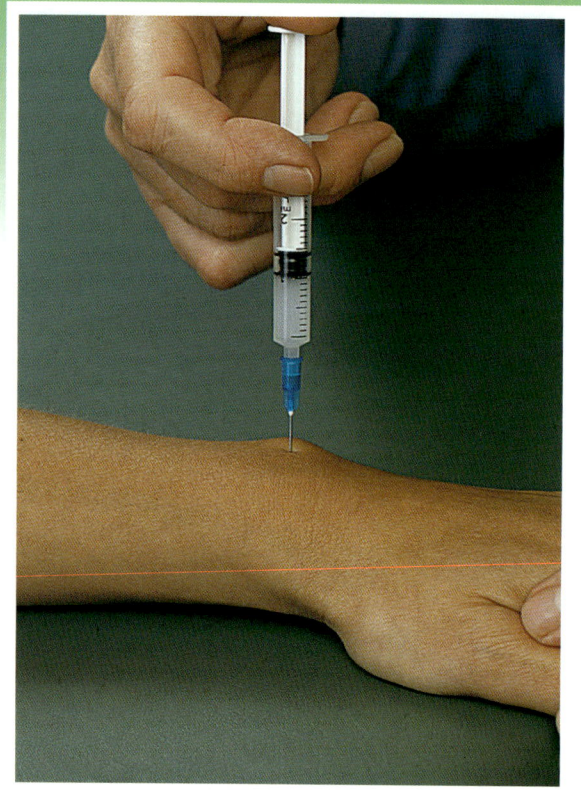

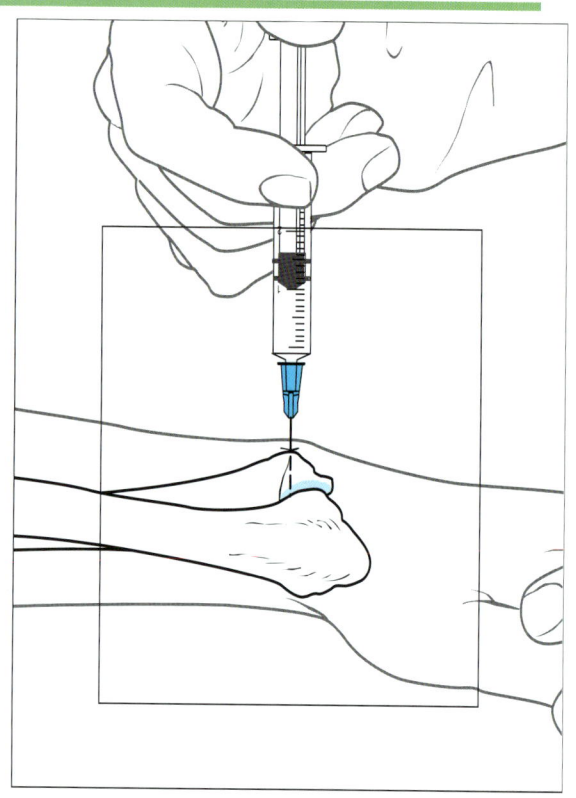

▲ Abbildung 7-1

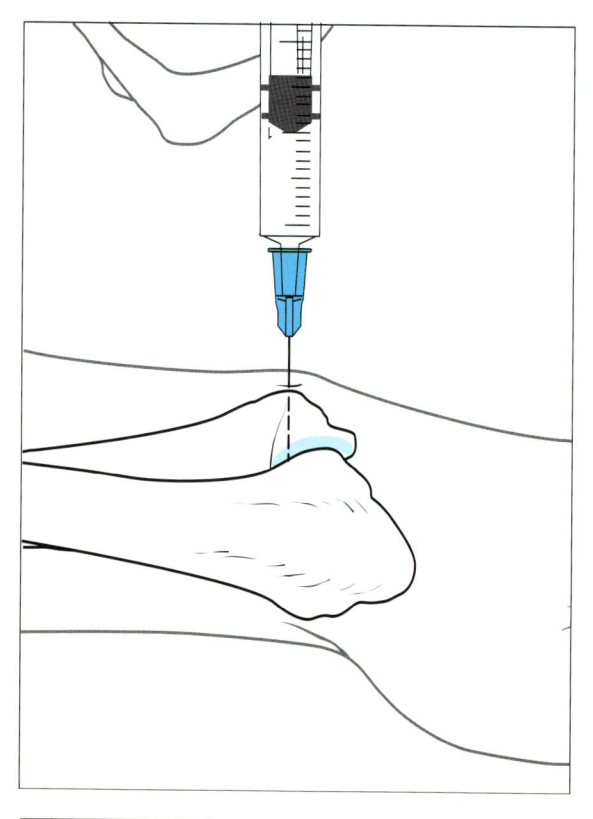

▲ Abbildung 7-2

7.2 Handgelenk

Indikation

Arthritis, an diesem Gelenk meist rheumatoide Arthritis, obschon die Symptome auch durch degenerative und traumatische Arthritiden verursacht sein können. Ist die Läsion traumatisch bedingt, sollte eine Fraktur eines der Handwurzelknochen, meist des Os scaphoideum, ausgeschlossen werden.

Symptome und Befunde

Der Patient wird mit lokal im Handgelenk empfundenen Schmerzen vorstellig. Diesen Schmerzen kann eine traumatische Vorgeschichte zugrunde liegen, oder es kann bei Vorliegen einer entzündlichen Arthritis ein anderes Gelenk betroffen sein.

Bei der körperlichen Untersuchung kann das Gelenk geschwollen sein, und am Handgelenk sind Erwärmung und eine Verdickung der Synovia spürbar. Bei der funktionellen Untersuchung nach dem Prinzip der «selektiven Spannung» zeigt sich ein Kapselmuster, wobei Flexion und Extension gleichermaßen eingeschränkt sind.

Injektionsbehandlung

Ziel der Behandlung mit einer Kortikosteroidinjektion ist die Reduktion von Entzündung und Schmerzen.

Kanülengröße	Kanüle 0,6 × 25 mm (23 G × 1"), Konusfarbe: blau

Dosis	20 mg Triamcinolonacetonid, z. B. 2 ml Triamcinolonacetonid 10 mg/ml, plus 1 ml Lidocain 1 %

Patientenlagerung

Der Patient sitzt auf einem Stuhl, der Unterarm liegt in Pronationsstellung auf dem Behandlungstisch auf.

Palpation

Palpieren Sie die radiokarpale Gelenklinie an der dorsalen Seite des Handgelenks; wählen Sie auf beiden Seiten der Sehne des M. extensor carpi radialis brevis einen Punkt aus und markieren Sie diese Punkte.

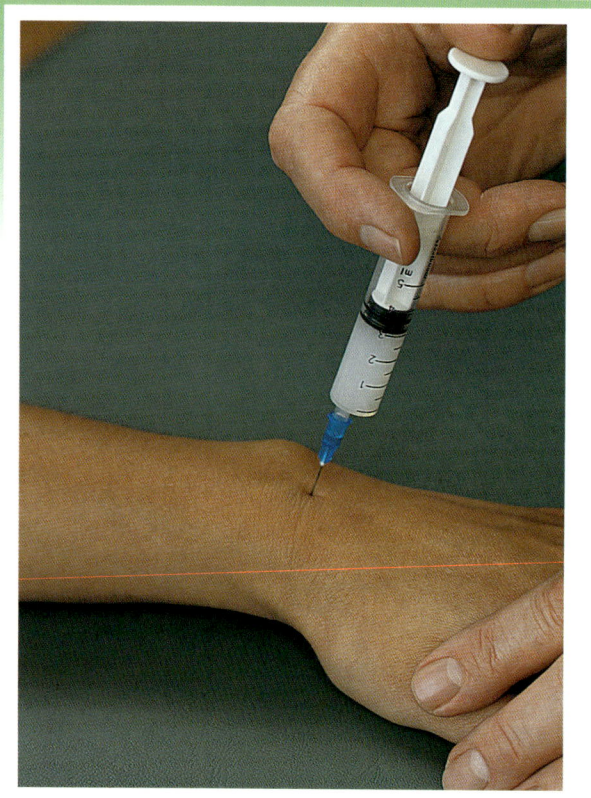

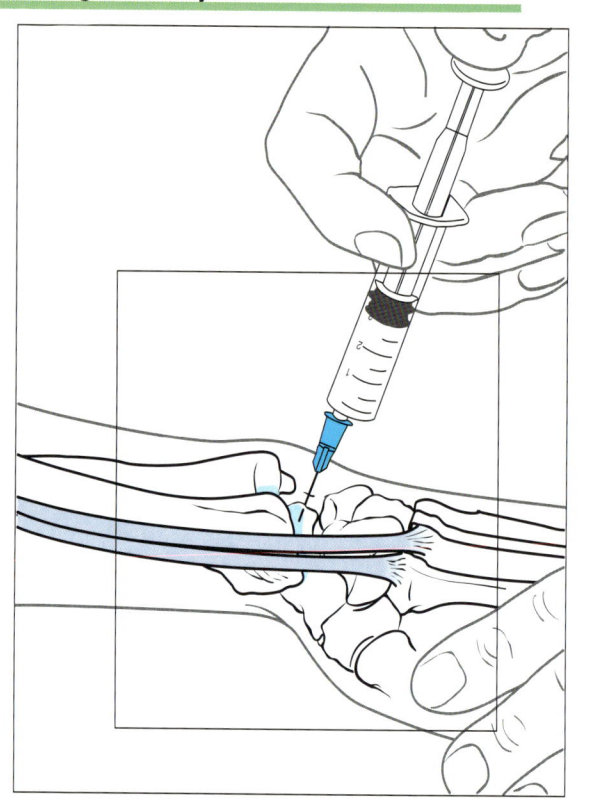

84 Teil II: Injektionstherapie am Bewegungsapparat – regionale Injektionstechniken

▲ Abbildung 7-3

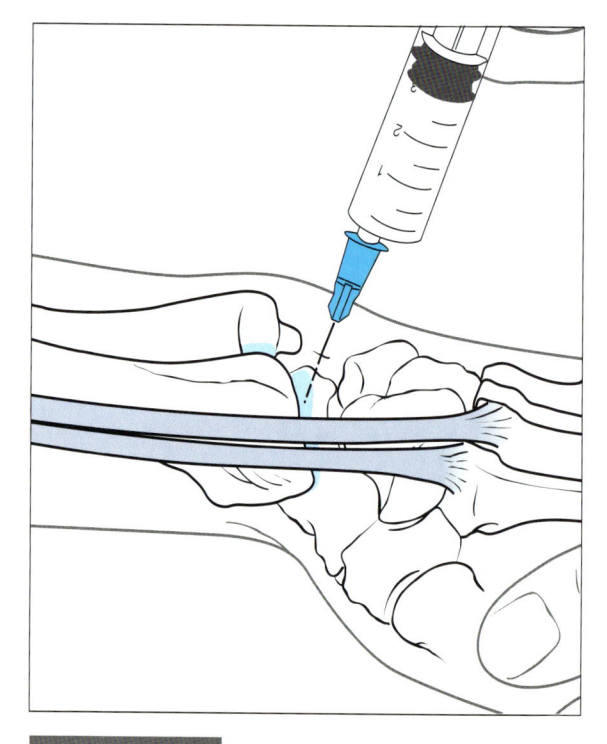

▲ Abbildung 7-4

Injektionstechnik

Stechen Sie die Kanüle unter Berücksichtigung der Krümmung der Gelenkflächen nach proximal leicht abgewinkelt in das Gelenk ein (Abb. 7-3 und 7-4). Die proximalen Handwurzelknochen bilden einen leicht konvexen und das untere Ende des Radius einen konkaven Bogen. Liegt die Kanüle in der Gelenkkapsel, können Sie die Injektion als Bolus verabreichen.

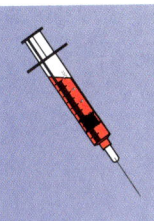

Alternative Injektionstechnik:
1. In ein von rheumatoider Arthritis befallenes Handgelenk kann die Kanüle möglicherweise nicht in die Gelenkkapsel eingebracht werden. Ertasten Sie die druckempfindlichen Bereiche um das Handgelenk und stechen Sie die Kanüle zwei- oder dreimal fächerförmig in den Bereich der synovialen Verdickung ein (jedes Mal eine neue Kanüle benutzen!). Dieses Verfahren kann für den Patienten schmerzhaft sein.
2. Palpieren Sie die radioulnare Gelenklinie und stechen Sie die Kanüle unmittelbar distal des Processus styloideus ulnae ein. Verabreichen Sie die Injektion als Bolus.

Patientenempfehlung

Der Patient sollte angehalten werden, das Gelenk für bis zu zwei Wochen nach der Injektion zu schonen. Bei starken Schmerzen kann eine Stützschiene getragen werden.

7.3 Daumensattelgelenk (Articulatio carpometacarpale I)

Indikation

Arthritis, eventuell entzündliche Arthritis; häufiger aber auch durch Überbeanspruchung bedingt, die zu traumatischer Arthritis in einem bereits degenerierten Gelenk führt.

Symptome und Befunde

Der Patient klagt über lokal an der Daumenbasis empfundene Schmerzen, die durch Aktivitäten verstärkt werden, bei denen das Gelenk komprimiert wird, z. B. beim Schreiben und Greifen. Meist sind Frauen mittleren Alters betroffen (Livengood 1992).
Bei der körperlichen Untersuchung liegt ein Kapselmuster vor, das in einer eingeschränkten Extension am ersten Karpometakarpalgelenk besteht

Injektionsbehandlung

Bei entzündlicher, degenerativer oder traumatischer Arthritis dieses Gelenks kann eine Injektion einen Behandlungserfolg bringen. Im symptomatischen degenerierten Gelenk führen physiotherapeutische Modalitäten wie die Mobilisierung und Querfriktionsmassage der Kapselbänder zu einer zufrieden stellenden symptomatischen Linderung (Cyriax & Cyriax 1983, Cyriax 1984, Kesson & Atkins 1998).

Kanülengröße	Kanüle 0,5 × 16 mm (25 G × 5/8"), Konusfarbe: orange

Dosis	10 mg Triamcinolonacetonid, z. B. 2 ml Triamcinolonacetonid 40 mg/ml, plus 0,25 ml Lidocain 1 %

Patientenlagerung

Der Patient sitzt auf einem Stuhl, der Unterarm liegt auf der Untersuchungsliege.

Palpation

Identifizieren Sie das erste Karpometakarpalgelenk (Articulatio carpometacarpale I). Fahren Sie mit Ihrem Daumen an diesem Knochen hinunter bis zu seinem proximalen Ende in der Tabatière und lokalisieren Sie die Gelenklinie. Vielleicht kann der Patient Sie bei der Identifizierung unterstützen und die Injektion erleichtern, indem er das Gelenk etwas auseinander zieht. Markieren Sie die Mitte der Gelenklinie.

Injektionstechnik

Stechen Sie die Kanüle senkrecht in das Gelenk ein. Liegt die Kanüle in der Gelenkkapsel, können Sie die Injektion als Bolus verabreichen (Abb. 7-5 und 7-6).

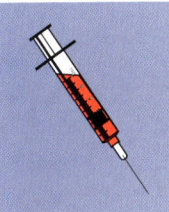

Alternative Injektionstechnik: Bringen Sie den Daumen in Extension und Adduktion. Ermitteln Sie die Gelenklinie auf der palmaren Seite durch den Daumenballen. Bringen Sie die Kanüle in das Gelenk ein, und verabreichen Sie die Injektion als Bolus. Ein solches Vorgehen kann hilfreich sein, wenn die Symptome schon seit langem bestehen und bereits ein Schwund der Thenarmuskulatur erkennbar ist.

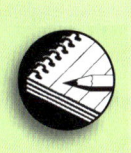

Praxistipp: Osteophyten im Bereich des degenerierten Gelenks können die Injektion über die oben beschriebenen Zugänge behindern. Vorsichtiges Auseinanderziehen des Gelenks erleichtert das Einführen der Kanüle in den Gelenkraum.

Patientenempfehlung

Raten Sie dem Patienten zur relativen Ruhigstellung des Gelenks und zur Vermeidung verschlimmernder Faktoren für bis zu zwei Wochen nach der Injektion.

88 Teil II: Injektionstherapie am Bewegungsapparat – regionale Injektionstechniken

▶ **Abbildung 7-5**

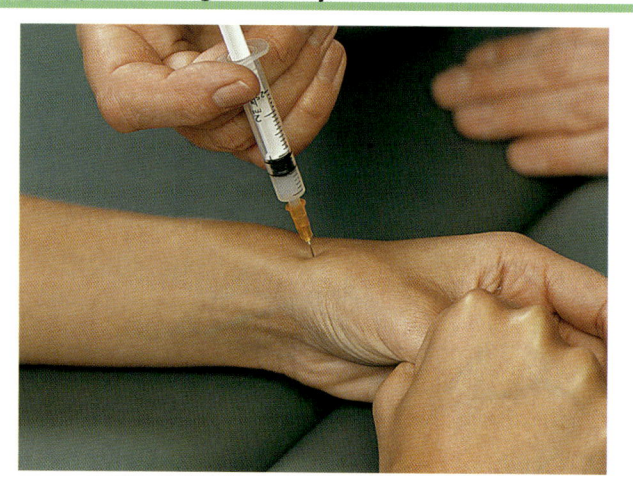

▶ **Abbildung 7-6**

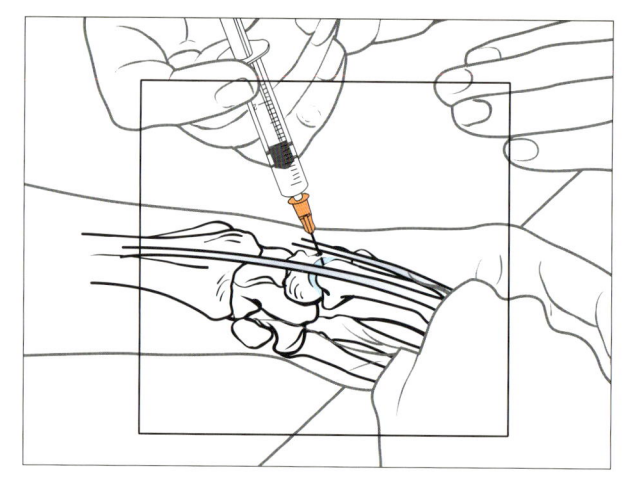

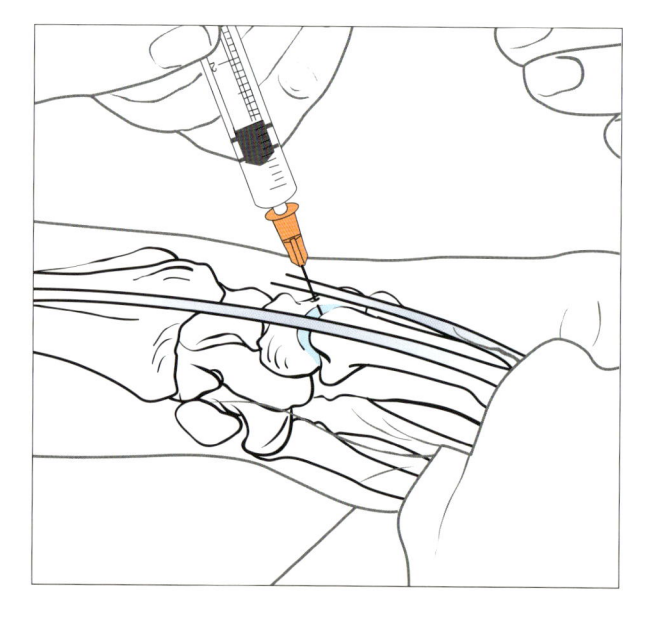

7.4 Metakarpophalangeal- und Interphalangealgelenke

Indikation

Degenerative, entzündliche oder traumatische **Arthritiden**.

Symptome und Befunde

Der Patient kann die Schmerzen im betroffenen Gelenk bzw. in den betroffenen Gelenken genau lokalisieren.

Bei der körperlichen Untersuchung bestätigt die Bewegungseinschränkung mit Kapselmuster die Diagnose. Bei den Metakarpophalangealgelenken ist das Kapselmuster die Einschränkung der Radialdeviation und Extension, während die Interphalangealgelenke eine gleichermaßen eingeschränkte Flexion und Extension aufweisen.

Injektionsbehandlung

Die Kortikosteroidinjektion zielt auf Entzündungsreduktion und effektive Schmerzlinderung.

Kanülengröße	Kanüle 0,5 × 16 mm (25 G × 5/8"), Konusfarbe: orange

Dosis	5 bis 10 mg Triamcinolonacetonid, z. B. 0,25 ml Triamcinolonacetonid 40 mg/ml, plus 0,25 ml Lidocain 1 %

Patientenlagerung

Der Patient sitzt auf einem Stuhl; seine Hand liegt bequem auf dem Untersuchungstisch.

Palpation

Lokalisieren Sie das symptomatische Gelenk durch Palpation und identifizieren Sie die Gelenklinie. Markieren Sie einen Punkt auf der dorsolateralen Seite der Gelenklinie.

Injektionstechnik

Stechen Sie die Kanüle von dorsolateral in das betroffene Gelenk ein, vermeiden Sie dabei die Dorsalaponeurose (Abb. 7-7, 7-8, 7-9 und 7-10). Liegt die Kanüle in der Gelenkkapsel, können Sie die Injektion als Bolus verabreichen.

Patientenempfehlung

Empfehlen Sie dem Patienten die relative Ruhigstellung des Gelenks für bis zu zwei Wochen nach der Injektion an.

ни **90** Teil II: Injektionstherapie am Bewegungsapparat – regionale Injektionstechniken

▶ **Abbildung 7-7**

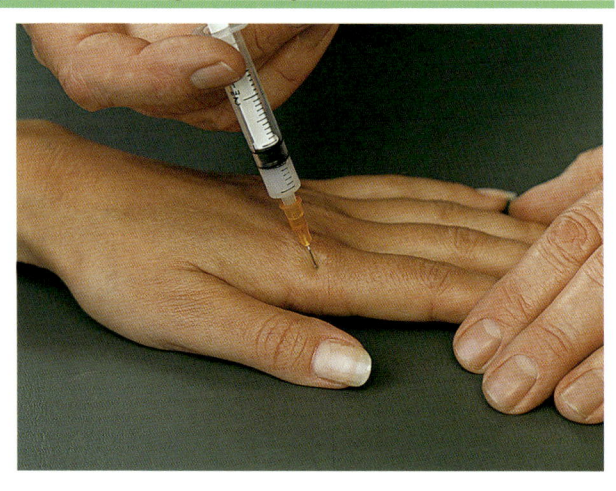

▶ **Abbildung 7-8**

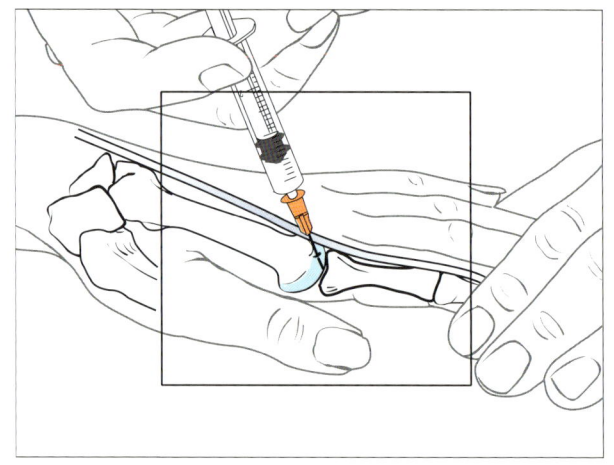

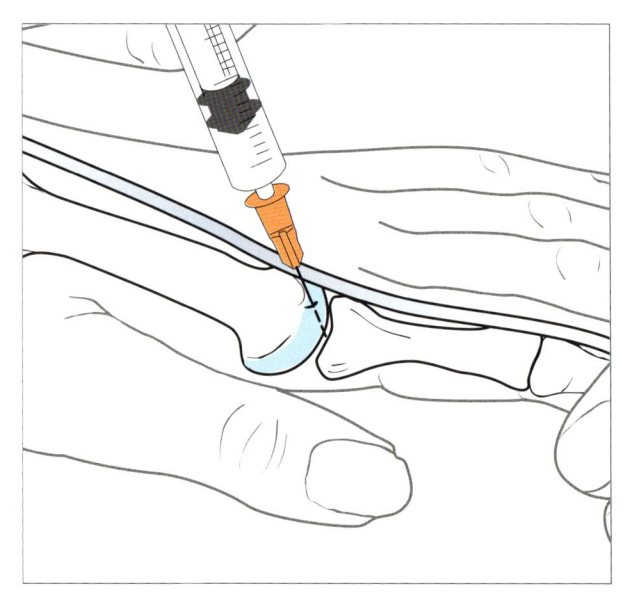

7. Handgelenk und Hand 91

▶ Abbildung 7-9

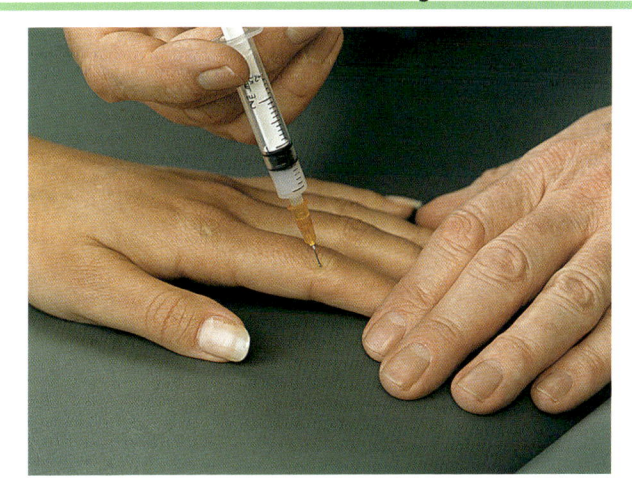

▶ Abbildung 7-10

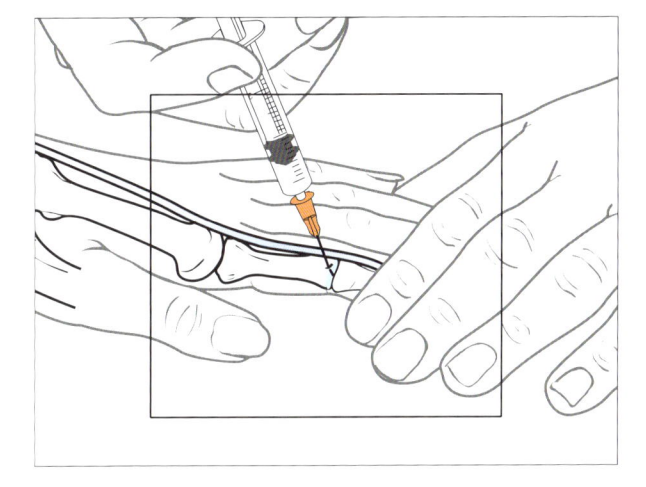

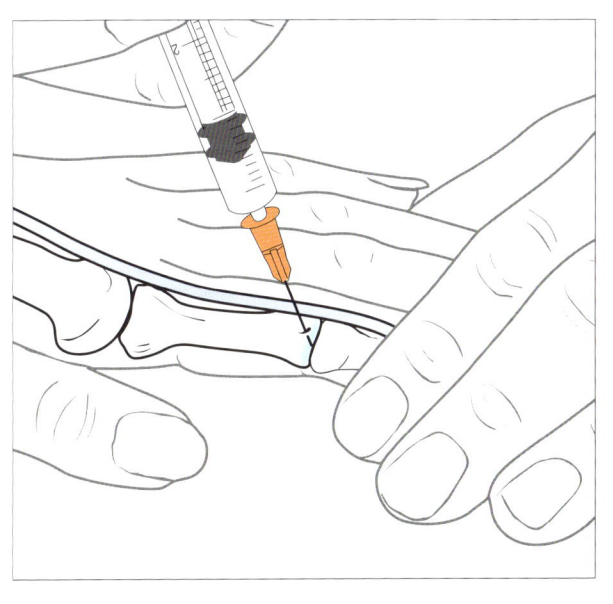

7.5 Lig. collaterale carpi ulnare und Lig. collaterale carpi radiale

Indikation

Bänderzerrung infolge eines einmaligen traumatischen Ereignisses oder durch Überbeanspruchung bedingte wiederholte Mikrotraumen.

Symptome und Befunde

Der Patient klagt über Schmerzen, die sich gut auf die lateralen bzw. medialen Bereiche des Handgelenks eingrenzen lassen.

Bei der körperlichen Untersuchung zeigt sich ein nichtkapsuläres Muster: Bei einer Zerrung des Lig. collaterale carpi radiale fällt der Test der passiven Ulnardeviation positiv aus, bei einer Zerrung des Lig. collaterale carpi ulnare ist der Test der passiven Radialdeviation positiv.

Injektionsbehandlung

Eine Kortikosteroidinjektion kann eine Heilung bewirken; alternativ können auch physiotherapeutische Verfahren, darunter Mobilisierung durch Querfriktionsmassage, angewendet werden.

Kanülengröße	Kanüle 0,5 × 16 mm (25 G × 5/8"), Konusfarbe: orange

Dosis	10 mg Triamcinolonacetonid, z. B. 0,25 ml Triamcinolonacetonid 40 mg/ml, plus 0,25 ml Lidocain 1 %

Patientenlagerung

Der Patient sollte bequem sitzen, die Hand liegt auf der Untersuchungsliege.

Palpation

Ertasten Sie den druckempfindlichen Bereich über dem Kollateralband und markieren Sie diesen Punkt.

Injektionstechnik

Stechen Sie die Kanüle senkrecht zum Lig. collaterale ein (Abb. 7-11, 7-12, 7-13 und 7-14) und verabreichen Sie die Injektion fächerförmig in den betroffenen Bereich.

Patientenempfehlung

Empfehlen Sie dem Patienten die relative Ruhigstellung des Gelenks für bis zu zwei Wochen nach der Injektion.

7. Handgelenk und Hand

▶ Abbildung 7-11

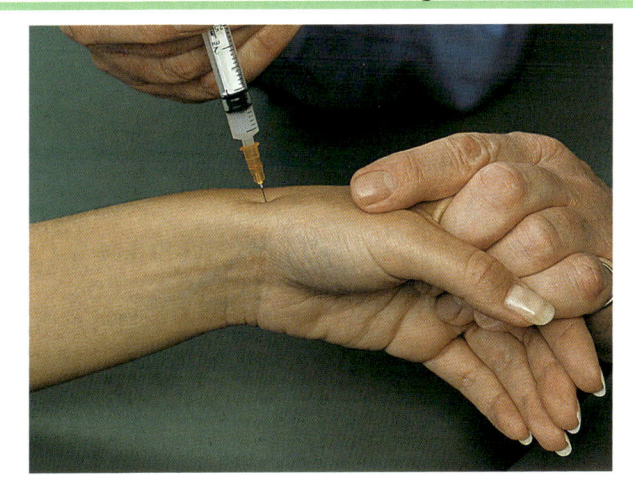

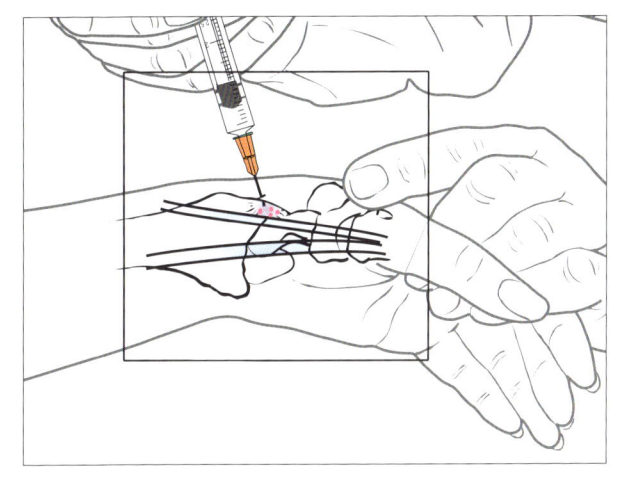

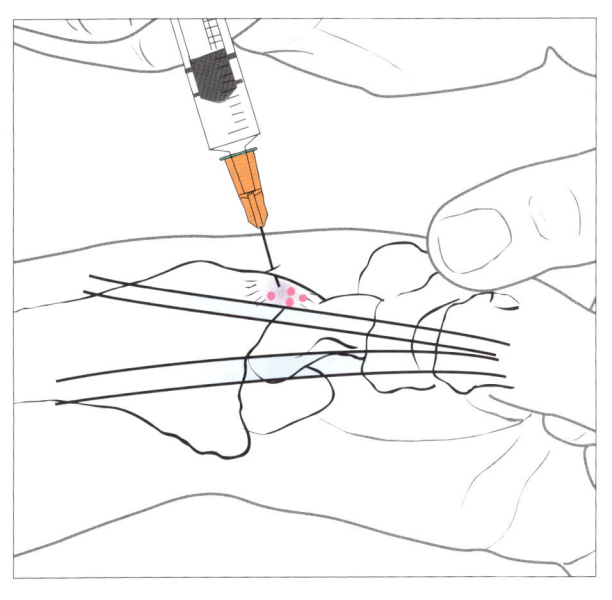

▶ Abbildung 7-12

Teil II: Injektionstherapie am Bewegungsapparat – regionale Injektionstechniken

▶ Abbildung 7-13

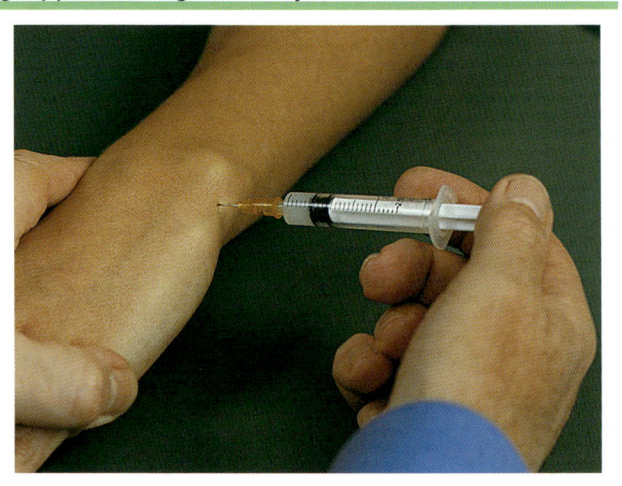

▶ Abbildung 7-14

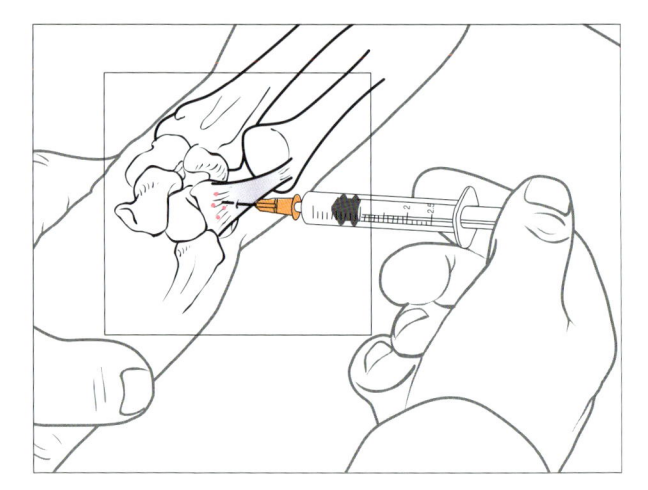

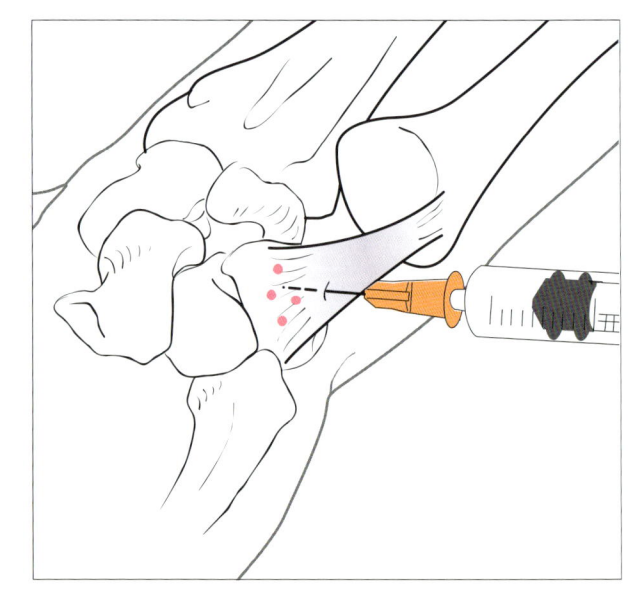

7.6 Karpaltunnel

Indikation

Kompression des N. medianus (Mittelhandnerv) im Karpaltunnel. Der N. medianus verläuft durch einen faserig-knöchernen Tunnel, der durch das darüber gespannte Retinaculum flexorum (oder Lig. carpi transversum) und die darunter liegenden Handwurzelknochen gebildet wird. Dieser enge Raum beherbergt neben dem N. medianus auch die oberflächlichen und tiefen Sehnen der Fingerbeugemuskulatur und Gefäße. Jede Verkleinerung dieses Raumes ruft eine Kompression des N. medianus und die entsprechenden Symptome hervor (siehe unten). Ursache dieser Beschwerden können intrinsische Faktoren wie Entzündung und Schwellung oder extrinsische Faktoren wie Trauma oder dauerhafte Belastung im Rahmen beruflicher und Freizeitaktivitäten sein. Das Syndrom tritt häufiger bei Frauen zwischen 40 und 60 Jahren auf (Norris 1993, Kumar & Clark 1994) und kann auch mit Diabetes, Myxödem, Schwangerschaft und rheumatoider Arthritis assoziiert sein. In fortgeschrittenen Fällen kann sich eine Schwäche der Thenarmuskeln, vor allem des M. abductor pollicis brevis, entwickeln, die dazu führt, dass der erste Mittelhandknochen in dieselbe Ebene zurückfällt wie die übrigen Mittelhandknochen.

Symptome und Befunde

Im Allgemeinen wird die Diagnose durch die Anamnese erhärtet. Der Patient klagt über stechende oder brennende Schmerzen mit Kribbel- oder Taubheitsgefühl in den Fingerspitzen. Parästhesien auf der palmaren Seite der dreieinhalb radialen Finger werden ebenfalls angegeben. Smith & Wernick (1994) berichteten, dass 70 % der Patienten über ein nächtliches Taubheitsgefühl und 40 % über Schmerzen klagen, die proximal in den unteren Unterarm ausstrahlen; gleichzeitig treten Parästhesien in den Fingern auf. Der Patient wacht nachts infolge der Symptome auf und kann sich durch Ausschütteln oder Reiben der Hände Erleichterung verschaffen (Cailliet 1990).

Bei der körperlichen Untersuchung fällt mitunter eine Atrophie der Daumenballenmuskulatur auf, in fortgeschrittenen Fällen auch Muskelschwäche. Traditionell werden das Hoffmann-Tinel-Zeichen (Klopfen über dem Retinaculum flexorum) und der Phalen-Test (Ausübung von nachhaltigem Druck auf den N. medianus durch den Palmarflexionstest) angewendet, um die berichteten Parästhesien abzuklären und die Diagnose Karpaltunnelsyndrom zu stellen (Hoppenfeld 1976, Otto & Wehbé 1986, Cailliet 1990, Vargas Busquets 1994). Falsch-positive und falsch-negative Ergebnisse sind allerdings keine Seltenheit.

Injektionsbehandlung

Eine Kortikosteroidinjektion in den Karpaltunnel kann die mit der Nervenkompression assoziierte Entzündung und Schwellung reduzieren oder die Symptome beseitigen. Patienten mit fortgeschrittener Erkrankung (Muskelschwäche und -atrophie) sollten an einen Chirurgen überwiesen werden.

Kanülengröße	Kanüle 0,6 × 25 mm (23 G × 1") oder 0,6 × 30 mm (23 G × 11/4"), Konusfarbe: blau

Dosis	20 mg Triamcinolonacetonid, z. B. 0,5 ml Triamcinolonacetonid 40 mg/ml

Die Injektion ist für den Patienten nicht besonders schmerzhaft; empfohlen wird eine geringe Menge eines Kortikosteroids in konzentrierter Lösung. Der Zusatz eines Lokalanästhetikums ist in diesem Fall nicht erforderlich und würde die Injektionsmenge nur unnötig erhöhen.

Patientenlagerung

Der Patient sitzt auf einem Stuhl, das Handgelenk liegt in Extensions- und der Unterarm in Supinationsstellung auf der Untersuchungsliege.

Palpation

Achten Sie auf die drei Hautfalten, die im Allgemeinen auf der palmaren Seite des unteren Unterarms sichtbar sind, und auf die Position des M. palmaris longus, der die ungefähre Lage des darunter liegenden N. medianus angibt.

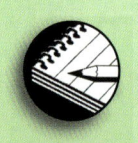

Praxistipp: Wenn der M. palmaris longus fehlt, bitten Sie den Patienten, Daumen und kleinen Finger zusammenzuführen. Die dabei entstehende Falte in der Mitte zwischen Thenar- und Hypothenarmuskel zeigt Ihnen die ungefähre Lage des N. medianus im Karpaltunnel an.

Markieren Sie einen Punkt zwischen der mittleren und der distalen Handgelenkfalte in Richtung der ulnaren Seite der Palmaris-longus-Sehne (oder, wie oben beschrieben, der Mittelfalte).

Injektionstechnik

Stechen Sie die Kanüle zwischen der mittleren und der distalen Handgelenkfalte in Richtung der ulnaren Seite der Palmaris-longus-Sehne ein. Dadurch wird sichergestellt, dass Sie nicht den N. medianus treffen (Abb. 7-15). Führen Sie die Kanüle schräg ein – etwa parallel zur Richtung der Beugesehnen im Karpaltunnel. Schieben Sie die Kanüle zwischen die Beugesehnen vor, bis Sie das Gefühl haben, dass sie oberhalb der distalen Handgelenkfalte und damit innerhalb des Karpaltunnels liegt (Abb. 7-16). Verabreichen Sie die Injektion als Bolus.

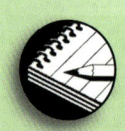

Praxistipp: Halten Sie die Spritze locker, damit die Kanüle parallel zu den Sehnen in den Karpaltunnel gleiten kann. Wenn Sie die Kanüle in Position bringen, fragen Sie nach, ob der Patient ein Taubheitsgefühl verspürt, um eine Injektion in den Nerv selbst zu vermeiden.

7. Handgelenk und Hand 97

▶ Abbildung 7-15

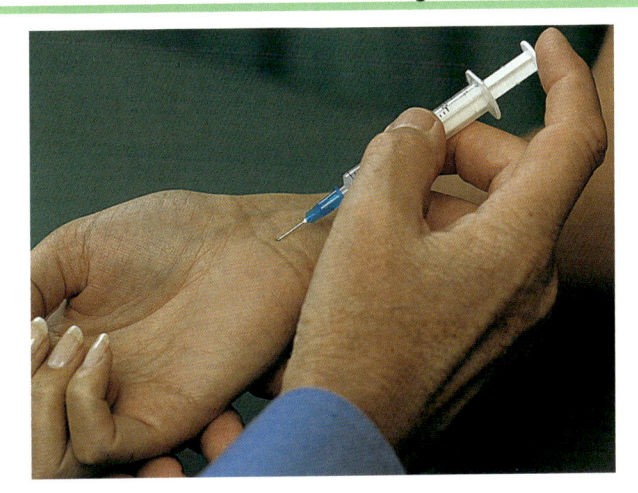

▶ Abbildung 7-16

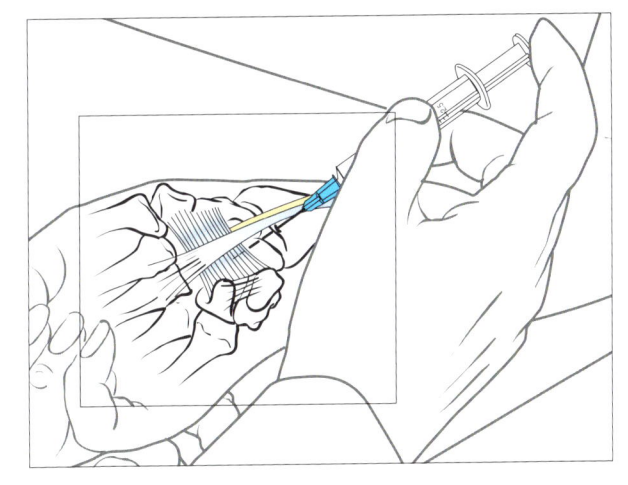

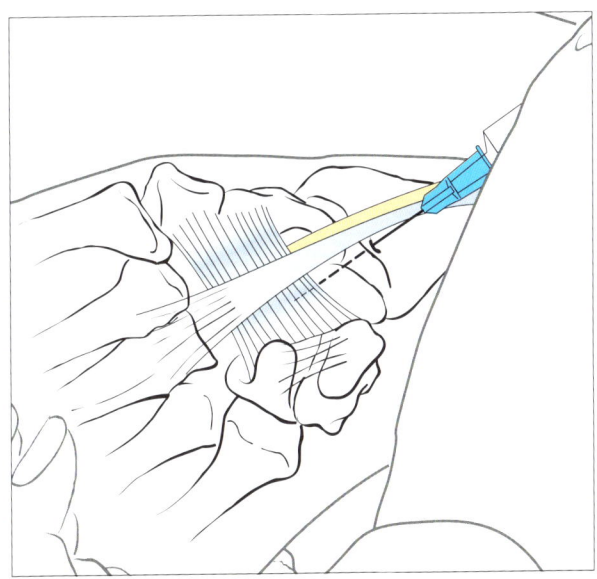

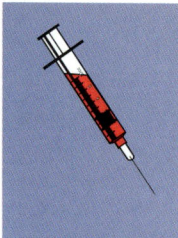

Alternative Injektionstechnik:
1. Der Patient sitzt auf einem Stuhl; der Unterarm befindet sich in Supinationsstellung. Stechen Sie die Kanüle ca. 13 mm distal der distalen Handgelenkfalte ein; zielen Sie dabei nach kaudal und in Richtung Handgelenk. Wenn das Retinaculum flexorum durchstochen ist, verabreichen Sie die Injektion im Bolus.
2. Der Patient sitzt auf einem Stuhl; bringen Sie das Handgelenk in Extensions-, den Unterarm in Supinationsstellung. Stechen Sie die Kanüle proximal der distalen Handgelenkfalte unmittelbar in Richtung der radialen Seite des M. palmaris longus ein (bei fehlendem M. palmaris longus siehe oben). Schieben Sie die Kanüle zwischen die Beugesehnen vor, bis Sie das Gefühl haben, dass sie im Karpaltunnel liegt (Abb. 7–16). Verabreichen Sie die Injektion als Bolus.

Patientenempfehlung

Es ist äußerst wichtig, die Ursache dieser Läsion zu ermitteln und die auslösenden Faktoren zu beseitigen, um ein Rezidiv zu verhindern. Der Patient sollte zur relativen Ruhigstellung des Gelenks und zur Vermeidung aller verstärkenden Faktoren für bis zu zwei Wochen nach der Injektion angehalten werden. Auch eine Handgelenkschiene kann sich als nützlich erweisen.

Das Karpaltunnelsyndrom kann auch Teil eines umfassenderen Beschwerdebildes sein. Deshalb kann es erforderlich sein, andere durch die Halswirbelsäule und durch Gegenspannungen im Nervensystem (Pathoneurodynamik) bedingte Ursachen auszuschließen.

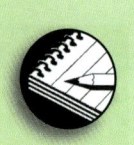

Cave! Zur Behandlung des Karpaltunnelsyndroms in der Schwangerschaft ist die Kortikosteroidinjektion nicht zu empfehlen.

7.7 Schnellender Finger

Indikation

Phänomen des «Schnappens» oder «Hervorschnellens» einer Beugesehne in der Sehnenscheide. Die oberflächlichen und tiefen Beugesehnen verlaufen durch einen Sehnengleitkanal, der von den Fingerknochen, ihren Gelenken und den Fingersehnenscheiden gebildet wird. In der Mitte zwischen Fingergrund- und Fingermittelglied befindet sich eine stärkere Verdickung aus Querfasern, das sog. Ringband (Williams et al. 1989). Diese Ringbänder verhindern, dass sich die Sehnen wie beim Spannen eines Bogens vom Finger abheben, und stärken die Gleitfähigkeit der Sehnen. Einer maximalen Anspannung sind die Beugesehnen auf der Höhe des Ringbandes am Metakarpophalangealgelenk ausgesetzt, und bei länger bestehenden Beschwerden bilden sich Sehnenknötchen (Otto & Wehbé 1986, Lloyd Davies 1998).

Symptome und Befunde

Der Patient klagt über ein lokalisiertes schmerzhaftes Schnappgefühl, wenn die Beugesehne beim Beugen des Fingers in einem verdickten Bereich der Sehnenscheide hängen bleibt und durch forciertes Strecken plötzlich befreit wird (Smith & Wernick 1994, Murphy et al. 1995).

Bei der körperlichen Untersuchung kann der Befund durchaus unauffällig sein, meist aber lässt sich eine Verdickung der Sehne erkennen oder ein Sehnenknötchen tasten.

Injektionsbehandlung

Eine Kortikosteroidinjektion kann kurativ wirken und zielt auf die Wiederherstellung einer schmerzfreien, reibungslosen Bewegung des Fingers (Anderson & Kaye 1991, Lambert et al. 1992, Murphy et al. 1995, Speed 2001).

Kanülengröße	Kanüle 0,5 × 16 mm (25 G × 5/8"), Konusfarbe: orange

Dosis	10 mg Triamcinolonacetonid, z. B. 0,25 ml Triamcinolonacetonid 40 mg/ml, plus 0,25 ml Lidocain 1 %

Patientenlagerung

Der Patient sitzt auf einem Stuhl; die Hand liegt auf der Untersuchungsliege.

Palpation

Tasten Sie den symptomatischen Finger nach schmerzhaftem Bereich und Verdickung ab, und markieren Sie den Mittelpunkt dieses Bereichs.

Injektionstechnik

Stechen Sie die Kanüle auf der palmaren Seite in das verdickte Knötchen der betroffenen Sehne (Abb. 7-17 und 7-18) in einem Winkel von ca. 45° distal oder proximal mit der schräg angeschliffenen Kanülenspitze parallel zur Sehne ein. Vermeiden Sie eine Injektion in die Sehne selbst, indem Sie die Kanüle leicht von der Sehne zurückziehen, bis der Widerstand spürbar nachlässt, und verabreichen Sie die Injektion an der Einstichstelle fächerförmig.

Patientenempfehlung

Halten Sie den Patienten zur relativen Ruhigstellung des Gelenks für bis zu zwei Wochen nach der Injektion an.

7. Handgelenk und Hand | **101**

▶ **Abbildung 7-17**

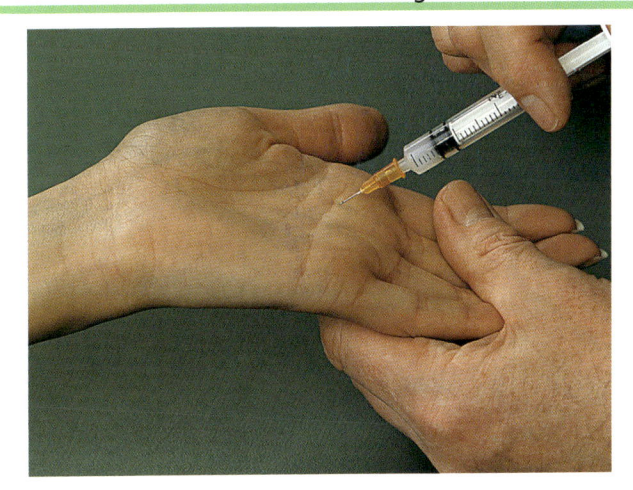

▶ **Abbildung 7-18**

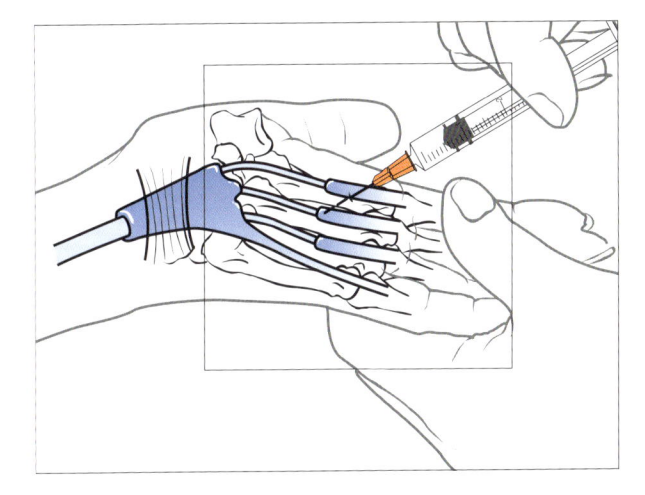

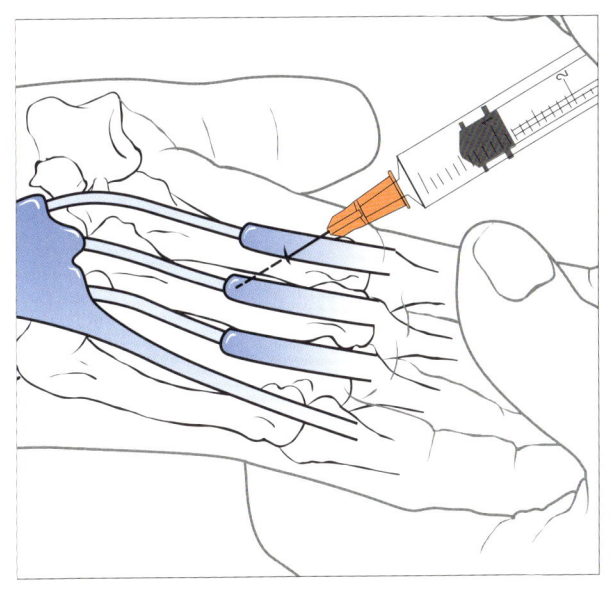

7.8 Tendovaginitis stenosans de Quervain

Indikation

Tendovaginitis infolge einer Entzündung der gemeinsamen Sehnenscheide der Sehnen des M. abductor pollicis longus und des M. extensor pollicis brevis im ersten Strecksehnenfach am Handgelenk. Eine Verdickung und Vernarbung der Sehnenscheide kann die Erkrankung komplizieren, und gelegentlich kann auch ein Ganglion mit der chronischen Erkrankung assoziiert sein (Tan et al. 1994, Klug 1995).

Symptome und Befunde

Auslöser der Erkrankung kann eine traumatische Verletzung sein. Häufiger aber führt eine Überlastung zu allmählich einsetzenden Schmerzen auf der radialen Handgelenkseite. Bei der Palpation lässt sich über dem Processus styloideus radii ein druckschmerzhafter Bereich aufspüren. Bei der Bewegung des Daumens kann auch ein knirschendes Geräusch zu hören sein.

Bei der körperlichen Untersuchung ist über den Sehnen zuweilen ein lokal begrenzter verdickter Bereich erkennbar. Die Symptome lassen sich durch Abduktion und Extension des Daumens gegen Widerstand reproduzieren. Auch passive Bewegungen können schmerzhaft sein, da die Sehnen durch die verdickte, entzündete Sehnenscheide laufen. Der Finkelstein-Test (Daumen in der Hohlhand bei ellenwärts gerichteter Bewegung erhöhen die Achsabweichung der Sehne) provoziert den Schmerz und gilt für die Tendovaginitis stenosans de Quervain als pathognomonisch (Otto & Wehbé 1986, Shea et al. 1991, Livengood 1992, Elliott 1992, Rettig 1994).

Injektionsbehandlung

Eine Kortikosteroidinjektion soll Entzündung, Schwellung und Schmerzen lindern. Spricht der Patient nicht auf die Injektionsbehandlung an, können physiotherapeutische Maßnahmen erwogen werden. Gegebenenfalls muss ein Chirurg hinzugezogen werden.

Kanülengröße	Kanüle 0,5 × 16 mm (25 G × 5/8″), Konusfarbe: orange

Dosis	10 mg Triamcinolonacetonid, z. B. 0,25 ml Triamcinolonacetonid 40 mg/ml, plus 0,75 ml Lidocain 1 %

Patientenlagerung

Der Patient sitzt auf einem Stuhl; seine Hand liegt auf der Untersuchungsliege. Halten Sie seinen Daumen gebeugt; das Handgelenk ist ellenwärts gerichtet und leicht extendiert.

Palpation

Lokalisieren Sie die dreieckige «Lücke» zwischen den Sehnen des M. abductor pollicis longus und des M. extensor pollicis brevis an der Basis des ersten Metakarpalgelenks und markieren Sie diesen Punkt.

Injektionstechnik

Stechen Sie die Kanüle zwischen und parallel zu den beiden Sehnen ein und verabreichen Sie die Injektion als Bolus in die gemeinsame Sehnenscheide (Abb. 7-19 und 7-20).

Patientenempfehlung

Empfehlen Sie dem Patienten die relative Ruhigstellung des Gelenks für bis zu zwei Wochen nach der Injektion. Da die Beschwerden auf Überbeanspruchung zurückzuführen sind, sollten die auslösenden Faktoren beseitigt werden, um ein Rezidiv zu vermeiden.

104 Teil II: Injektionstherapie am Bewegungsapparat – regionale Injektionstechniken

▶ **Abbildung 7-19**

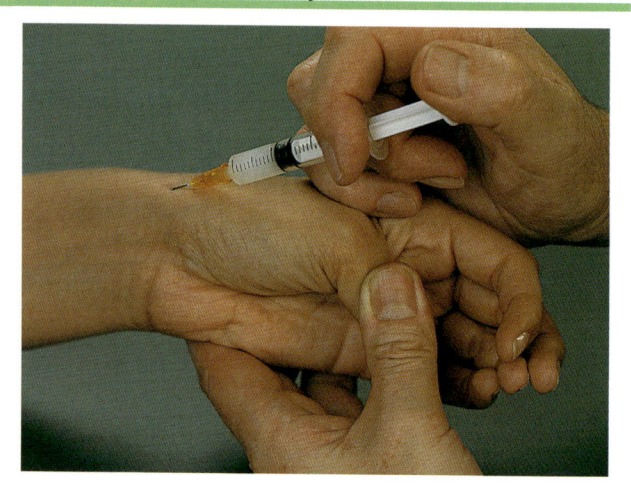

▶ **Abbildung 7-20**

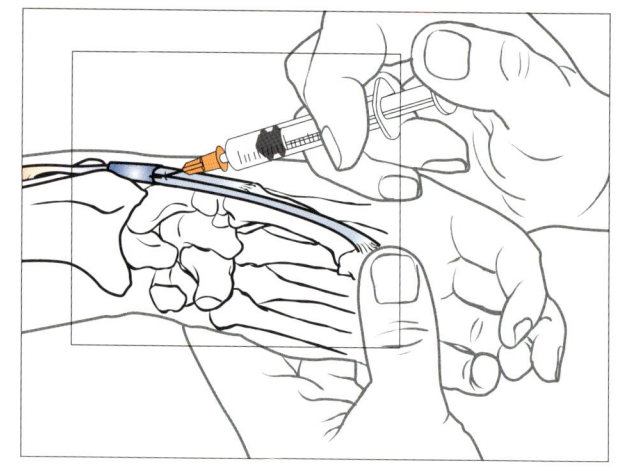

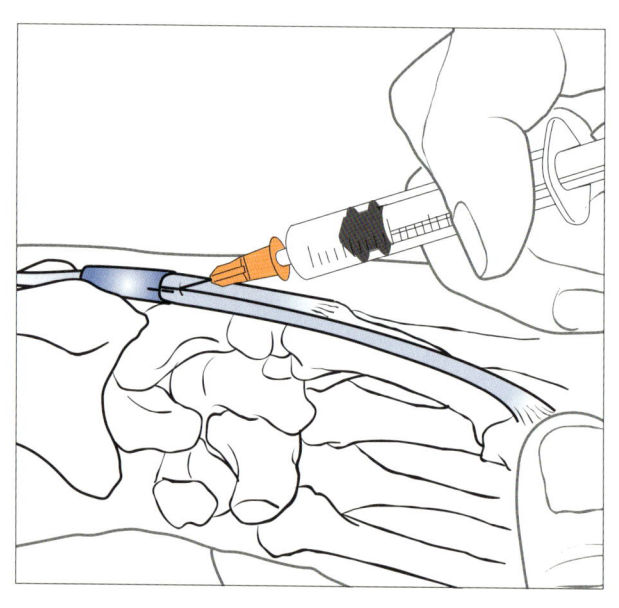

7.9 Läsionen der Streck- und Beugesehnen

Indikation

Tendovaginitis oder Tendinitis. Von einer Tendovaginitis können die Sehnen betroffen sein, die – durch ihre Synovialscheiden geschützt – das Handgelenk und die Hand kreuzen. Zu einer Tendinitis kann es am Sehnen-Knochen-Übergang kommen, d. h. dem Ansatzpunkt der Sehne am Knochen.

Symptome und Befunde

Meist handelt es sich um überlastungsbedingte Läsionen. Der Patient klagt über allmählich einsetzende, gut lokalisierbare Schmerzen.

Bei der körperlichen Untersuchung fällt der für die betroffene Sehne geeignete Widerstandstest positiv aus. Im Falle einer Tendovaginitis kann auch die entgegengesetzte passive Bewegung schmerzhaft sein, wenn die Sehne durch ihre entzündete Sehnenscheide gedrückt bzw. gezogen wird.

Injektionsbehandlung

Die Injektion einer Kortikosteroidlösung zielt auf Entzündungsreduktion und Schmerzlinderung.

Kanülengröße	Kanüle 0,5 × 16 mm (25 G × 5/8"), Konusfarbe: orange

Dosis	10 mg Triamcinolonacetonid, z. B. 0,25 ml Triamcinolonacetonid 40 mg/ml, plus 0,75 ml Lidocain 1 %

Patientenlagerung

Der Patient sitzt auf einem Stuhl; die Hand liegt auf der Untersuchungsliege.

Palpation

Lokalisieren Sie den druckschmerzhaften Bereich, und markieren Sie seinen Mittelpunkt.

Injektionstechnik

Verabreichen Sie die Injektion am Sehnen-Knochen-Übergang fächerförmig an der Einstichstelle. Zur Behandlung einer Tendovaginitis wird die Injektion zwischen Sehne und Sehnenscheide als Bolus gegeben.

Sehnen des M. extensor carpi radialis longus und brevis

Die Schmerzen lassen sich durch Extension und Radialdeviation des Handgelenks gegen Widerstand auslösen. Die Sehne des M. extensor carpi radialis longus setzt an der radialen Seite der Basis des zweiten Mittelhandknochens und die Sehne des M. extensor carpi radialis brevis an der des dritten Mittelhandknochens an. Am Sehnen-Knochen-Übergang kann die Injektion fächerförmig verabreicht werden (Abb. 7-21 und 7-22). Im seltenen Fall einer Erkrankung der gemeinsamen Sehnenscheide dieser Sehnen wird die Injektion zwischen Sehne und Sehnenscheide als Bolus verabreicht.

7. Handgelenk und Hand **107**

▶ Abbildung 7-21

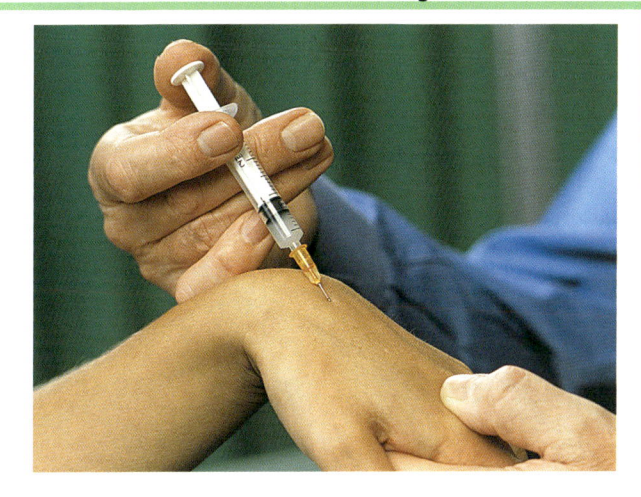

▶ Abbildung 7-22

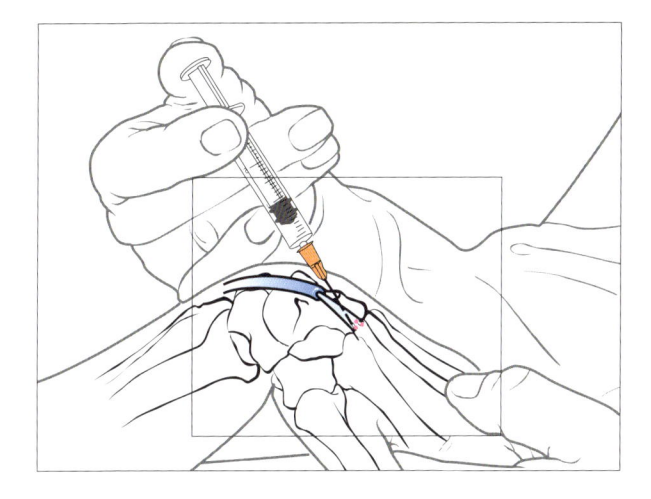

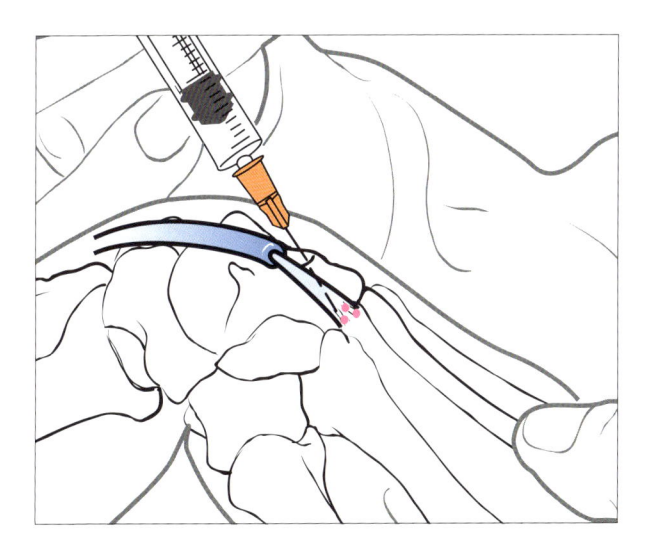

Sehnen des M. extensor carpi ulnaris

Die Schmerzen lassen sich durch Extension und Ulnardeviation des Handgelenks gegen Widerstand auslösen. Die Sehne setzt an der Basis des fünften Mittelhandknochens an, wo die Injektion fächerförmig an der Einstichstelle verabreicht werden kann. Liegt an der Stelle, wo die Sehne das Handgelenk kreuzt, oder in der Furche zwischen Caput ulnae und Processus styloideus ulnae eine Tendovaginitis vor, wird mittels Bolustechnik zwischen Sehne und Sehnenscheide injiziert (Abb. 7-23 und 7-24).

7. Handgelenk und Hand **109**

▶ Abbildung 7-23

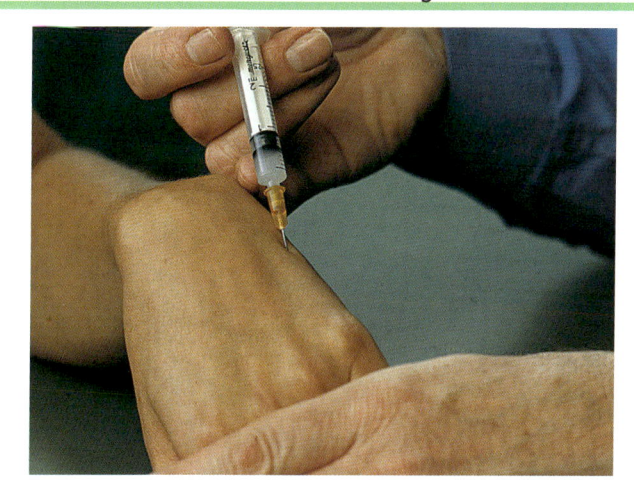

▶ Abbildung 7-24

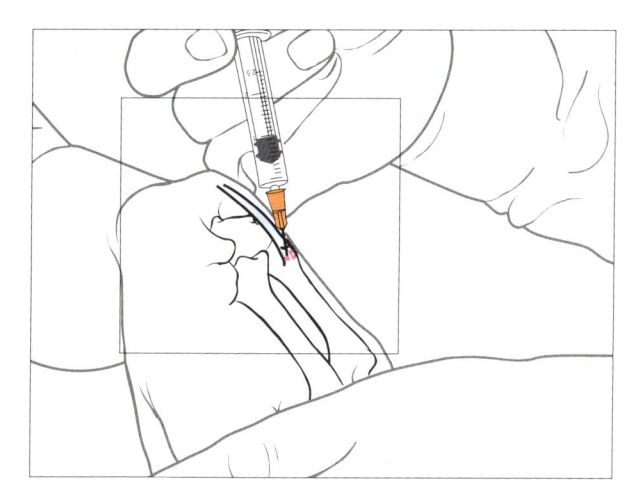

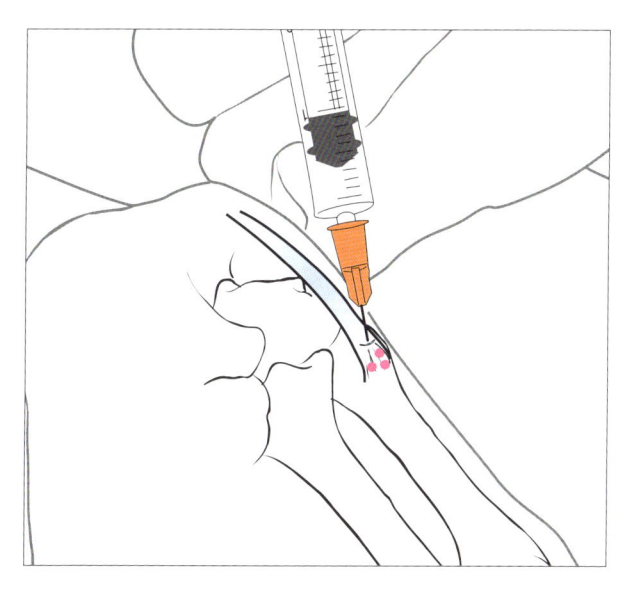

Sehnen des M. flexor carpi ulnaris

Die Schmerzen lassen sich durch Flexion und Deviation des Handgelenks nach ulnar gegen Widerstand auslösen. Die Sehne kann am Sehnen-Knochen-Übergang entweder proximal oder distal des Os pisiforme betroffen sein. Die Injektion wird in den durch Palpation identifizierten druckschmerzhaften Bereich fächerförmig an der Einstichstelle verabreicht (Abb. 7-25 und 7-26).

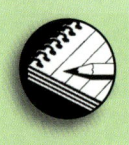

Praxistipp: Die A. ulnaris und der N. ulnaris verlaufen in der Hand lateral des Os pisiforme.

7. Handgelenk und Hand   111

▶ Abbildung 7-25

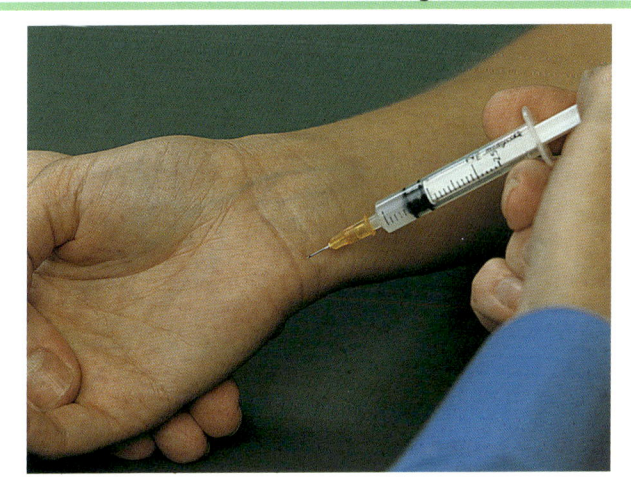

▶ Abbildung 7-26

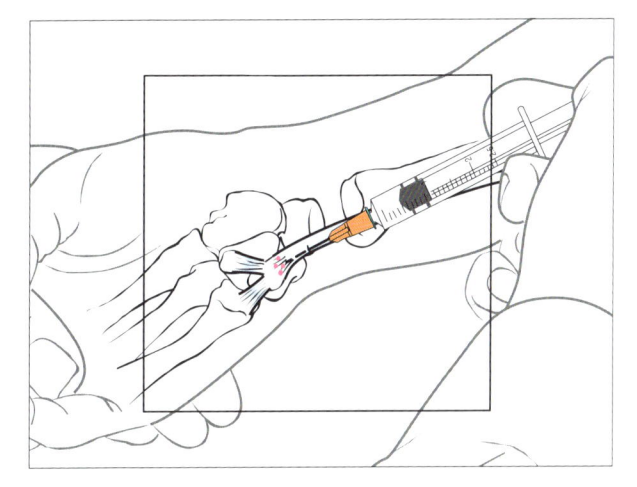

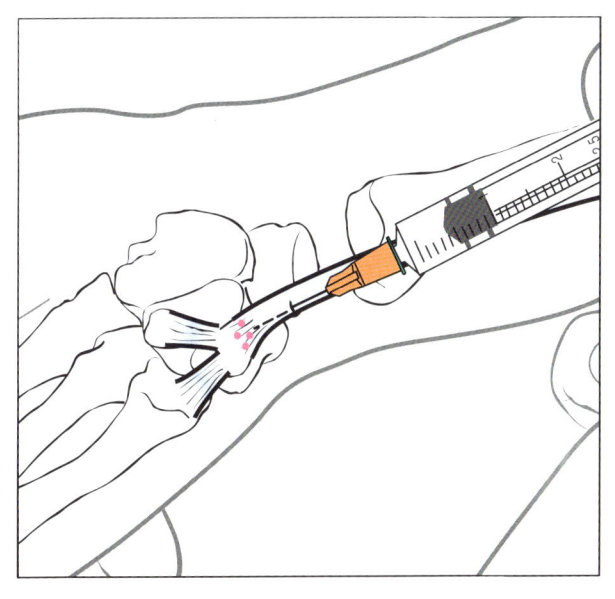

8 Hüfte

Kapitel-übersicht	8.1 Hüftgelenk 112	8.4 Ansatz der Hamstringsehnen am Tuber ischiadicum 122
	8.2 Bursa iliopectinea 116	
	8.3 Bursa trochanterica 119	8.5 Ansatz der Sehne des M. adductor longus 125

8.1 Hüftgelenk

Indikation

Arthritis, meist akute Schübe einer degenerativen Arthritis; eine Indikation kann aber auch bei entzündlicher Arthritis oder eventuell traumatischer Arthritis gegeben sein. Die primäre degenerative Arthrose kommt häufig vor; man geht davon aus, dass 50% der Bevölkerung über 60 Jahren daran erkrankt sind (Kumar & Clark 1994). Männer und Frauen sind gleichermaßen betroffen (Dieppe 1995).

Symptome und Befunde

Der Patient klagt über allmählich einsetzende Schmerzen und Mobilitätsverlust. Die Schmerzen werden meist im Bereich des Dermatoms L3 empfunden, d. h. in der oberen Glutäalregion und Leistengegend, oder sie strahlen in die medioventrale Seite des Ober- und Unterschenkels bis zum Malleolus medialis aus. Je distaler die Schmerzempfindung, desto schwerer ist die Läsion. Die Schmerzen können bei Aktivität und/oder in Ruhe auftreten. Röntgenveränderungen sind kein guter Indikator der Symptome, da Gelenkveränderungen lange vor dem Auftreten von Symptomen sichtbar sein können und umgekehrt.

Bei der körperlichen Untersuchung zeigt sich eine Bewegungseinschränkung im Kapselmuster, das in eingeschränkter Innenrotation, Flexion, Abduktion und Extension besteht. Die eingeschränkten Bewegungen haben ihr normal elastisches Endgefühl verloren; das Endgefühl im Endbereich der Bewegung ist hart.

Injektionsbehandlung

Der Verlauf der Osteoarthrose ist durch einen Wechsel von Exazerbations- und Remissionsphasen charakterisiert (Dieppe 1995). Eine Kortikosteroidinjektion kann eine symptomatische Linderung bewirken, die Funktionsfähigkeit des Gelenks verbessern und möglicherweise einen chirurgischen Eingriff aufschieben helfen. Wie oben erwähnt können auch Patienten mit entzündlicher Arthritis (z. B. rheumatoider Arthritis) von einer intraartikulären Injektion profitieren.

8. Hüfte

Kanülengröße	Spinalkanüle 0,9 × 90 mm (20 G × 3 1/2")

Dosis	40 mg Triamcinolonacetonid, z. B. 4 ml Triamcinolonacetonid 10 mg/ml, plus 1 ml Lidocain 1 %
	Manche Experten empfehlen die Gabe sehr viel größerer Mengen des Lokalanästhetikums, um eine Dehnung der Hüftgelenkkapsel zu bewirken.

Lagerung des Patienten

Der Patient liegt auf der Seite, das schmerzende Bein liegt oben und wird in Nullstellung durch ein Kissen gestützt.

Palpation

Palpieren Sie den großen Rollhügel (Trochanter major, großer viereckiger Knochenhöcker im oberen Bereich der lateralwärts gerichteten Femurseite), etwa eine Handbreit unterhalb des Darmbeinkamms (Crista iliaca). Greifen Sie den Trochanter major mit Daumen, Zeige- und Mittelfinger, heben Sie das Bein passiv in Abduktion, um den Tractus iliotibialis zu entspannen, und erspüren Sie die Grube unter der Spitze des großen Rollhügels mit dem Zeigefinger. Markieren Sie einen Punkt proximal Ihres Zeigefingers und bringen Sie das Bein wieder in Nullstellung.

Injektionstechnik

Stechen Sie die Kanüle am Markierungspunkt ein und schieben Sie sie senkrecht nach unten in Richtung Femurhals bis zum Knochenkontakt vor (Abb. 8-1 und 8-2). Da der Femurhals von der Hüftgelenkkapsel umschlossen ist, liegt die Kanüle bei Knochenkontakt bereits im Gelenk. Verabreichen Sie die Injektion als Bolus.

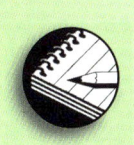

Cave! Da die septische Arthritis der Hüfte eine sehr schwerwiegende Komplikation darstellt, ist die Anwendung einer «No-touch»-Technik zur Infektionsprophylaxe absolut unerlässlich. Manche Experten empfehlen, die Injektionstherapie des Hüftgelenks unter chirurgischen Kautelen durchzuführen.

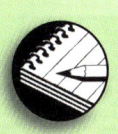

Praxistipp: Eine Kontroverse besteht hinsichtlich wiederholter Steroidinjektionen in gewichttragende Gelenke und das damit verbundene Risiko für die Entstehung einer Steroidarthropathie (Parikh et al 1993, Cameron 1995a). Um dieses Risiko auf ein Minimum zu beschränken, wird empfohlen, Injektionen in gewichttragende Gelenke nicht häufiger als alle vier bis sechs Monate durchzuführen.

114 Teil II: Injektionstherapie am Bewegungsapparat – regionale Injektionstechniken

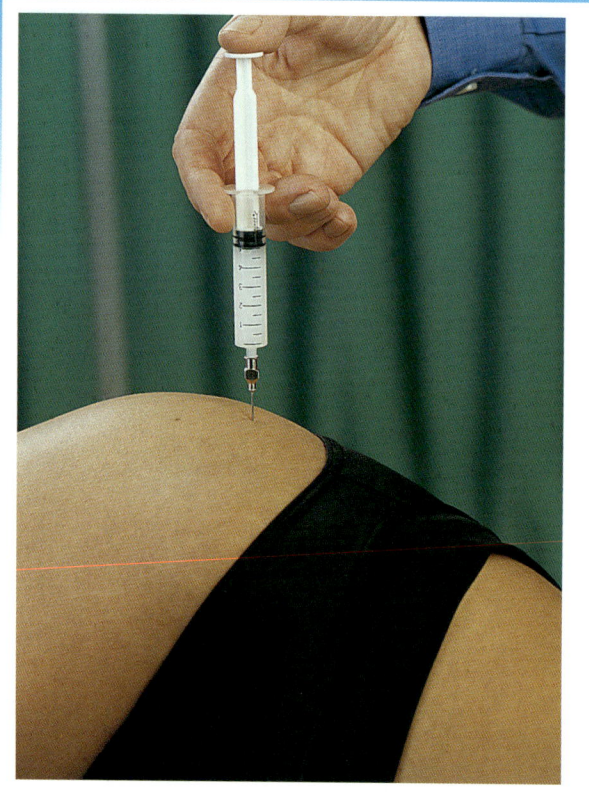

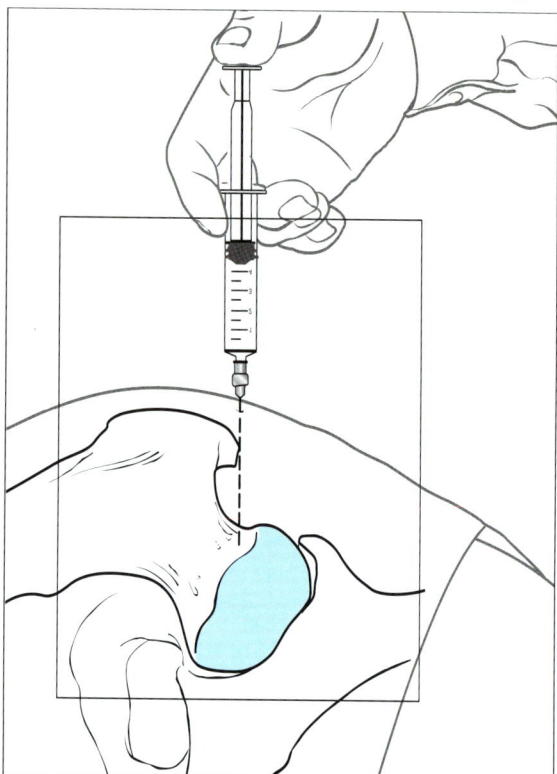

▲ **Abbildung 8-1**

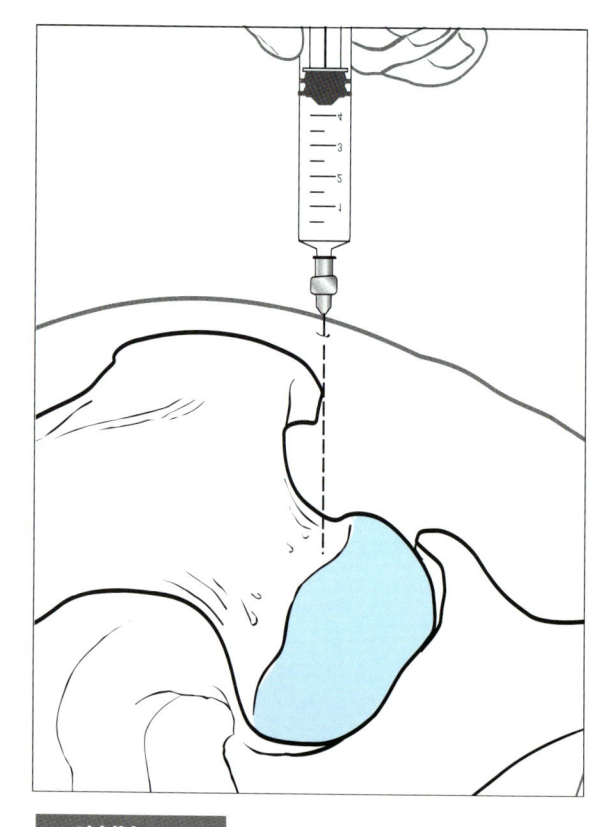

▲ **Abbildung 8-2**

Patientenempfehlung

Raten Sie dem Patienten zur relativen Ruhigstellung des Gelenks für bis zu zwei Wochen nach der Injektion. Da Chakravarty & Pharoah (1994) nachgewiesen haben, dass eine absolute Bettruhe für 24 h nach der Injektion des Kniegelenks wegen rheumatoider Arthritis zu einem länger anhaltenden Behandlungsnutzen führte, könnte dieses Vorgehen auch bei der Injektionstherapie des Hüftgelenks angebracht sein.

8.2 Bursa iliopectinea

Indikation

Bursitis iliopectinea, die durch wiederholte Mikrotraumata oder ein einmaliges traumatisches Ereignis ausgelöst werden kann; aufgrund der Kommunikation zwischen Bursa und Hüftgelenk können die Beschwerden auch mit einer Hüftgelenkerkrankung wie der rheumatoiden Arthritis assoziiert sein (Armstrong & Saxton 1972, Meaney et al 1992).

Symptome und Befunde

Der Patient klagt über allmählich einsetzende Schmerzen in der Leistengegend oder in das Dermatom L3 ausstrahlende Schmerzen (obere Glutäalregion, mediale und ventrale Anteile von Ober- und Unterschenkel bis hinunter zum Malleolus medialis).

Bei der körperlichen Untersuchung zeigt sich ein nichtkapsuläres Muster mit den für die Bursitis charakteristischen unklaren Symptomen, d. h. mit potenziell schmerzhafter passiver Außenrotation, passiver Extension sowie bei Hüftflexion gegen Widerstand. Die Diagnose wird durch eine Kombination aus passiver Flexion und Adduktion der Hüfte bestätigt, durch die die Bursa gegen die Vorderseite des Hüftgelenks gepresst wird.

Injektionsbehandlung

Die Behandlung der Wahl bei einer Bursitis iliopectinea ist die Injektion einer großen Menge eines niedrigdosierten Lokalanästhetikums in Kombination mit einer ausreichenden Menge an Kortikosteroiden. Die Injektion zielt auf Entzündungsreduktion und Schmerzdämpfung.

Kanülengröße	Spinalkanüle 0,9 × 90 mm (20 G × 3 1/2")

Dosis	20 mg Triamcinolonacetonid, z. B. 2 ml Triamcinolonacetonid 10 mg/ml, plus 8 ml Lidocain 0,5 %

Lagerung des Patienten

Der Patient liegt auf dem Rücken, die Leistengegend ist freigelegt.

Palpation

Bei der Bursa iliopectinea handelt es sich um einen großen Schleimbeutel, der in normalem kollabiertem Zustand ca. 5 bis 7 cm in der Länge und 2 bis 4 cm in der Breite misst (Underwood et al. 1988, Toohey et al. 1990, Flanagan et al 1995). Die Bursa liegt zwischen dem Muskel-Sehnen-Übergang des M. iliopsoas und der Vorderseite der

Hüftgelenkkapsel und schützt die Sehne, die sich um die Vorderseite des Hüftgelenks bis zu ihrem Ansatzpunkt im kleinen Rollhügel windet.

Die Lage der Bursa für die Injektion zu lokalisieren ist kompliziert, da sie anterior auch mit dem neurovaskulären Bündel im Trigonum femorale (Scarpa-Dreieck) verbunden ist, das bei der Injektion zu vermeiden ist. Lokalisieren und markieren Sie den Femoralpuls genau distal des Mittelpunkts des Lig. inguinale. Die Bursa iliopectinea liegt unter der Arterie. Um eine Injektion in das neurovaskuläre Bündel zu vermeiden, wandern Sie mit dem Finger 5 cm nach lateral und 5 cm nach distal, und markieren Sie diesen Punkt (Abb. 8-3a).

Injektionstechnik

Die Kanüle am markierten Punkt einstechen und sie tief nach medial und proximal zur Bursa vorschieben, um tief unter das neurovaskuläre Bündel zu gelangen (den oben empfohlenen und anhand des Femoralpulses lokalisierten Ausgangspunkt der Palpation) (Abb. 8-3b und 8-4). Bei Knochenkontakt befindet sich die Kanüle nun an der Vorderseite des Hüftgelenks und sollte leicht zurückgezogen werden, sodass sie in der Bursa iliopectinea zu liegen kommt. Wenn Sie keinen Injektionswiderstand spüren, verabreichen Sie die Lösung als Bolus.

Ein Injektionswiderstand kann darauf hindeuten, dass die Bursa mehrkammerig mit eindeutigen Wänden ist und auch Gewebstrümmer enthalten kann. In diesem Fall sollte die Injektion fächerförmig verabreicht werden, um den bei der Palpation identifizierten druckschmerzhaften Läsionsbereich zu erfassen (Meaney et al. 1992, Cyriax & Cyriax 1983, Kesson & Atkins 1998).

Kerry et al. (2000) beschreiben für die Bursitis iliopectinea ein aus Kortikosteroidinjektion, Ultraschall und Physiotherapie bestehendes kombiniertes diagnostisches und therapeutisches Vorgehen.

Patientenempfehlung

Empfehlen Sie dem Patienten die relative Ruhigstellung des Gelenks für bis zu zwei Wochen nach der Injektion. Um einem Rezidiv vorzubeugen, sollten die auslösenden Faktoren abgeklärt und beseitigt werden.

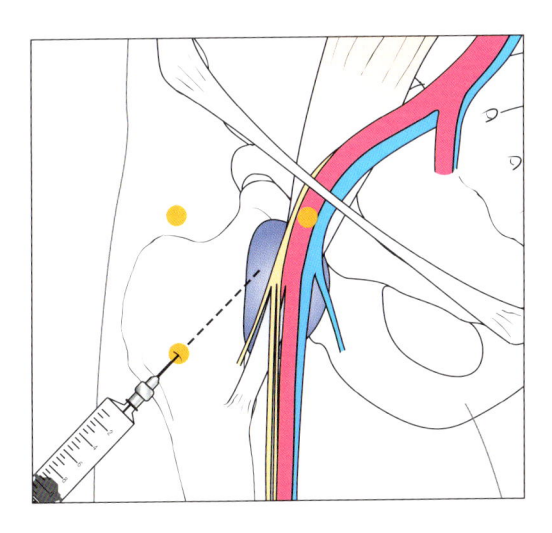

▶ Abbildung 8-3a

118 Teil II: Injektionstherapie am Bewegungsapparat – regionale Injektionstechniken

▸ **Abbildung 8-3 b**

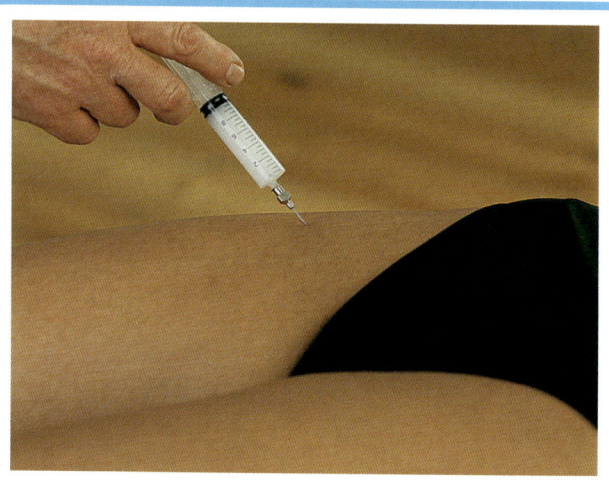

▸ **Abbildung 8-4**

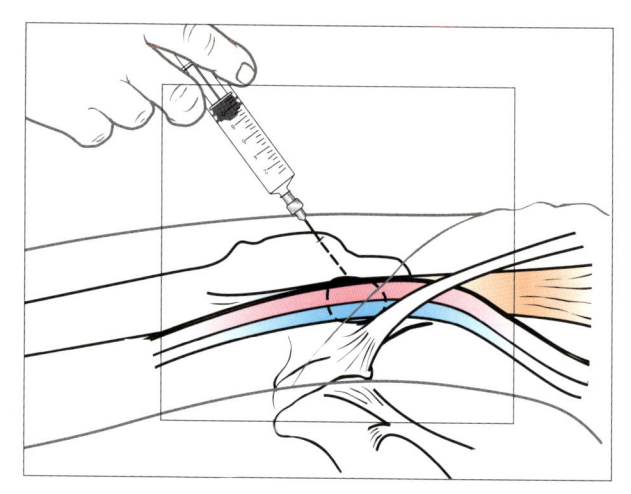

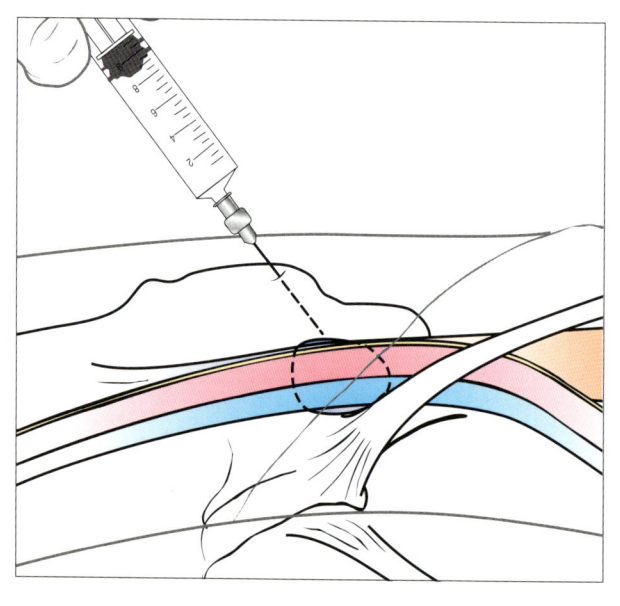

8.3 Bursa trochanterica

Indikation

Bursitis trochanterica, meist durch wiederholte Überlastung bedingt, obwohl die Beschwerden auch mit festen lateralen Strukturen an der Hüfte wie dem Tractus iliotibialis (iliotibiales Band) oder mit lumbalen, sakroiliakalen oder Hüftgelenksbeschwerden assoziiert sein können (Shbeeb et aI 1996).

Symptome und Befunde

Der Patient wird mit allmählich einsetzenden Schmerzen im lateralen Oberschenkel vorstellig.

Der körperliche Untersuchungsbefund ist – abgesehen von Druckschmerzhaftigkeit bei Palpation über dem Trochanter major – meist unauffällig. Die Symptome können durch Hüftabduktion gegen Widerstand und/oder passive Außenrotation ausgelöst werden (Rasmussen & Fano 1985, Shbeeb et aI 1996). Bei der Untersuchung der Gelenkbeweglichkeit findet man als verstärkenden Faktor gelegentlich ein Spannungsgefühl in der Muskulatur oder einen Beinlängenunterschied.

Injektionsbehandlung

Wenn auch die auslösenden Faktoren in die Behandlung einbezogen werden, kann eine Kortikosteroidinjektion eine Heilung bewirken und gilt deshalb als Therapie der Wahl (Schapira et aI 1986). Shbeeb et al. (1996) führten eine Beobachtungsstudie durch, in der 75 Patienten mit Bursitis trochanterica eine Injektion mit 6, 12 bzw. 24 mg Betamethason erhielten. Die Ergebnisse zeigen, dass bei der Mehrzahl der Patienten mit einer einzigen Injektion eine Besserung erzielt wurde und dass die Gruppe mit der höchsten Kortikosteroiddosis über eine längerfristige Besserung berichtete.

Kanülengröße	Kanüle 0,8 × 40 mm (21 G × $1^{1}/_{2}$") oder 0,8 × 50 mm (21 G × 2"), Konusfarbe: grün

Dosis	20 mg Triamcinolonacetonid, z. B. 2 ml Triamcinolonacetonid 10 mg/ml, plus 1 bis 3 ml Lidocain 1 %

Lagerung des Patienten

Der Patient nimmt eine gestützte Seitenlage ein.

Palpation

Die Bursa trochanterica überdeckt den großen Rollhügel (Trochanter major) und trennt am Ansatz in den Tractus iliotibialis und den oberen Femur den darüber liegenden M. glutaeus maximus vom Knochen. Ihre Lage ist mit der der Bursa subacromialis vergleichbar, die das Tuberculum majus humeri überdeckt. Lokalisieren Sie den großen viereckigen Trochanter und ertasten Sie den druckempfindlichen Bereich über dem superolateralen Anteil. Markieren Sie diesen Punkt im druckschmerzhaften Bereich.

Injektionstechnik

Stechen Sie die Kanüle in das Zentrum des druckschmerzhaften Bereichs über dem superolateralen Anteil des Trochanter major ein, bis die Kanüle zwischen dem Ansatz der Sehne des M. glutaeus maximus in den Tractus iliotibialis und dem darunter liegenden großen Rollhügel zu liegen kommt (Abb. 8-5 und 8-6). Im Allgemeinen lassen sich die vom Patienten beschriebenen Schmerzen dadurch auslösen. Verabreichen Sie die Injektion als Bolus, wenn Sie keinen Widerstand spüren, oder falls dies nicht möglich ist, fächerförmig, um so den gesamten druckschmerzhaften Bereich innerhalb der Bursa zu erfassen.

Patientenempfehlung

Empfehlen Sie dem Patienten die relative Ruhigstellung des Gelenks für bis zu zwei Wochen nach der Injektion.

Um einem Rezidiv vorzubeugen, sollten auch die auslösenden Faktoren in die Behandlung einbezogen werden. Auch die Einbeziehung von Dehnungsübungen für den Tractus iliotibialis kann sich als sinnvoll erweisen.

8. Hüfte 121

▶ Abbildung 8-5

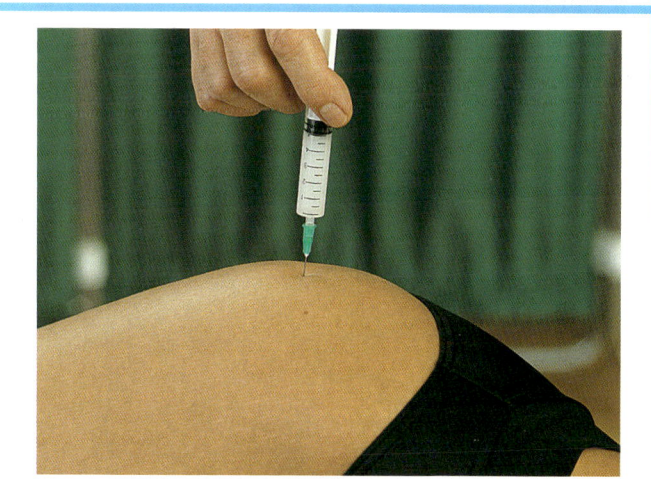

▶ Abbildung 8-6

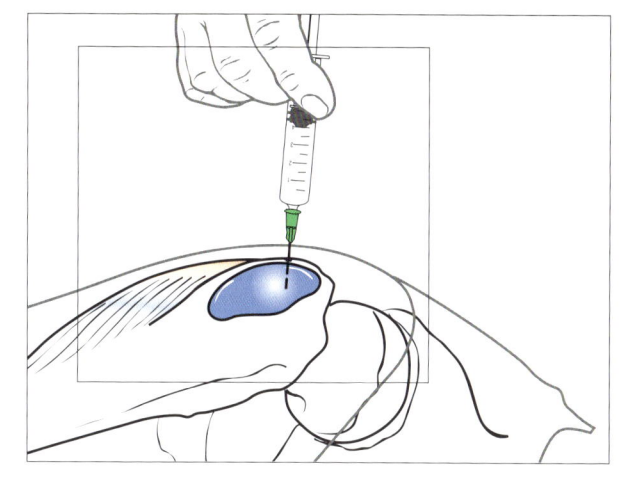

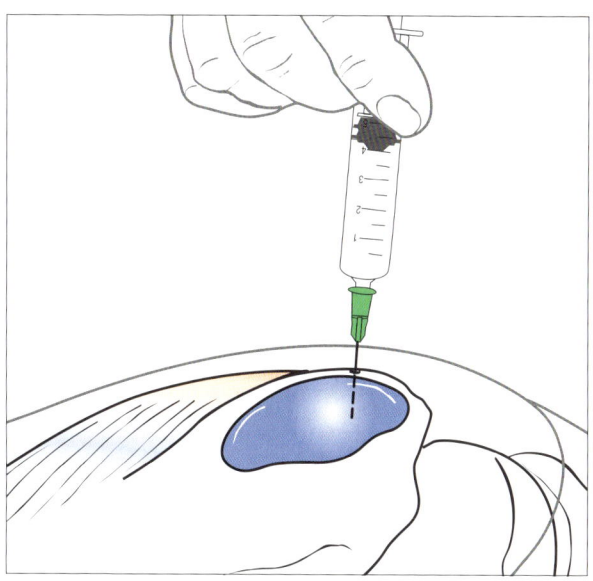

8.4 Ansatz der Hamstringsehnen am Tuber ischiadicum

Indikation

Tendinitis der ischiokruralen Muskulatur (Enthesiopathie). Zu Zerrungen der ischiokruralen oder «Hamstring»-Muskeln kommt es meist infolge sportlicher Aktivitäten. Die beiden miteinander verbundenen Muskeln sind für die Streckung im Hüftgelenk und die Beugung im Kniegelenk zuständig und im Vergleich zum M. quadriceps relativ schwach (Sutton 1984). Ballistische Bewegungen (z. B. beim Sprint) führen gewöhnlich zu akuten Läsionen des Muskelbauchs, während Überlastungsaktivitäten eher Zerrungen an der gemeinsamen Ursprungzone am Tuber ischiadicum hervorrufen.

Symptome und Befunde

Der Patient klagt über allmählich einsetzende Schmerzen in der unteren Glutäalregion, die sich auf den Bereich des Tuber ischiadicum eingrenzen lassen.

Bei der körperlichen Untersuchung sind die Schmerzen durch Flexion im Kniegelenk gegen Widerstand und beim passiven Anheben des gestreckten Beins reproduzierbar.

Injektionsbehandlung

Eine Injektion in den gemeinsamen Ursprung der ischiokruralen Muskeln am Tuber ischiadicum (Enthese) kann bei chronischen Zerrungen kurativ wirken. Alternativ können auch andere Behandlungsmodalitäten wie die Mobilisierung durch tiefe Querfriktionsmassage und Elektrotherapie erwogen werden.

Kanülengröße	Kanüle 0,6 × 25 mm (23 G × 1"), Konusfarbe: blau, eventuell auch größer, falls für den Patienten besser geeignet

Dosis	20 mg Triamcinolonacetonid, z. B. 0,5 ml Triamcinolonacetonid 40 mg/ml, plus 1 ml Lidocain 1 %

Lagerung des Patienten

Der Patient nimmt eine Seitenlage ein, Hüfte und Knie sind im rechten Winkel gebeugt.

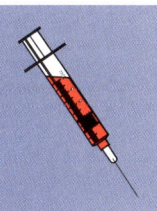

Alternative Injektionstechnik: Der Patient beugt sich über die Seitenkante der Untersuchungsliege, Hüfte und Knie sind im rechten Winkel gebeugt. Das Knie sollte durch einen Stuhl abgestützt werden.

Palpation

In den oben beschriebenen Körperhaltungen tritt das Tuber ischiadicum unter dem M. gluteus maximus hervor. Lokalisieren Sie den druckempfindlichen Bereich der Sehne, meist am Sehnen-Knochen-Übergang am Tuber ischiadicum, und markieren Sie diesen Punkt.

Injektionstechnik

Stechen Sie die Kanüle senkrecht zur Sehne und zum Tuber ischiadicum ein und verabreichen Sie die Injektion fächerförmig (Abb. 8-7 und 8-8).

Patientenempfehlung

Empfehlen Sie dem Patienten die relative Ruhigstellung des Gelenks für bis zu zwei Wochen nach der Injektion. Wichtig ist, ein geeignetes Übungsschema zur vollständigen Rehabilitation der ischiokruralen Muskeln aufzustellen und die auslösenden Ursachen von Überlastungsverletzungen zu beseitigen.

Teil II: Injektionstherapie am Bewegungsapparat – regionale Injektionstechniken

▶ **Abbildung 8-7**

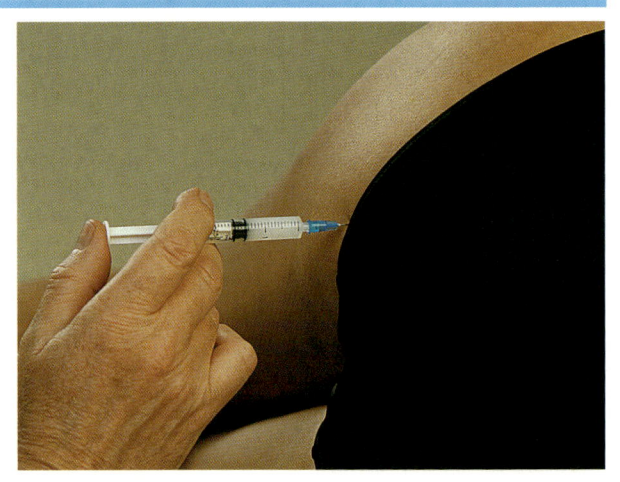

▶ **Abbildung 8-8**

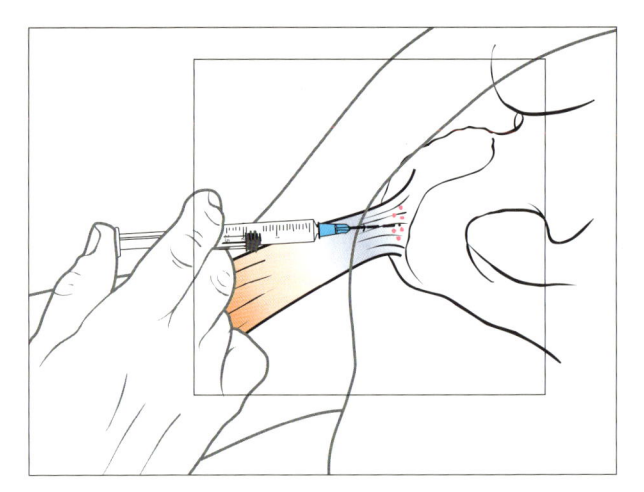

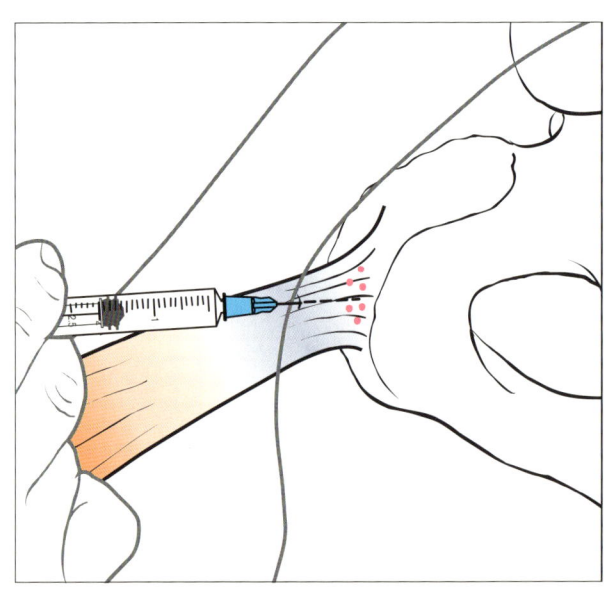

8.5 Ansatz der Sehne des M. adductor longus

Indikation

Adduktorentendinitis (Enthesiopathie). Zerrung der Sehne des M. adductor longus, auch als «Reiterzerrung» bekannt. Die Überlastung der Adduktoren, z. B. während der Arbeit mit Pferden, kann eine chronische Tendinitis auslösen. Ein einmaliges traumatisches Ereignis, bei dem die Sehne überdehnt wird, kann Ursache einer akuten Läsion sein.

Symptome und Befunde

Der Patient klagt über Schmerzen in der Leistengegend oder Schmerzen, die in den medialen Bereich des Oberschenkels ausstrahlen.

Bei der körperlichen Untersuchung lassen sich die Symptome durch Adduktion gegen Widerstand und beim Dehnen durch passive Abduktion hervorrufen.

Injektionsbehandlung

Eine Injektion am Sehnen-Knochen-Übergang im Ursprung des M. adductor longus am Schambeinkörper (der sog. Enthese) kann kurativ wirken. Alternativ können auch physiotherapeutische Maßnahmen erwogen werden.

Kanülengröße	Kanüle 0,6 × 30 mm (23 G × 1 1/4"), Konusfarbe: blau

Dosis	20 mg Triamcinolonacetonid, z. B. 0,5 ml Triamcinolonacetonid 40 mg/ml, plus 1 ml Lidocain 1 %

Lagerung des Patienten

Der Patient liegt in Rückenlage auf der Untersuchungsliege, das Bein ist leicht abduziert und außenrotiert.

Palpation

Lokalisieren Sie den druckschmerzhaften Bereich im Sehnen-Knochen-Übergang am Corpus ossis pubis (Schambeinkörper) im Winkel zwischen Crista und Symphysis pubica. Markieren Sie diesen Bereich.

126 Teil II: Injektionstherapie am Bewegungsapparat – regionale Injektionstechniken

▶ **Abbildung 8-9**

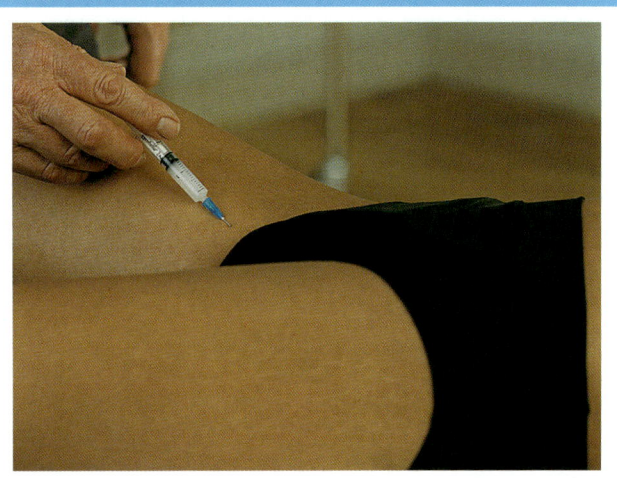

▶ **Abbildung 8-10**

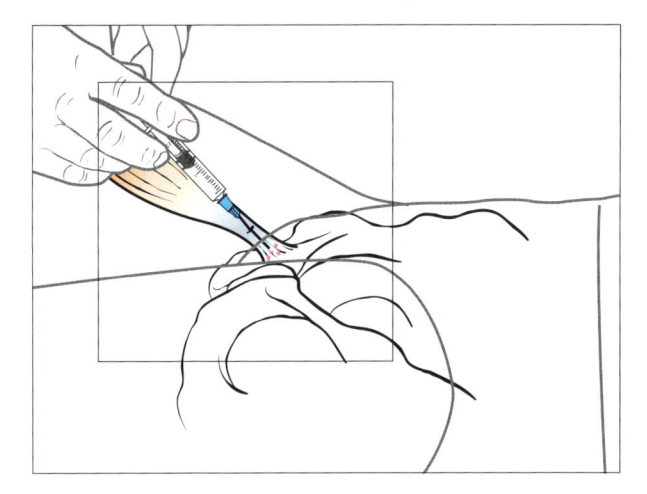

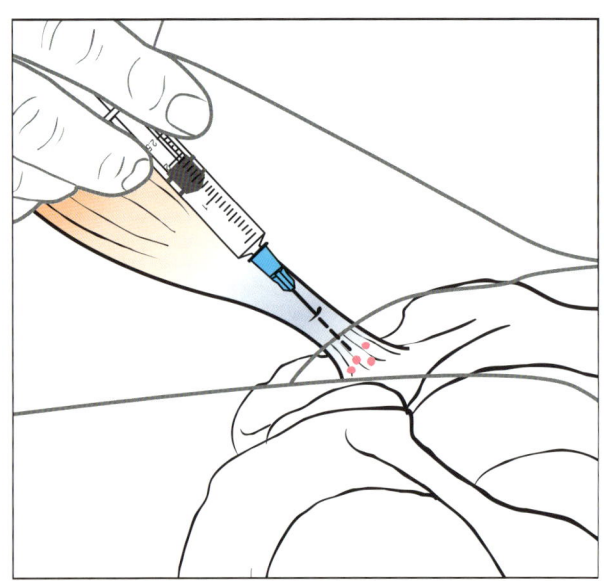

Injektionstechnik

Stechen Sie die Kanüle genau distal zum Sehnen-Knochen-Übergang schräg nach oben in Richtung Schambeinkörper ein (Abb. 8-9 und 8-10). Verabreichen Sie die Injektion fächerförmig an der Einstichstelle, um so den ganzen durch Palpation identifizierten Läsionsbereich zu erfassen.

Patientenempfehlung

Raten Sie dem Patienten zur relativen Ruhigstellung des Gelenks für bis zu zwei Wochen nach der Injektion. Nach Abklingen der Symptome und Zeichen kann ein vollständiges Rehabilitationsprogramm eingeleitet werden, das bei Bedarf auch Dehnungsübungen umfasst.

9 Knie

Kapitelübersicht

9.1 Kniegelenk 128
9.2 Baker-Zyste 131
9.3 Bursitiden im Bereich der Patella 132
9.4 Bursa anserina 135
9.5 Koronarbänder (Ligg. meniscotibialia) 137
9.6 Infrapatellarsehne 140
9.7 Suprapatellarsehne 143

9.1 Kniegelenk

Indikation

Arthritis, die durch einen akuten Schub einer degenerativen Gelenkerkrankung (Arthrose) oder eine entzündliche Arthritis bedingt sein kann. Eine traumatische Arthritis ist meist eine Sekundärreaktion auf eine Bänderverletzung am Knie und sollte als solche behandelt werden (siehe Kesson & Atkins 1998).

Symptome und Befunde

Der Patient klagt über allmählich oder plötzlich einsetzende Schmerzen und eine Schwellung am Knie. Die Schmerzen können ventral und/oder dorsal auftreten, da das Knie im Bereich der Dermatome L3/4 und S1/2 liegt. Die Symptome verschlimmern sich im Allgemeinen durch gewichttragende Aktivitäten; nach Ruhephasen kann das Kniegelenk einsteifen.

Bei der körperlichen Untersuchung sind eine Schwellung und synoviale Verdickung palpierbar. Es liegt eine Bewegungseinschränkung im Kapselmuster vor, wobei die Flexion stärker eingeschränkt ist als die Extension; das Endgefühl im Endbereich der Flexion ist zu hart.

Kanülengröße	Kanüle 0,8 × 40 mm (21 G × 11/2"), Konusfarbe: grün

Dosis	30 mg Triamcinolonacetonid, z. B. 3 ml Triamcinolonacetonid 10 mg/ml, plus 1 ml Lidocain 1%

9. Knie

Injektionsbehandlung

Eine intraartikuläre Kortikosteroidinjektion kann zur Behandlung der symptomatischen Arthrose oder entzündlichen Arthritis von Nutzen sein (Dieppe et al. 1980). Ferner sollten die möglichen mechanischen Ursachen einer traumatischen Arthritis (z. B. ligamentäre Läsion) abgeklärt werden.

Lagerung des Patienten

Der Patient nimmt eine halb liegende Position ein. Stützen Sie das Knie in Extensionsstellung.

Palpation

Ertasten Sie die Patella und verschieben Sie sie nach medial. Drücken Sie dabei auf den lateralen Patellarand, um die mediale Kante anzuheben. Markieren Sie einen Punkt nahe dem Zentrum des medialen Patellarandes.

Injektionstechnik

Stechen Sie die Kanüle im Mittelpunkt des medialen Patellarandes nach lateral abgewinkelt und leicht dorsalwärts ein, berücksichtigen Sie dabei die konvexe Form der posterioren Patellafläche (Abb. 9-1 und 9-2). Wenn die Kanüle in der Gelenkkapsel liegt und Sie keinen Injektionswiderstand spüren, verabreichen Sie die Injektion als Bolus.

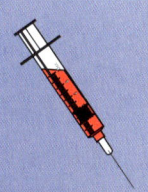

Alternative Injektionstechniken:
1. Die Patella nach lateral verschieben. Am Mittelpunkt des lateralen Patellarandes einstechen und die Kanüle dabei parallel zur Gelenkfläche der Patella nach medial und leicht posterior ausrichten. Verabreichen Sie die Injektion als Bolus.
2. Bei Vorliegen eines sichtbaren Ergusses kann die Kanüle in den Recessus suprapatellaris eingestochen werden. Bevor die Injektion als Bolus verabreicht wird, muss der korrekte intraartikuläre Sitz der Kanüle zunächst durch Aspiration bestätigt werden.
3. Der Patient nimmt eine Rückenlage oder halb liegende Position ein; das Knie ist gebeugt. Stechen Sie die Kanüle unterhalb der Patellaspitze entweder auf der medialen oder der lateralen Seite der Patellarsehne ein (in der Akupunktur die sog. «Knieaugen»), und verabreichen Sie die Injektion bei gesicherter intraartikulärer Lage der Kanüle als Bolus.
4. Sambrook et al (1989) haben festgestellt, dass ein Großteil der Schmerzen bei degenerativen Arthritiden des Kniegelenks auf eine abnorme Belastung des Streckmechanismus zurückzuführen ist, einschl. der Kapselausläufer zu den Patellarändern. Es wurde nachgewiesen, dass die peripatellare Infiltration mit Kortikosteroiden mindestens genauso sinnvoll ist wie das übliche intraartikuläre Injektionsverfahren.

130 Teil II: Injektionstherapie am Bewegungsapparat – regionale Injektionstechniken

▶ **Abbildung 9-1**

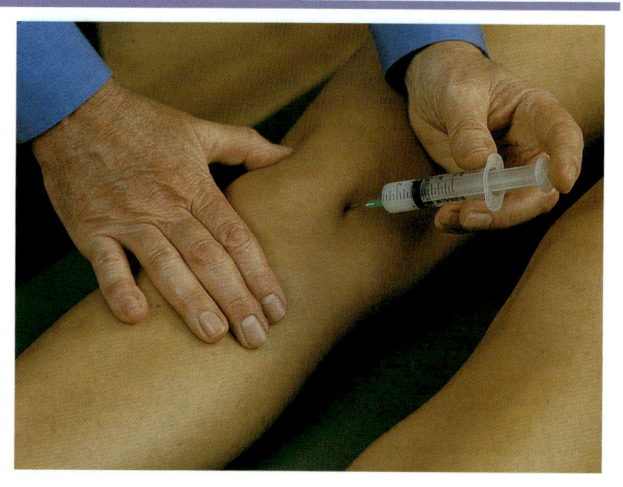

▶ **Abbildung 9-2**

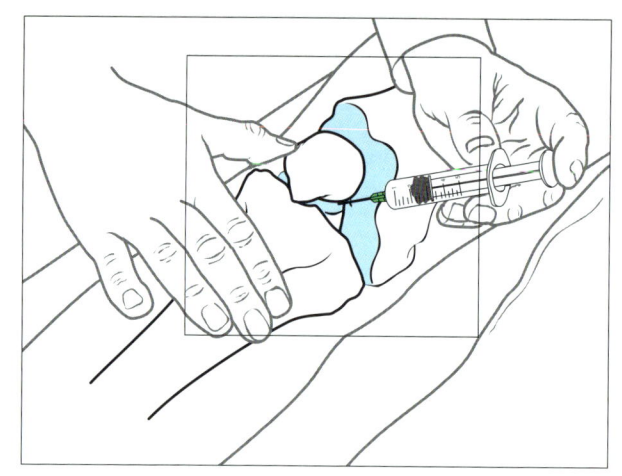

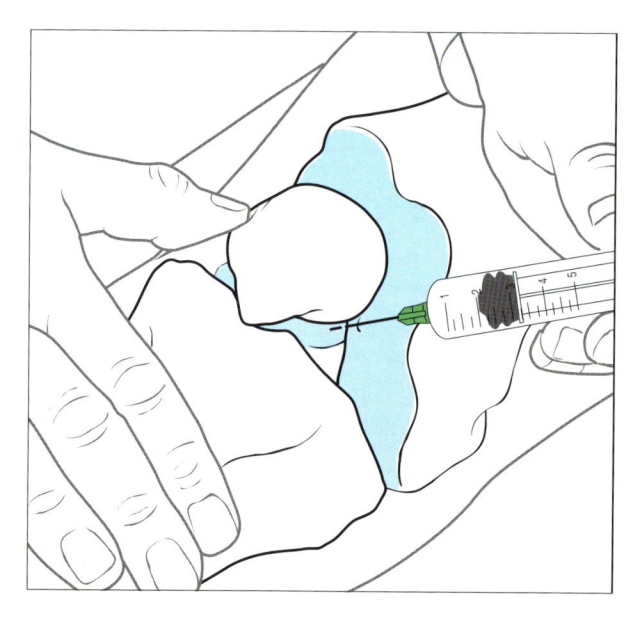

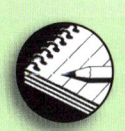

> **Praxistipp:** Eine Kontroverse besteht hinsichtlich wiederholter Steroidinjektionen in gewichttragende Gelenke und das damit verbundene Risiko für die Entstehung einer Steroidarthropathie (Parikh et al 1993, Cameron 1995a). Um das Risiko einer Steroidarthropathie auf ein Minimum zu beschränken, wird empfohlen, Injektionen in gewichttragende Gelenke nicht häufiger als alle vier bis sechs Monate durchzuführen.

Patientenempfehlung

Raten Sie dem Patienten zur relativen Ruhigstellung des Gelenks für bis zu zwei Wochen nach der Injektion. Chakravarty & Pharoah (1994) haben nachgewiesen, dass eine absolute Bettruhe für 24 h nach der Injektion des Kniegelenks wegen rheumatoider Arthritis zu einem länger anhaltenden Behandlungsnutzen führt.

9.2 Baker-Zyste

Bei der Baker-Zyste handelt es sich um eine mit Flüssigkeit gefüllte Schwellung in der Kniekehle. Sie ist mit pathologischen Veränderungen im Kniegelenk assoziiert (z. B. degenerative oder entzündliche Arthritiden), und die Behandlung sollte sich nach der jeweiligen Erkrankung des Kniegelenks selbst richten.

9.3 Bursitiden im Bereich der Patella

Indikation

Die **Bursitis praepatellaris** («Dienstmädchenknie») und die oberflächliche **Bursitis infrapatellaris** («Pastorenknie»), die gewöhnlich mit einer Reibung zwischen Patella oder Patellarsehne und der Haut assoziiert ist. Da es sich hierbei um subkutane Schleimbeutel handelt, sind sie besonders für unerkannte Perforationsverletzungen anfällig. Deshalb ist es wichtig, dass der Patient vor einer Kortikosteroidinjektion auf eine mögliche Infektion untersucht wird.

Symptome und Befunde

Der Patient klagt über allmählich einsetzende Schmerzen im vorderen Bereich der Patella oder der Patellarsehne, je nachdem, welche Bursa betroffen ist.

Abgesehen von der offensichtlichen Schwellung vor der Kniescheibe ist der klinische Befund bei der Untersuchung unauffällig.

Kanülengröße	Kanüle 0,8 × 40 mm (21 G × $1^{1}/_{2}$"); Konusfarbe: grün

Dosis	10 mg Triamcinolonacetonid, z. B. 1 ml Triamcinolonacetonid 10 mg/ml, plus 1 ml Lidocain 1 %

Injektionsbehandlung

Eine Injektion in die Bursa kann kurativ wirken.

Lagerung des Patienten

Der Patient nimmt eine halb liegende Position ein. Stützen Sie sein Knie in Extensionsstellung.

Palpation

Palpieren Sie den druckschmerzhaften geschwollenen Bereich der Bursa auf der Vorderseite der Patella oder der Patellarsehne und markieren Sie in der Mitte einen geeigneten Injektionspunkt.

Injektionstechnik

Stechen Sie die Kanüle in das Zentrum des druckschmerzhaften Bereichs ein, und verabreichen Sie die Injektion als Bolus, wenn die Kanüle in der Bursa liegt, was Sie daran erkennen können, dass der Widerstand bei der Insertion der Kanüle nachlässt (Abb. 9-3 und 9-4).

Patientenempfehlung

Der Patient sollte weitere traumatische Verletzungen der Bursa vermeiden.

134 Teil II: Injektionstherapie am Bewegungsapparat – regionale Injektionstechniken

▶ **Abbildung 9-3**

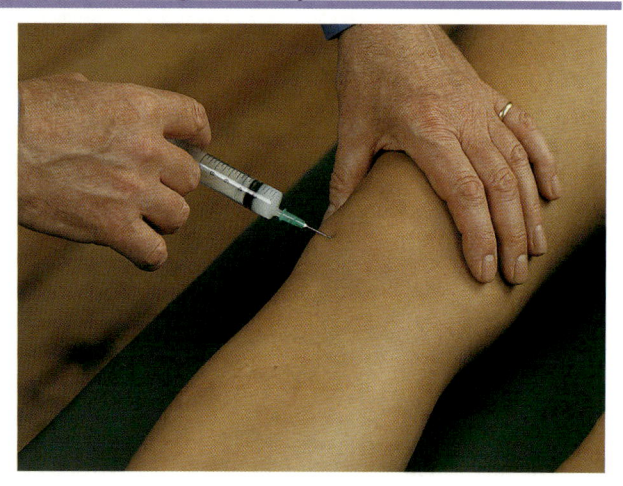

▶ **Abbildung 9-4**

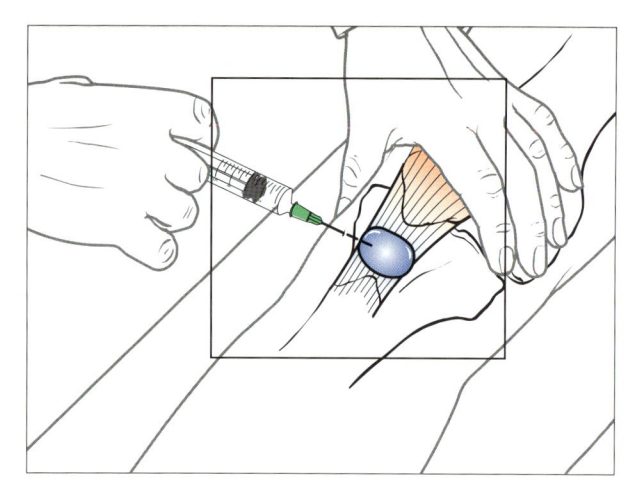

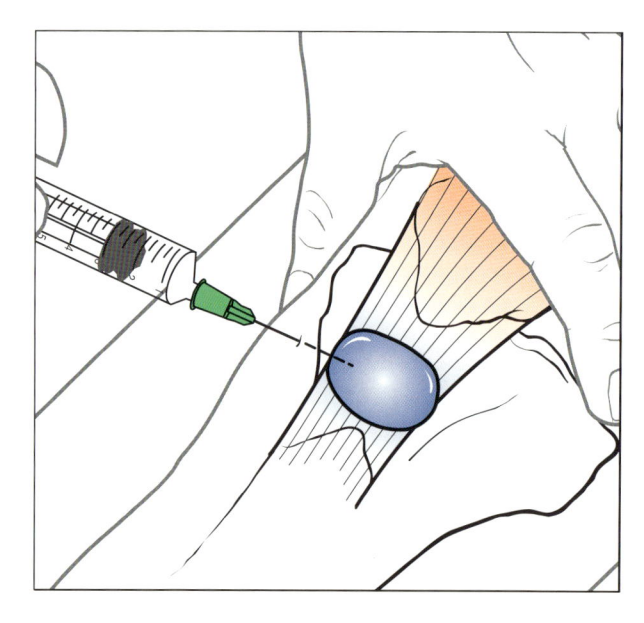

9.4 Bursa anserina

Indikation

Bursitis, meist durch Überbeanspruchung bedingt (Hutson 1990). Diese Bursa liegt im medialen Anteil des Knies unter dem Pes anserinus profundus (dem tiefen Gänsefuß), dem gemeinsamen Sehnenansatz der Mm. sartorius, gracilis und semitendinosus.

Symptome und Befunde

Der Patient klagt möglicherweise über allmählich einsetzende stechende Schmerzen im medialen Anteil des Knies.

Bei der körperlichen Untersuchung sind die passiven Bewegungs- und Widerstandstests meist negativ, allerdings liegt an der anteromedialen Seite der Tibia direkt unterhalb der Gelenklinie eine Schwellung sowie Druckschmerzhaftigkeit vor.

Kanülengröße	Kanüle 0,6 × 25 mm (23 G × 1"), Konusfarbe: blau, oder Kanüle 0,5 × 16 mm (25 G × 5/8"), Konusfarbe: orange

Dosis	20 mg Triamcinolonacetonid, z. B. 0,5 ml Triamcinolonacetonid 40 mg/ml, plus 1 ml Lidocain 1 %

Injektionsbehandlung

Eine Injektion in die Bursa kann kurativ wirken.

Lagerung des Patienten

Der Patient nimmt eine halb liegende Position ein. Stützen Sie sein Knie in Extensionsstellung.

Palpation

Ertasten Sie den druckschmerzhaften, geschwollenen Bereich der Bursa an der medialen Tibiaseite und markieren Sie in der Mitte einen geeigneten Injektionspunkt.

Injektionstechnik

Stechen Sie die Kanüle in das Zentrum des druckschmerzhaften Bereichs ein und verabreichen Sie, wenn sie in der Bursa liegt, die Lösung als Bolus. Dies können Sie bei der Insertion der Kanüle am Nachlassen des Widerstands erkennen (Abb. 9-5 und 9-6).

Patientenempfehlung

Der Patient sollte weitere traumatische Verletzungen der Bursa vermeiden.

Teil II: Injektionstherapie am Bewegungsapparat – regionale Injektionstechniken

▶ **Abbildung 9-5**

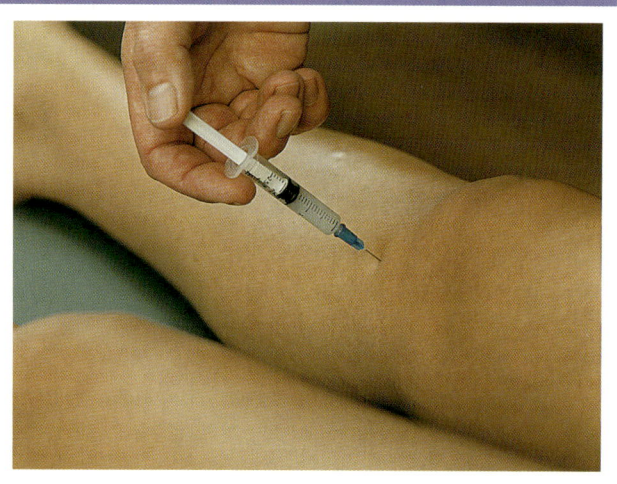

▶ **Abbildung 9-6**

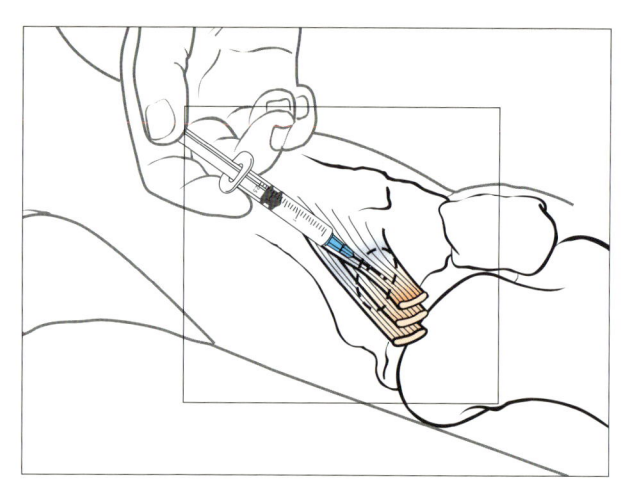

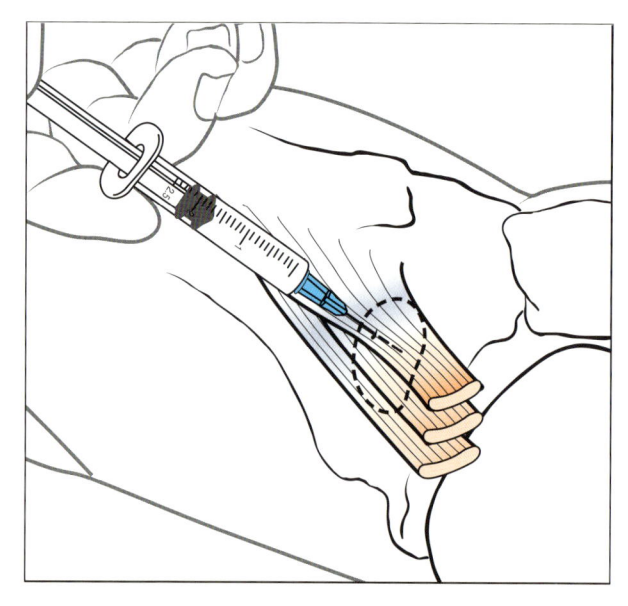

9.5 Koronarbänder (Ligg. meniscotibialia)

Indikation

Zerrung der Koronarbänder infolge einer Rotations- oder Überstreckungsverletzung des Knies. Das Koronarband (Lig. meniscotibiale) verbindet den Meniskus mit dem proximalen Teil der Tibia. Seltener sind die längeren lateralen Koronarbänder beteiligt, dagegen sind die kürzeren, medialen Koronarbänder, vor allem in Verbindung mit einem medialen Meniskusschaden, für Zerrungen anfällig.

Hier werden die häufiger betroffenen medialen Koronarbänder besprochen; bei Beteiligung der lateralen Koronarbänder wären jedoch grundsätzlich dieselben Vorgehensweisen anwendbar.

Symptome und Befunde

Der Patient klagt über Schmerzen im medialen Anteil des Knies, möglicherweise in Zusammenhang mit einer Rotations- oder Überstreckungsverletzung. Bei der körperlichen Untersuchung liegt bei passiver Außenrotation des Knies ein nichtkapsuläres Schmerzmuster vor.

Injektionsbehandlung

Diese Läsion spricht sehr gut auf physiotherapeutische Behandlungsmodalitäten an, vor allem auf Querfriktionsmassage (Cyriax & Cyriax 1983, Cyriax 1984, Kesson & Atkins 1998). In chronischen Fällen kann alternativ zur Physiotherapie auch eine Injektion kurativ wirken.

Kanülengröße	Kanüle 0,6 × 25 mm (23 G × 1"), Konusfarbe: blau

Dosis	10 mg Triamcinolonacetonid, z. B. 0,25 ml Triamcinolonacetonid 40 mg/ml, plus 0,75 ml Lidocain 1 %

Lagerung des Patienten

Der Patient liegt mit gebeugtem und außenrotiertem Knie auf der Untersuchungsliege, damit der mediale Condylus tibialis frei zugänglich ist.

Palpation

Tasten Sie die obere Fläche des medialen Tibiaplateaus auf Druckempfindlichkeit in den medialen Koronarbändern ab. Markieren Sie den druckschmerzhaften Bereich.

Injektionstechnik

Stechen Sie die Kanüle tangential zum Meniskus ein und verabreichen Sie die Injektion fächerförmig um den betroffenen Bandbereich (Abb. 9-7 und 9-8).

Patientenempfehlung

Raten Sie dem Patienten zur relativen Ruhigstellung des Gelenks für bis zu zwei Wochen nach der Injektion.

9. Knie **139**

▶ Abbildung 9-7

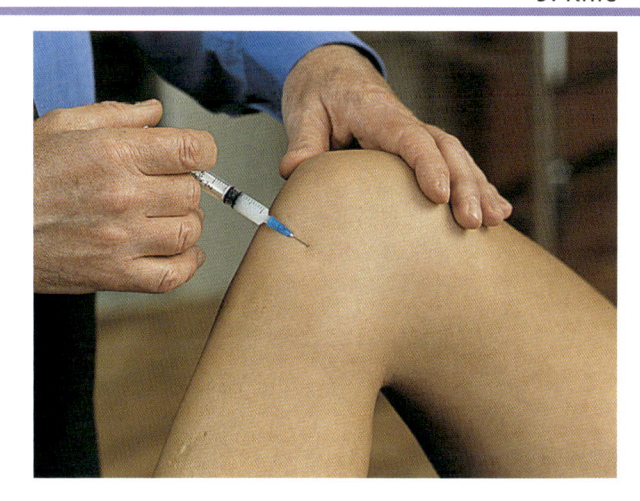

▶ Abbildung 9-8

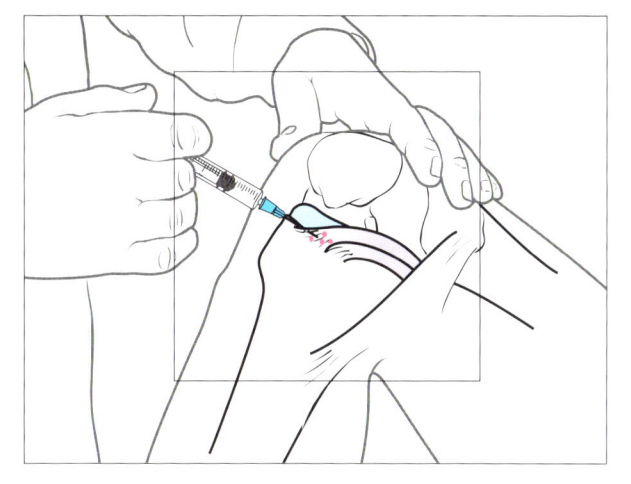

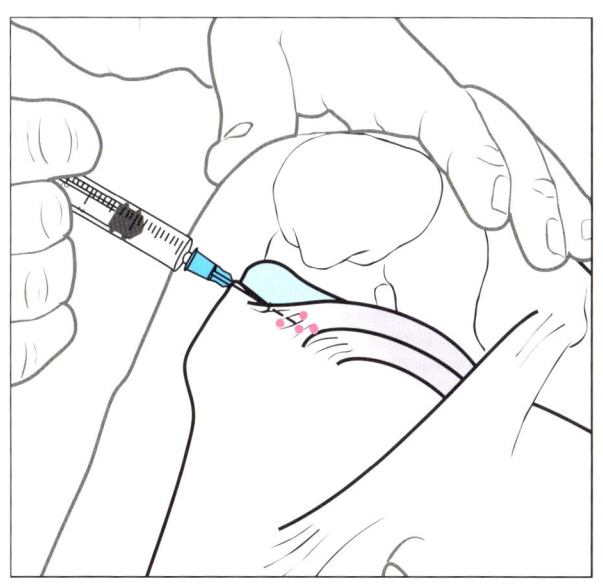

9.6 Infrapatellarsehne

Indikation

Patellaspitzensyndrom (Tendinitis patellae; «Springerknie»), bedingt durch wiederholte Überbeanspruchung, vor allem infolge von Aktivitäten wie etwa bei den Sprungsportarten, die zu Mikrotraumen sowie zum Ausfransen der Sehnenfasern mit fokalen degenerativen Arealen führen (Curwin & Stanish 1984).

Symptome und Befunde

Der Patient klagt über allmählich einsetzende Schmerzen an der Vorderseite des Knies, die meist im Bereich des unteren Patellapols lokalisiert sind.

Bei der körperlichen Untersuchung werden die Schmerzen an der Vorderseite des Knies durch Extension des Kniegelenks gegen Widerstand ausgelöst.

Injektionsbehandlung

Eine Injektion in den Sehnen-Knochen-Übergang der Infrapatellarsehne kann kurativ wirken. Um ein Rezidiv zu verhindern, sollte aber auch die Ursache der Läsion beseitigt werden.

Kanülengröße	Kanüle 0,6 mm × 25 mm (23 G × 1"), Konusfarbe: blau

Dosis	20 mg Triamcinolonacetonid, z. B. 0,5 ml Triamcinolonacetonid 40 mg/ml, plus 1 ml Lidocain 1 %

Lagerung des Patienten

Der Patient nimmt eine halb liegende Position ein. Stützen Sie sein Knie in Extensionsstellung.

Palpation

Kippen sie den unteren Pol der Patella (Patellaspitze) nach oben, indem Sie nach unten Druck auf den oberen Pol (Patellabasis) ausüben. Halten Sie dabei das Intertrigium zwischen Ihrem Zeigefinger und Daumen. Palpieren Sie den Sehnen-Knochen-Übergang der Infrapatellarsehne und markieren Sie den druckschmerzhaften Bereich.

Injektionstechnik

Stechen Sie die Kanüle genau distal des unteren Patellapols in das Zentrum des druckschmerzhaften Bereichs ein. Richten Sie die Kanüle dabei nach kranial, um am Sehnen-Knochen-Übergang der Sehne Knochenkontakt herzustellen (Abb. 9-9 und 9-10). Gehen Sie von dieser mittleren Position aus und injizieren Sie die Injektionslösung fächerförmig in zwei parallelen Reihen entlang der betroffenen Struktur am Sehnen-Knochen-Übergang.

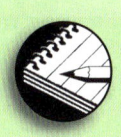

Cave! Um eine Schwächung des Kollagenfaseranteils dieser gewichttragenden Sehne zu vermeiden, darf die Injektion **nicht** in das Sehnengewebe selbst gesetzt werden, sondern nur am Sehnen-Knochen-Übergang.

Patientenempfehlung

Raten Sie dem Patienten zur relativen Ruhigstellung des Gelenks für bis zu zwei Wochen nach der Injektion. Ferner sollte alle verschlimmernden Faktoren sowie Überbeanspruchung vermieden werden.

Zu den alternativen Behandlungsoptionen bei einem Patellaspitzensyndrom gehören physiotherapeutische Maßnahmen wie Mobilisierung durch tiefe Querfriktionen (Cyriax & Cyriax 1983, Cyriax 1984, Kesson & Atkins 1998). Wenn die Erkrankung auf einen Fehllauf der Patella zurückzuführen ist, müssen unter Umständen korrigierende Tapeverbände und spezifische Übungen zur Anwendung kommen.

142 Teil II: Injektionstherapie am Bewegungsapparat – regionale Injektionstechniken

▶ Abbildung 9-9

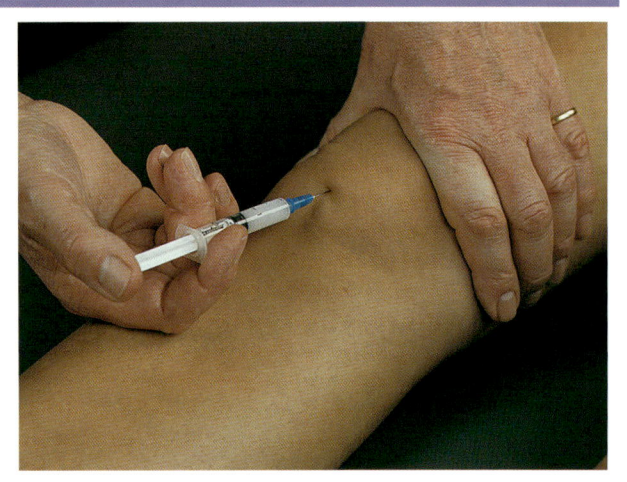

▶ Abbildung 9-10

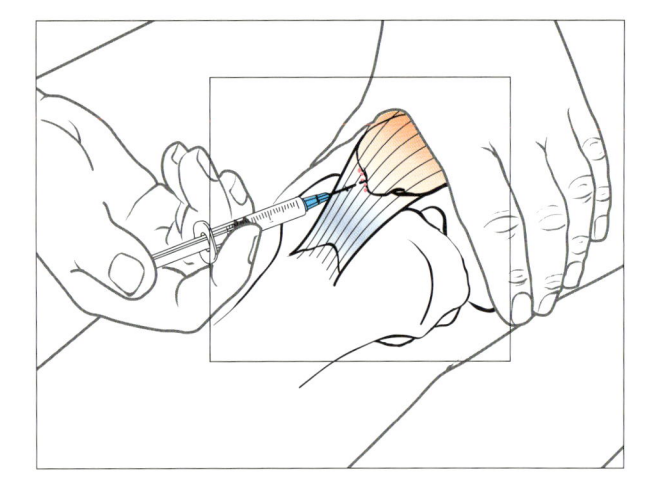

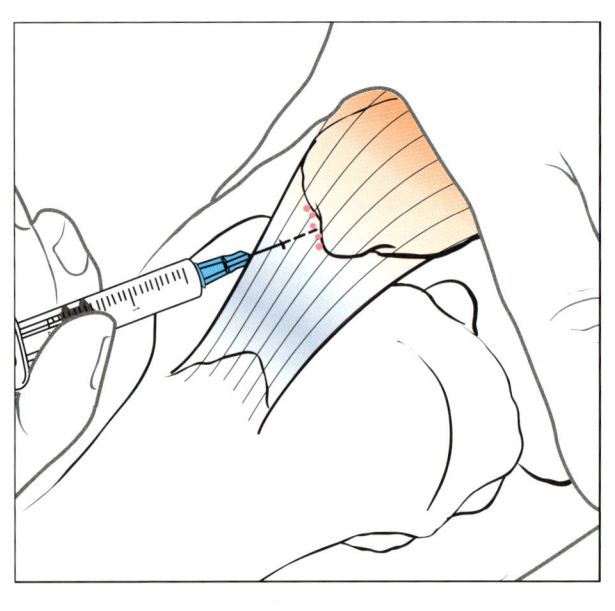

9.7 Suprapatellarsehne

Indikation

Tendinitis der Suprapatellarsehne, kommt seltener vor als das Patellaspitzensyndrom, Ursache, Krankheitsverlauf und Behandlung sind jedoch dieselben (siehe S. 140).

Symptome und Befunde

Der Patient klagt über allmählich einsetzende Schmerzen am oberen Pol (Basis) der Patella.

Bei der körperlichen Untersuchung werden die Schmerzen an der Vorderseite des Knies durch Extension des Kniegelenks gegen Widerstand provoziert.

Injektionsbehandlung

Eine Injektion in den Sehnen-Knochen-Übergang der Suprapatellarsehne kann kurativ wirken. Um ein Rezidiv zu verhindern, sollte aber auch die Ursache der Läsion beseitigt werden.

Kanülengröße	Kanüle 0,6 × 25 mm (23 G × 1"), Konusfarbe: blau

Dosis	20 mg Triamcinolonacetonid, z. B. 0,5 ml Triamcinolonacetonid 40 mg/ml, plus 1 ml Lidocain 1 %

Lagerung des Patienten

Der Patient nimmt eine halb liegende Position ein. Stützen Sie sein Knie in Extensionsstellung.

Palpation

Kippen Sie den oberen Pol der Patella (Patellabasis) nach oben, indem Sie abwärtsgerichteten Druck auf den unteren Pol (Patellaspitze) ausüben. Halten Sie dabei das Intertrigium zwischen Ihrem Zeigefinger und Daumen fest. Palpieren Sie den Sehnen-Knochen-Übergang der Suprapatellarsehne und markieren Sie den druckschmerzhaften Bereich.

Injektionstechnik

Stechen Sie die Kanüle genau proximal des oberen Patellapols in das Zentrum des druckschmerzhaften Bereichs ein. Richten Sie die Kanüle dabei nach kaudal, um am Sehnen-Knochen-Übergang der Sehne Knochenkontakt herzustellen (Abb. 9-11 und 9-12). Gehen Sie von dieser mittleren Position aus und injizieren Sie die Injektionslösung fächerförmig in zwei parallelen Reihen entlang der betroffenen Struktur am Sehnen-Knochen-Übergang.

Patientenempfehlung

Raten Sie dem Patienten zur relativen Ruhigstellung des Gelenks für bis zu zwei Wochen nach der Injektion. Zu den alternativen Behandlungsoptionen bei einer Tendinitis der Suprapatellarsehne gehören physiotherapeutische Maßnahmen wie Mobilisierung durch Querfriktionsmassage (Cyriax & Cyriax 1983, Cyriax 1984, Kesson & Atkins 1998). Ist die Erkrankung durch einen Fehllauf der Patella bedingt, müssen unter Umständen korrigierende Tapeverbände und spezifische Übungen zur Anwendung kommen.

9. Knie   **145**

▶ Abbildung 9-11

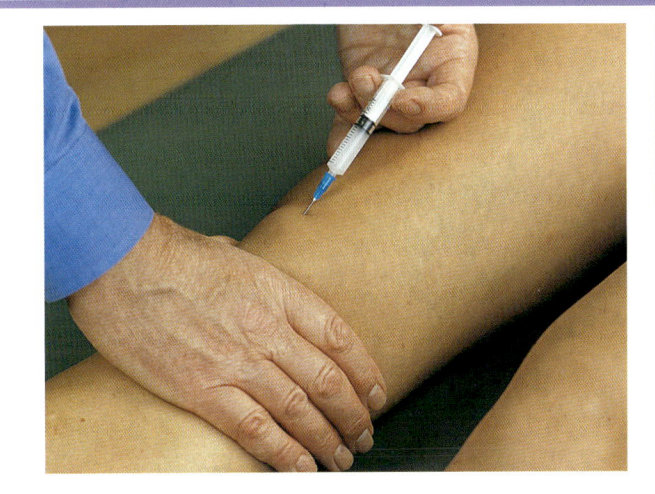

▶ Abbildung 9-12

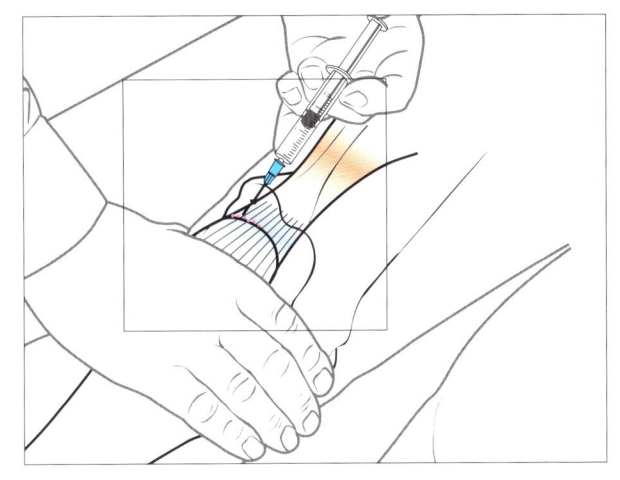

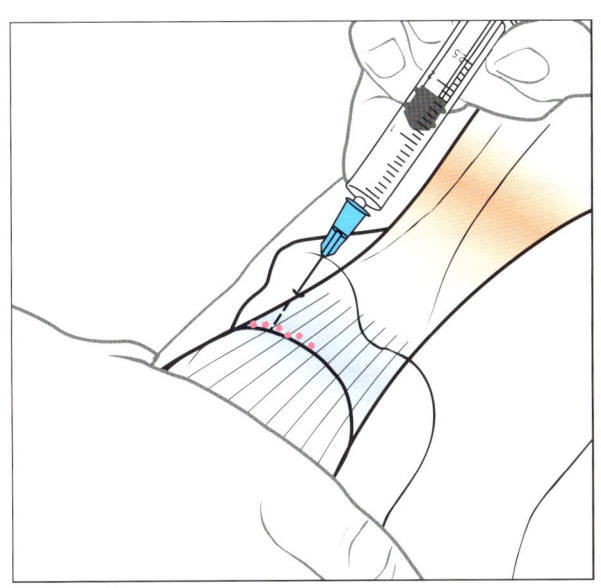

10 Sprunggelenk und Fuß

Kapitelübersicht

10.1	Oberes Sprunggelenk (Articulatio talocruralis) 146	10.6	Sesamoiditis 160
10.2	Unteres Sprunggelenk (Articulatio subtalaris) 149	10.7	Bursitis retrocalcanea . . 162
10.3	Chopart'sche Gelenklinie (Articulatio tarsi transversa) 153	10.8	«Tänzerferse» (Os-trigonum-Syndrom) 165
10.4	Großzehengrundgelenk (Articulatio metatarsophalangeae I) 156	10.9	Plantarfaszie (Plantaraponeurose) . . . 168
		10.10	Peronealsehnen 171
		10.11	Achillessehne 175
10.5	Metatarsophalangeal- und Interphalangealgelenke 158		

10.1 Oberes Sprunggelenk (Articulatio talocruralis)

Indikation

Arthritis; z. B. ein akuter Schub einer degenerativen Arthrose, entzündlichen Arthritis (z. B. rheumatoide Arthritis) oder traumatischen Arthritis in Verbindung mit einer Fraktur oder ligamentären Läsion. Eine Arthrose dieses Gelenks kommt selten vor, es sei denn, es liegt ein verursachender Faktor (z. B. Fraktur, Instabilität oder haltungsbedingte Überlastung des Gelenks) vor.

Symptome und Befunde

Der Patient klagt über lokale Schmerzen und eine Schwellung im Bereich des Sprunggelenks.

Bei der körperlichen Untersuchung liegt eine Bewegungseinschränkung mit Kapselmuster vor, wobei die Plantarflexion stärker eingeschränkt ist als die Dorsalflexion. Das Endgefühl der Plantarflexion ist zu hart.

Injektionsbehandlung

Eine intraartikuläre Injektion kann zu Schmerzlinderung und Abschwellung und damit zu einer größeren Beweglichkeit des Sprunggelenks führen.

Kanülengröße Kanüle 0,6 × 25 mm (23 G × 1"), Konusfarbe: blau, oder Kanüle 0,8 × 40 mm (21 G × 1$^1/_2$"), Konusfarbe: grün

10. Sprunggelenk und Fuß

| Dosis | 20 mg Triamcinolonacetonid, z. B. 2 ml Triamcinolonacetonid 10 mg/ml, plus 1 ml Lidocain 1 %. |

Lagerung des Patienten

Der Patient nimmt eine halb liegende Position ein; das Knie ist gebeugt, der Fuß steht flach auf der Untersuchungsliege. Dadurch wird das Sprunggelenk in eine leichte Plantarflexion gebracht, wodurch sich der vordere Gelenkbereich öffnet.

Palpation

Palpieren Sie die vordere Gelenklinie des Sprunggelenks, um einen geeigneten Zugang zum Sprunggelenk zu lokalisieren. Im Allgemeinen liegt dieser zwischen den Sehnen des vorderen Schienbeinmuskels (M. tibialis anterior) und dem langen Großzehenstrecker (M. extensor hallucis longus). Eine geeignete Einstichstelle befindet sich auch jeweils im oberen, medialen Bereich der beiden Malleolen. Entscheiden Sie sich für eine Einstichstelle und markieren Sie diese an der Gelenklinie.

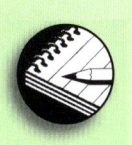

Cave! Die A. dorsalis pedis und der N. peronaeus profundus liegen genau lateral der Sehne des M. extensor hallucis longus am Sprunggelenk. Diese Strukturen sollten bei der Suche nach einer geeigneten Einstichstelle vermieden werden.

Injektionstechnik

Stechen Sie die Kanüle an der markierten Stelle anterior und kranialwärts ein, sodass sie parallel zur oberen, leicht konvex geformten Gelenkfläche des Talus (Sprungbein) liegt (Abb. 10-1 und 10-2). Wenn die Kanüle in der Gelenkkapsel liegt und Sie keinen Widerstand spüren, verabreichen Sie die Injektion als Bolus.

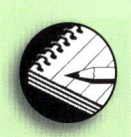

Cave! Eine Kontroverse besteht hinsichtlich wiederholter Steroidinjektionen in gewichttragende Gelenke und das damit verbundene Risiko für die Entstehung einer Steroidarthropathie (Parikh et al 1993, Cameron 1995a). Um dieses Risiko auf ein Minimum zu beschränken, wird empfohlen, Injektionen in gewichttragende Gelenke nicht häufiger als alle vier bis sechs Monate durchzuführen.

Patientenempfehlung

Empfehlen Sie dem Patienten die relative Ruhigstellung des Gelenks für bis zu zwei Wochen nach der Injektion.

148 Teil II: Injektionstherapie am Bewegungsapparat – regionale Injektionstechniken

▶ Abbildung 10-1

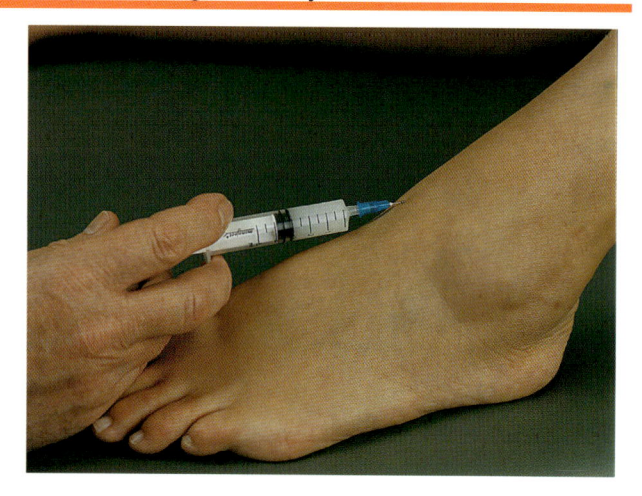

▶ Abbildung 10-2

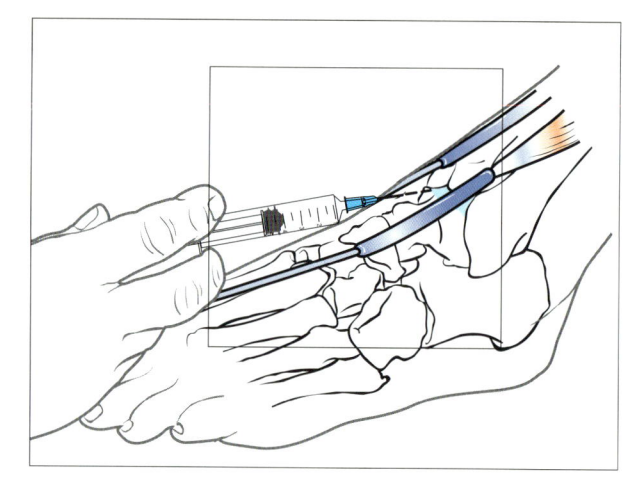

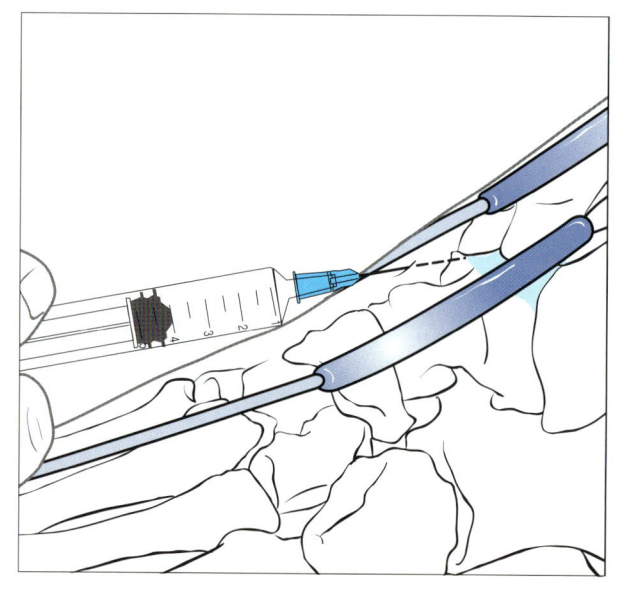

10.2 Unteres Sprunggelenk (Articulatio subtalaris)

Indikation

Arthritis, wobei die entzündliche rheumatoide Arthritis am häufigsten vorkommt.

Symptome und Befunde

Der Patient klagt über Schmerzen und eine Schwellung im Sprunggelenkbereich.
Bei der körperlichen Untersuchung findet sich eine Bewegungseinschränkung im Kapselmuster der eingeschränkten Supination. In fortgeschrittenen Fällen ist der Rückfuß in Pronation fixiert.

Injektionsbehandlung

Eine Kortikosteroidinjektion kann die Symptome lindern.

Kanülengröße	Kanüle 0,6 × 25 mm (23 G × 1"), Konusfarbe: blau

Dosis	10 mg Triamcinolonacetonid, z. B. 1 ml Triamcinolonacetonid 10 mg/ml, plus 1 ml Lidocain 1 %

Lagerung des Patienten

Der Patient nimmt eine halb liegende Position ein. Stützen Sie den Unterschenkel ab.

Palpation

Lokalisieren Sie das untere Sprunggelenk. Ertasten Sie dazu das Sustentaculum tali des Fersenbeins, das etwa eine Daumenbreite entfernt direkt unter dem Malleolus medialis liegt. Genau über diesem horizontalen Knochenkamm liegt die Gelenklinie der Articulatio subtalaris. Dieses Gelenk ist dorsal etwas breiter und einer Injektion leichter zugänglich. Markieren Sie diesen Punkt.

Injektionstechnik

Die Anatomie des unteren Sprunggelenks ist kompliziert, da das Gelenk durch ein interossäres Band in zwei Teilgelenke geteilt wird. Stechen Sie die Kanüle in den markierten Punkt ein (siehe oben) und schieben Sie sie zunächst nach posterior vor, um die Hälfte der Kortikosteroidlösung in das hintere Teilgelenk als Bolus zu injizieren (Abb. 10-3 und 10-4). Die Kanüle wird nun leicht zurück-, aber nicht aus der Haut herausgezogen, repositioniert und auch die restliche Injektionslösung als Bolus in das vordere Teilgelenk verabreicht (Abb. 10-5 und 10-6).

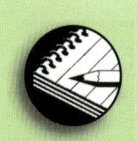

Cave! Die A. tibialis posterior und der N. tibialis liegen unter und hinter dem Sustentaculum tali. Lokalisieren Sie den Puls der A. tibialis mittels Palpation. Vermeiden Sie diese Strukturen, indem Sie die Einstichstelle wie beschrieben präzise auswählen und die Kanüle wie beschrieben führen.

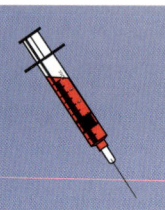

Alternative Injektionstechnik: Stechen Sie die Kanüle nach lateral durch den Sinus tarsi ein, der sich durch Palpation anteroinferior des Malleolus lateralis lokalisieren lässt. Verabreichen Sie die Injektion als Bolus.

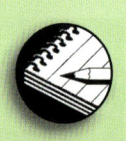

Cave! Eine Kontroverse besteht hinsichtlich wiederholter Steroidinjektionen in gewichttragende Gelenke und das damit verbundene Risiko für die Entstehung einer Steroidarthropathie (Parikh et al 1993, Cameron 1995a). Um dieses Risiko auf ein Minimum zu beschränken, wird empfohlen, Injektionen in gewichttragende Gelenke nicht häufiger als alle vier bis sechs Monate durchzuführen.

Patientenempfehlung

Empfehlen Sie dem Patienten die relative Ruhigstellung des Gelenks für bis zu zwei Wochen nach der Injektion.

10. Sprunggelenk und Fuß **151**

▶ Abbildung 10-3

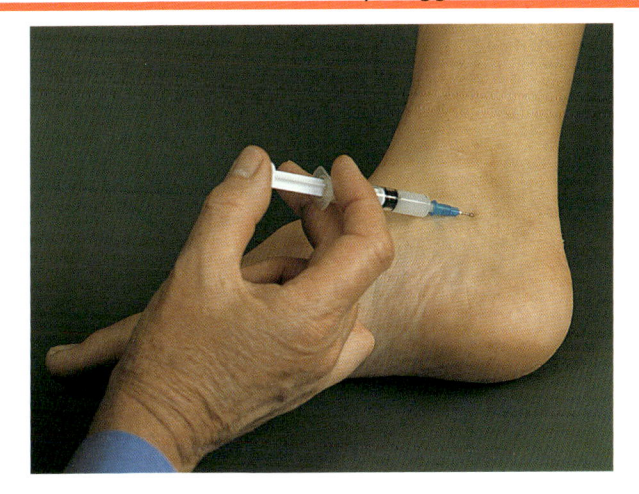

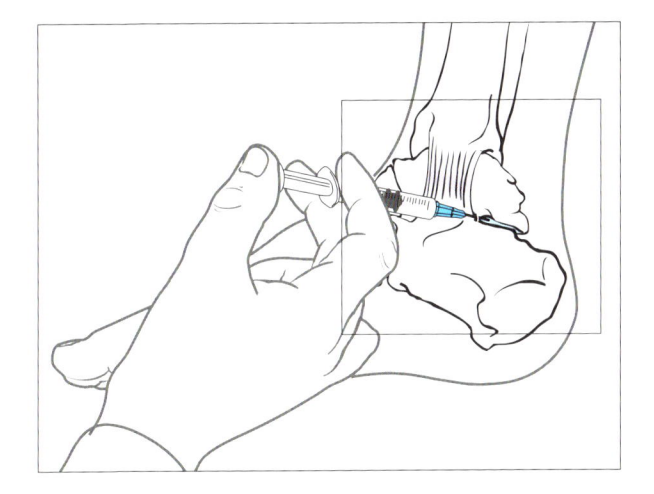

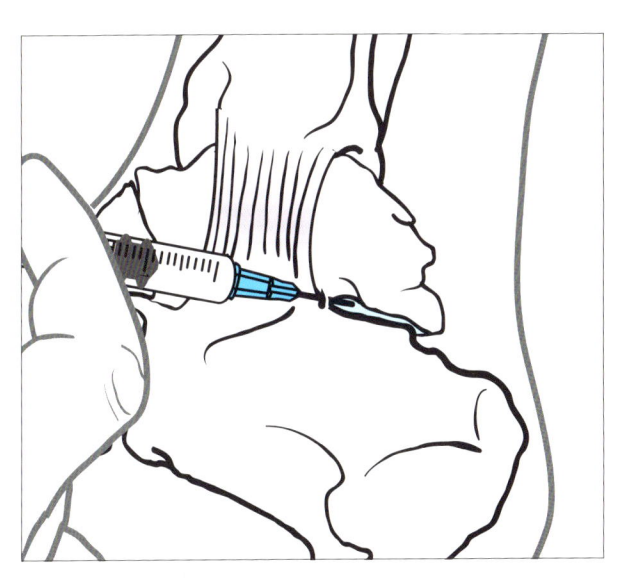

▶ Abbildung 10-4

152 Teil II: Injektionstherapie am Bewegungsapparat – regionale Injektionstechniken

▶ **Abbildung 10-5**

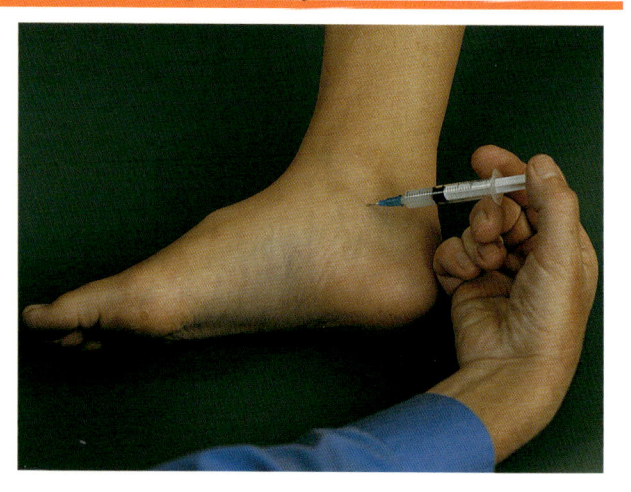

▶ **Abbildung 10-6**

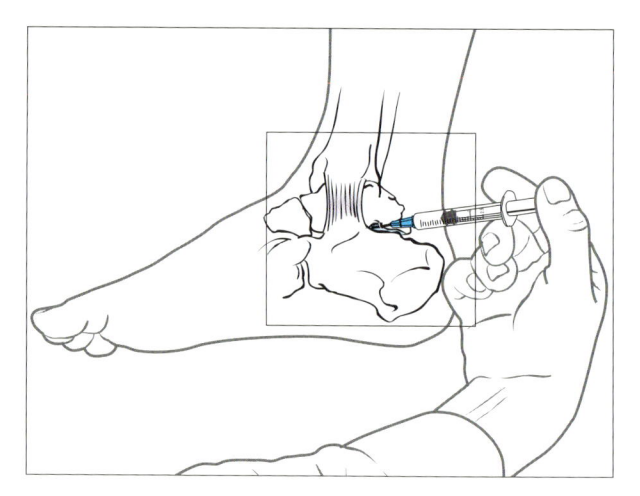

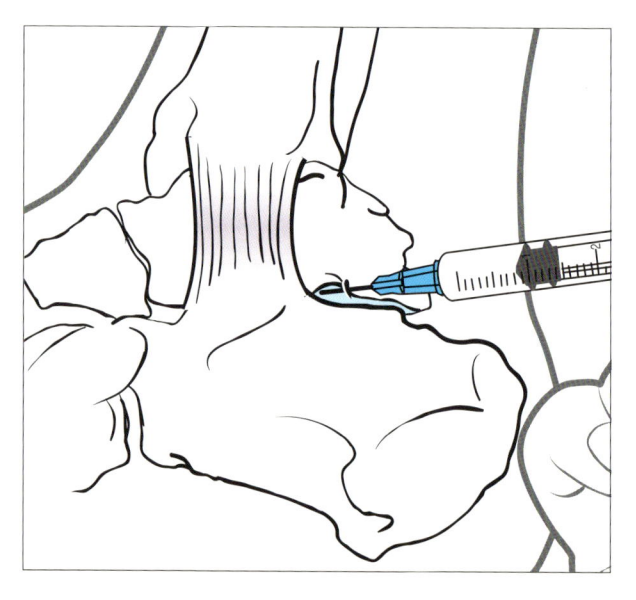

10.3 Chopart'sche Gelenklinie (Articulatio tarsi transversa)

Indikation

Arthritis, z. B. ein akuter Schub einer Arthrose, entzündlichen Arthritis (z. B. rheumatoide Arthritis) oder traumatischen Arthritis.

Symptome und Befunde

Der Patient klagt über Schmerzen und eine Schwellung über dem Mittelfußbereich.
Bei der körperlichen Untersuchung liegt eine Bewegungseinschränkung mit Kapselmuster vor, das in eingeschränkter Adduktion und Supination besteht. In fortgeschrittenen Fällen ist der Fuß in Abduktion und Pronation fixiert.

Injektionsbehandlung

Eine intraartikuläre Kortikosteroidinjektion kann zu symptomatischer Linderung führen.

Kanülengröße	Kanüle 0,6 × 2,5 mm (23 G × 1"), Konusfarbe: blau

Dosis	10 mg Triamcinolonacetonid, z. B. 1 ml Triamcinolonacetonid 10 mg/ml, plus 0,5 ml Lidocain 1 %

Lagerung des Patienten

Der Patient liegt bequem abgestützt in Halbseitenlage.

Palpation

Der mediotarsale Gelenkkomplex besteht lateral aus dem Kalkaneokuboidgelenk (Art. calcaneocuboidea) und medial aus dem Talokalkaneonavikulargelenk (Art. talocalcaneonavicularis). Palpieren Sie die Gelenke, um die Läsionsstelle zu lokalisieren. Das Kalkaneokuboidgelenk befindet sich etwa eine Daumenbreite hinter und über der Basis des fünften Mittelfußknochens. Das Talokalkaneonavikulargelenk lässt sich palpieren, wenn Sie den Fuß passiv nach außen drehen und sich am Talus vor dem Malleolus medialis entlangtasten, bis Sie die Gelenklinie spüren. Markieren Sie die Einstichstelle Ihrer Wahl über der entsprechenden Gelenklinie.

Injektionstechnik

Stechen Sie die Kanüle senkrecht zur Gelenklinie ein. Wenn die Kanüle in der Gelenkkapsel positioniert ist, verabreichen Sie die Injektion als Bolus (Abb. 10-7 und 10-8).

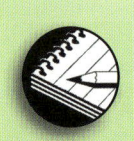

Cave! Die A. dorsalis pedis und der N. peronaeus profundus liegen auf dem Fußrücken lateral der Sehne des M. extensor hallucis longus. Lokalisieren Sie den Puls der A. dorsalis pedis durch Palpation und vermeiden Sie eine Injektion in Arterie oder Nerv, indem Sie sich die Lage der beiden Strukturen im Fuß vergegenwärtigen.

Patientenempfehlung

Empfehlen Sie dem Patienten die relative Ruhigstellung des Gelenks für bis zu zwei Wochen nach der Injektion.

10. Sprunggelenk und Fuß **155**

▶ **Abbildung 10-7**

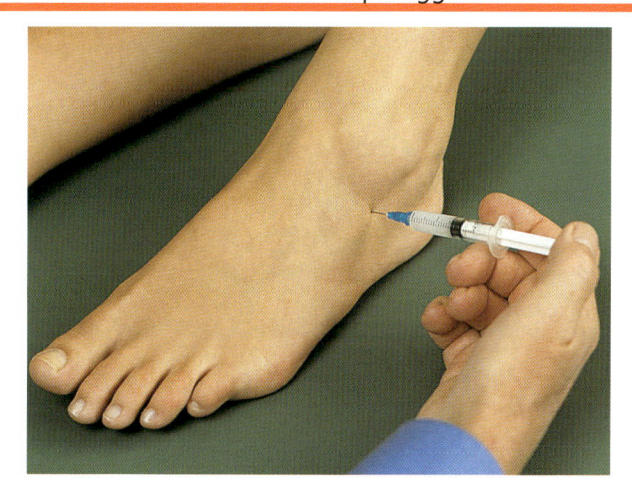

▶ **Abbildung 10-8**

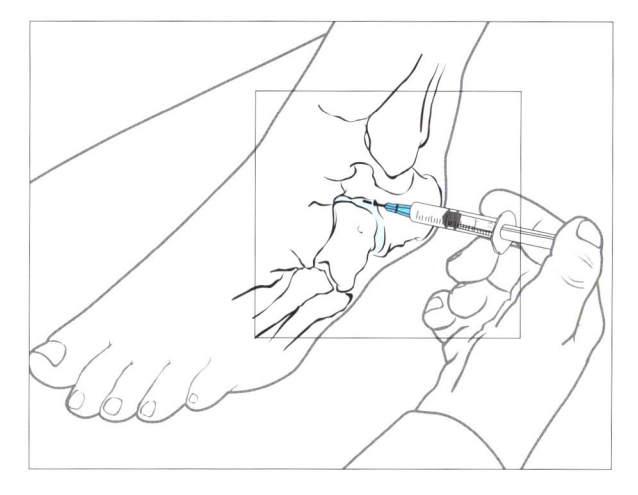

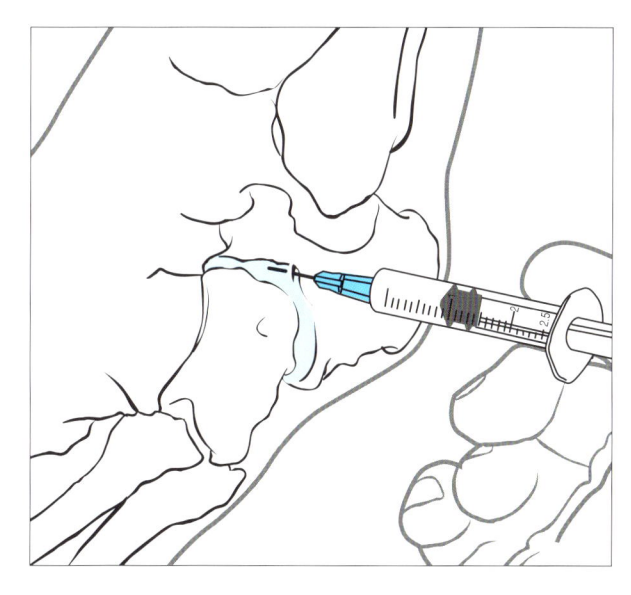

10.4 Großzehengrundgelenk (Articulatio metatarsophalangeae I)

Indikation

Arthritis, z. B. ein akuter Schub einer Osteoarthrose, einer entzündlichen oder einer traumatischen Arthritis.

Symptome und Befunde

Der Patient klagt über Schmerzen, oft auch über eine Schwellung, die lokal auf den Bereich über dem großen Zeh begrenzt ist.

Bei der körperlichen Untersuchung zeigt sich eine Bewegungseinschränkung mit Kapselmuster (erheblich eingeschränkte Extension und weniger stark eingeschränkte Flexion). Der Verlust der Extension kann zur Beeinträchtigung der Gelenkfunktion führen, da sie für das Abheben der Zehen beim Gehen unerlässlich ist.

Injektionsbehandlung

Eine Kortikosteroidinjektion kann eine gute symptomatische Linderung erzielen und ermöglicht so die Mobilisierung zur Wiederherstellung der Beweglichkeit.

Kanülengröße	Kanüle 0,5 × 16 mm (25 G × 5/8"), Konusfarbe: orange

Dosis	10 mg Triamcinolonacetonid, z. B. 0,25 ml Triamcinolonacetonid 40 mg/ml, plus 0,25 ml Lidocain 1 %

Lagerung des Patienten

Der Patient nimmt eine halb liegende Position ein; der Fuß wird abgestützt.

Palpation

Die Gelenklinie lässt sich mittels Palpation identifizieren. Falls dies Probleme bereitet, ziehen Sie das Gelenk leicht auseinander, was auch die Injektion erleichtert. Markieren Sie einen Punkt auf der Gelenklinie. Geeignet sind beide Seiten der Streckersehne.

Injektionstechnik

Stechen Sie die Kanüle senkrecht zur Gelenklinie ein. Ist die Kanüle in der Gelenkkapsel positioniert, verabreichen Sie die Injektion als Bolus (Abb. 10-9 und 10-10).

Patientenempfehlung

Empfehlen Sie dem Patienten die relative Ruhigstellung des Gelenks für bis zu zwei Wochen nach der Injektion.

10. Sprunggelenk und Fuß **157**

▶ Abbildung 10-9

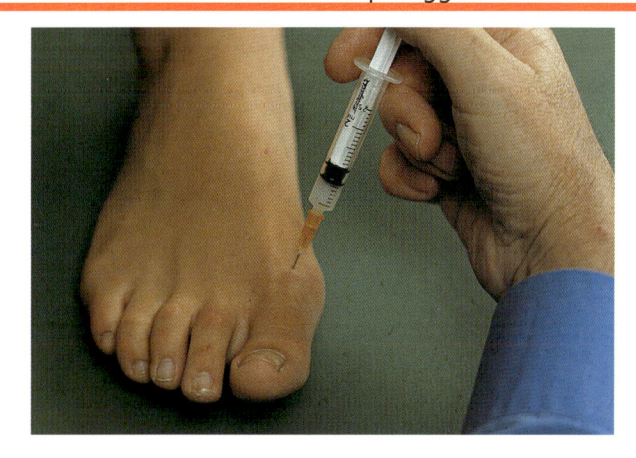

▶ Abbildung 10-10

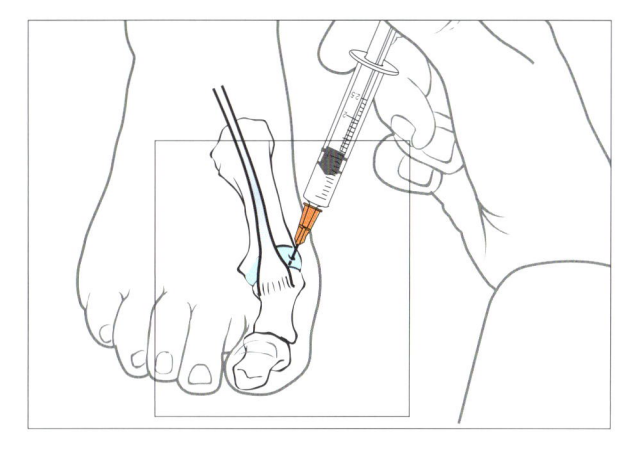

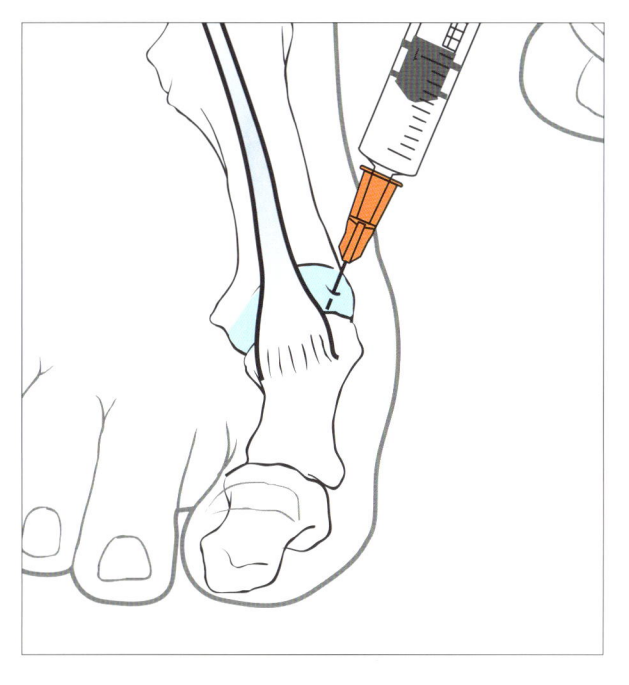

10.5 Metatarsophalangeal- und Interphalangealgelenke

Indikation

Arthritis. Diese Metatarsophalangeal- und Interphalangealgelenke können von degenerativen, entzündlichen oder traumatischen Arthritiden betroffen sein.

Symptome und Befunde

Der Patient kann seine Schmerzen auf das/die jeweils betroffene(n) Gelenk(e) eingrenzen.

Bei der körperlichen Untersuchung wird die Diagnose durch eine Bewegungseinschränkung mit Kapselmuster bestätigt. Dieses Muster kann zwar variieren, doch meist zeigen die Metatarsophalangealgelenke eine stärker eingeschränkte Flexion, sodass sie in Extension, die Interphalangealgelenke dagegen in Flexion fixiert sind.

Injektionsbehandlung

Die Kortikosteroidinjektion reduziert die Entzündung und kann eine effektive Schmerzlinderung bewirken.

Kanülengröße	Kanüle 0,5 × 16 mm (25 G × 5/8"), Konusfarbe: orange

Dosis	10 mg Triamcinolonacetonid, z. B. 0,25 ml Triamcinolonacetonid 40 mg/ml, plus 0,25 ml Lidocain 1 %

Lagerung des Patienten

Der Patient nimmt eine halb liegende Position ein; der Fuß liegt auf dem Behandlungstisch.

Palpation

Lokalisieren Sie das symptomatische Gelenk und identifizieren Sie die Gelenklinie. Markieren Sie einen Punkt auf der dorsolateralen oder dorsomedialen Gelenklinie.

Injektionstechnik

Stechen Sie die Kanüle senkrecht über die dorsolaterale oder die dorsomediale Gelenkfläche in das betroffene Gelenk ein, um die Streckersehne zu vermeiden (Abb. 10-11 und 10-12). Liegt die Kanüle in der Gelenkkapsel, können Sie die Injektion als Bolus verabreichen.

Patientenempfehlung

Empfehlen Sie dem Patienten die relative Ruhigstellung des Gelenks für bis zu zwei Wochen nach der Injektion.

10. Sprunggelenk und Fuß **159**

▶ Abbildung 10-11

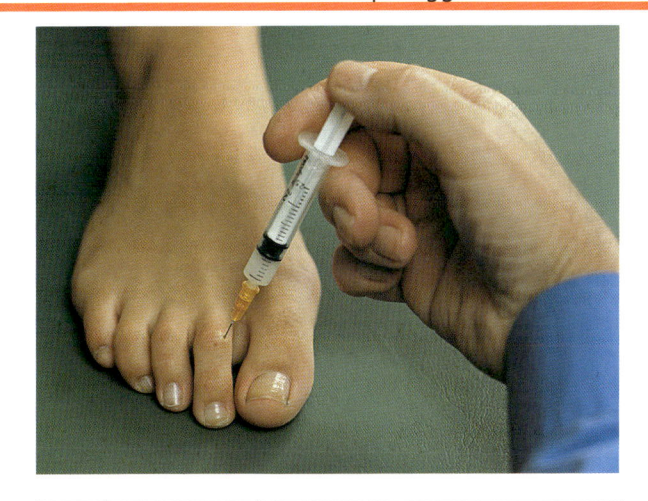

▶ Abbildung 10-12

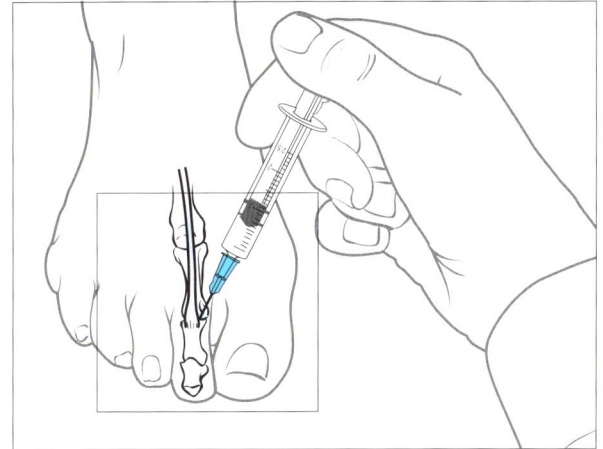

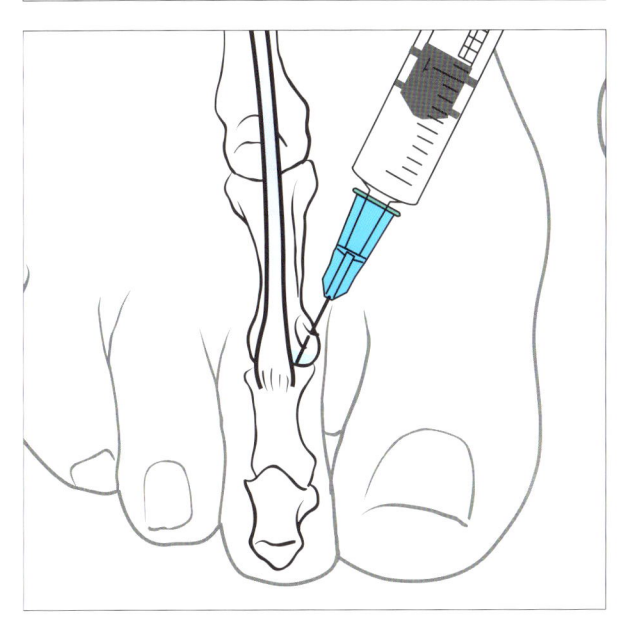

10.6 Sesamoiditis

Indikation

Quetschung des Sesambeins (Os sesamoideum) des M. flexor hallucis longus oder **traumatische Arthritis** des ersten Mittelfußköpfchens in Verbindung mit einer Deformität wie dem Pes cavus (Cyriax 1982).

Symptome und Befunde

Der Patient klagt über Schmerzen beim Gehen auf der medialen Seite der Plantarfläche des Vorfußes. Bei der körperlichen Untersuchung lässt sich der Schmerz durch Flexion des großen Zehs gegen Widerstand provozieren. Der betroffene Bereich ist druckschmerzhaft.

Injektionsbehandlung

Eine Injektion kann kurativ wirken (Cyriax 1982).

Kanülengröße	Kanüle 0,6 × 25 mm (23 G × 1"), Konusfarbe: blau

Dosis	10 mg Triamcinolonacetonid, z. B. 0,25 ml Triamcinolonacetonid 40 mg/ml, plus 0,75 ml Lidocain 1 %

Lagerung des Patienten

Der Patient nimmt eine bequeme sitzende oder liegende Position ein; der Fuß wird abgestützt.

Palpation

Den druckschmerzhaften Bereich auf der plantaren Seite des großen Zehs palpieren und markieren.

Injektionstechnik

Stechen Sie die Kanüle auf der Plantarseite des großen Zehs nach medial in Richtung des druckschmerzhaften Bereichs zwischen dem ersten Mittelfußknochen und der Beugesehne ein (Abb. 10-13 und 10-14). Verabreichen Sie die Injektion als Bolus; vermeiden Sie die direkte Infiltration der Sehne.

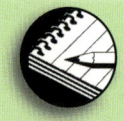

Cave! Berücksichtigen Sie bei Gabe der Injektion den Verlauf der Zehenarterien und Nerven entlang der Beugesehnen.

10. Sprunggelenk und Fuß **161**

▶ Abbildung 10-13

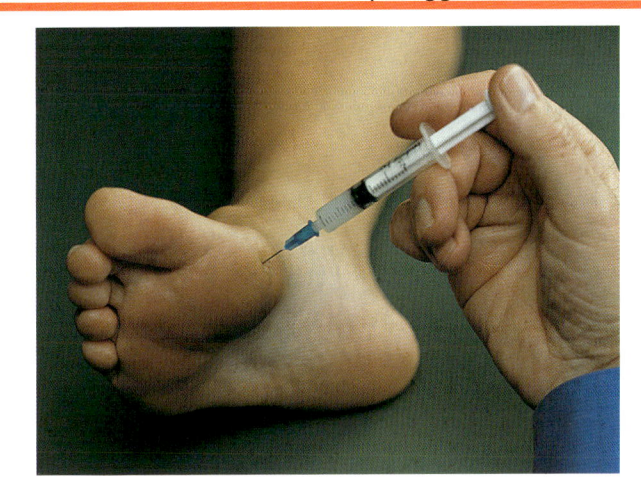

▶ Abbildung 10-14

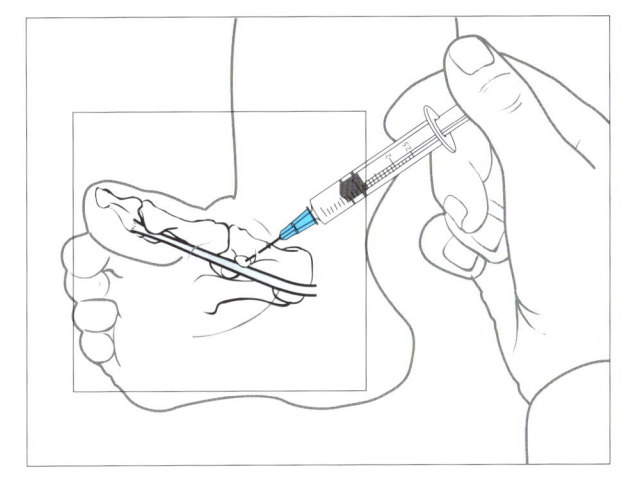

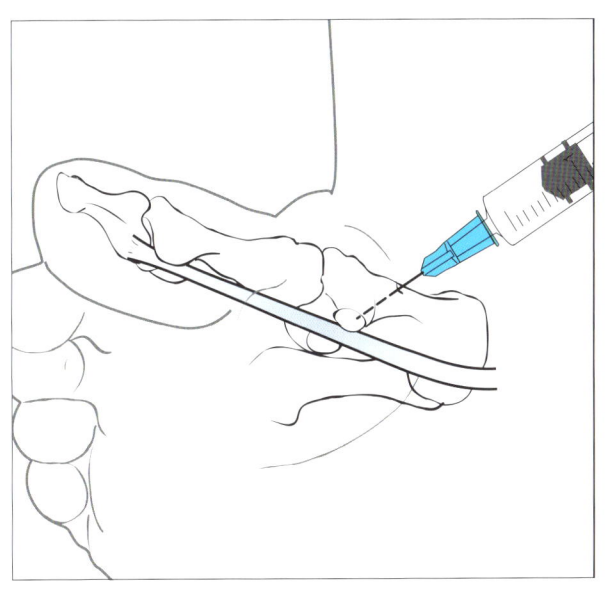

10.7 Bursa retrocalcanea

Indikation

Bursitis retrocalcanea, die entweder auf eine Deformität wie die knöcherne Spornbildung (Haglund-Exostose) oder auf schlecht sitzendes Schuhwerk zurückzuführen ist, wodurch ein übermäßiger Druck auf den posterioren Anteil der Ferse ausgeübt wird. Bei diesem Beschwerdebild kann es sich um die Manifestation einer rheumatoiden Arthritis oder um eine der Spondylarthropathien handeln, z. B. Morbus Reiter (Hutson 1990, Frey et aI 1992, Baxter 1994).

Symptome und Befunde

Der Patient klagt über Schmerzen auf der Hinterseite der Ferse. Zu den verschlimmernden Faktoren gehören sportliche Aktivitäten sowie falsches Schuhwerk.

Die Symptome bei der körperlichen Untersuchung können verwirrend sein; das Beschwerdebild lässt sich mitunter nur schwer von einer möglicherweise koexistenten Achillessehnentendinitis abgrenzen. Passive Dorsalflexion, passive Plantarflexion und Plantarflexion gegen Widerstand können allesamt zur Kompression der entzündeten Bursa führen, doch lässt sich die Läsion genau anterior und auf einer der beiden Seiten der Achillessehne durch Palpation lokalisieren.

Injektionsbehandlung

Eine Kortikosteroidinjektion kann eine symptomatische Schmerzlinderung bewirken. Um ein Rezidiv zu verhindern, muss jedoch die Ursache des Problems beseitigt werden.

Kanülen-größe	Kanüle 0,6 × 25 mm (23 G × 1"), Konusfarbe: blau

Dosis	10 mg Triamcinolonacetonid, z. B. 0,25 ml Triamcinolonacetonid 40 mg/ml, plus 0,5 ml Lidocain 1 %

Lagerung des Patienten

Der Patient liegt auf dem Bauch, der Fuß wird in leichter Plantarflexion durch ein Kissen gestützt. Geeignet ist aber auch die Rückenlage.

Palpation

Frey et al. (1992) haben die Existenz der Bursa retrocalcanea durch Kontrastmittelröntgen nachgewiesen. Sie überdeckt die superoposteriore Fläche des Fersenbeins (Calcaneus) wie ein Hufeisen, wobei sie den Calcaneus vom Ansatz der Achillessehne trennt (Stephens 1994). Die druckschmerzhafte Bursa lässt sich durch Palpation anterior der

Sehne entweder lateral oder medial des distalen Endes der Achillessehne lokalisieren. Markieren Sie den druckempfindlichsten Punkt.

Injektionstechnik

Stechen Sie die Kanüle entweder medial oder lateral zwischen dem distalen Ende der Achillessehne und dem oberen Drittel der dorsalen Fläche des Calcaneus ein (Abb. 10-15 und 10-16). Verabreichen Sie die Injektion als Bolus.

Patientenempfehlung

Empfehlen Sie dem Patienten die relative Ruhigstellung des Gelenks für bis zu zwei Wochen nach der Injektion. Durch Vermeidung verschlimmernder Aktivitäten oder das Austauschen schlecht sitzender Schuhe sollte auch die Ursache der Erkrankung beseitigt werden können.

Teil II: Injektionstherapie am Bewegungsapparat – regionale Injektionstechniken

▶ **Abbildung 10-15**

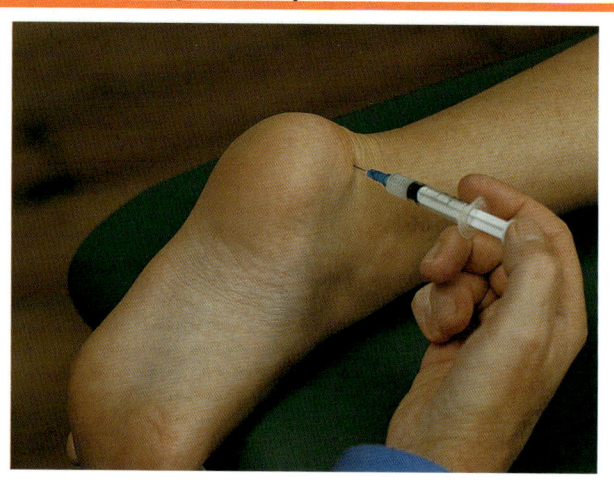

▶ **Abbildung 10-16**

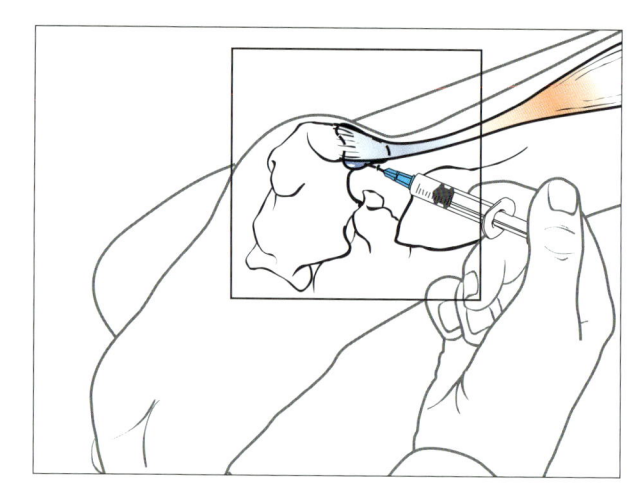

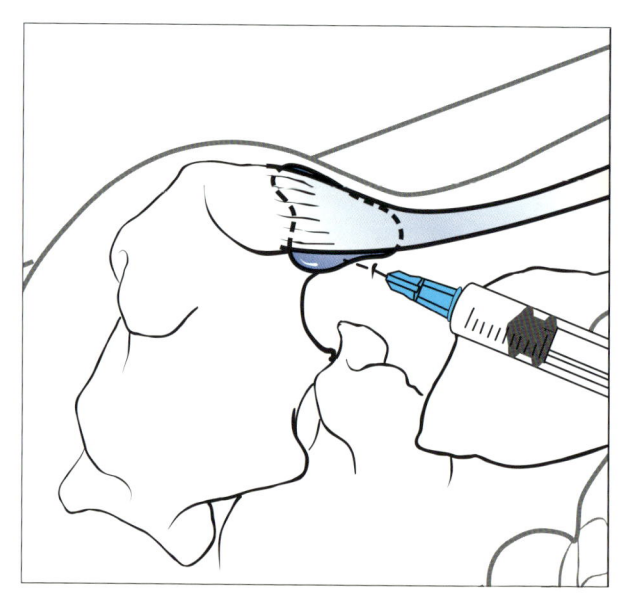

10.8 «Tänzerferse» (Os-trigonum-Syndrom)

Indikation

Os-trigonum-Syndrom, das vor allem bei Balletttänzerinnen auftreten kann; die maximale Plantarflexion im Sprunggelenk vor allem beim Spitzentanz führt dazu, dass das Fersenbein im unteren Bereich der hinteren Tibiakante auf die Knochenhaut drückt (Cyriax 1982). Ein ähnliches Krankheitsbild ist auch bei anderen Athleten wie z. B. Fußballspielern, Speerwerfern, Hockey- und Squashspielern zu beobachten (Cyriax & Cyriax 1983).

Symptome und Befunde

Der Patient klagt über Schmerzen, die er lokal an der hinteren Ferse spürt; die Symptome lassen sich bei passiver Plantarflexion im Endbereich provozieren (Cyriax 1982).

Injektionsbehandlung

Eine Injektion kann kurativ wirken, vorausgesetzt, die Ursache der Läsion wird beseitigt.

Kanülengröße	Kanüle 0,8 × 40 mm (21 G × 11/2") oder Kanüle 0,8 × 50 mm (21 G × 2"), Konusfarbe: grün

Dosis	10 mg Triamcinolonacetonid, z. B. 0,25 ml Triamcinolonacetonid 40 mg/ml, plus 0,75 ml Lidocain 1 %

Lagerung des Patienten

Der Patient liegt auf dem Bauch.

Palpation

Palpieren und markieren Sie den druckschmerzhaften Bereich an der dorsalen Seite der unteren Tibia unter der Achillessehne.

Injektionstechnik

Stechen Sie die Kanüle entweder medial oder lateral der Achillessehne in Richtung Hinterrand der unteren Tibia ein, der ca. 2 cm oberhalb einer gedachten Linie zwischen den beiden Malleolen liegt, und verabreichen Sie die Injektion fächerförmig um das Periost der unteren Tibiakante (Abb. 10-17 und 10-18).

Patientenempfehlung

Empfehlen Sie dem Patienten die relative Ruhigstellung des Gelenks für bis zu zwei Wochen nach der Injektion. Machen Sie den Patienten auf die auslösenden Faktoren aufmerksam. Es sollten Maßnahmen ergriffen werden, um eine zu starke Spitzenfußstellung zu vermeiden.

10. Sprunggelenk und Fuß **167**

▶ Abbildung 10-17

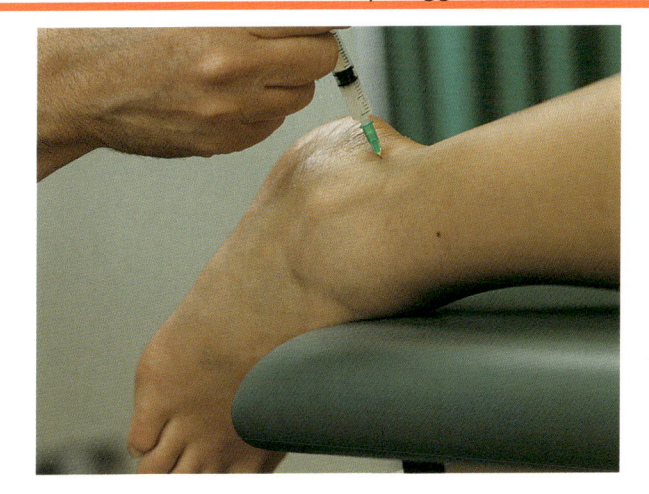

▶ Abbildung 10-18

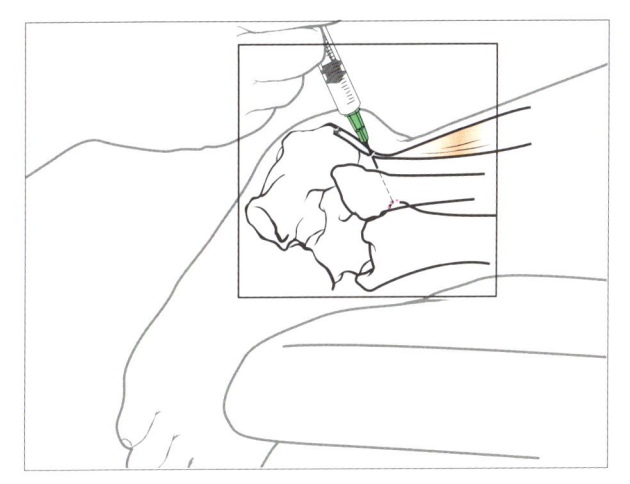

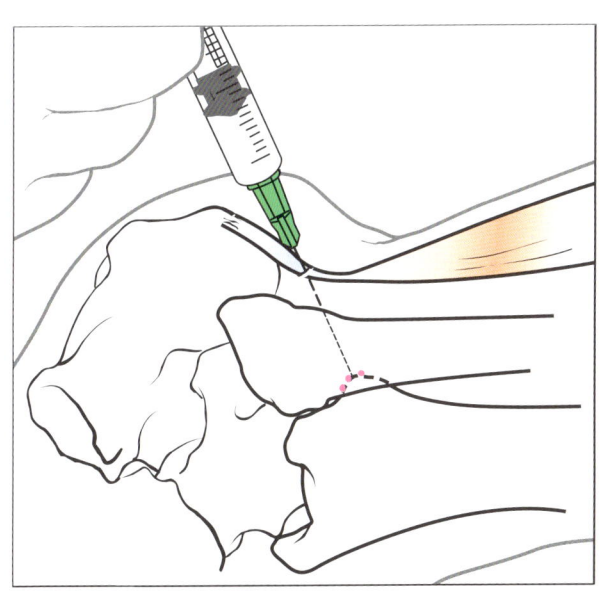

Teil II: Injektionstherapie am Bewegungsapparat – regionale Injektionstechniken

10.9 Plantarfaszie

Indikation

Plantarfasziitis, bedingt durch wiederholte Mikrotraumen des Fußlängsbogens, durch die es zu fokalen Rissen und einer chronischen Entzündung am Ansatz der Plantarfaszie am Tuber calcanei kommt (Kibler et al. 1991, Karr 1994, Gibbon & Cassar-Pullicino 1994, Dasgupta & Bowles 1995, Singh et al. 1997). Durch wiederholte intrinsische Muskelaktivität gegen die gestreckte Plantarfaszie beim Gehen kann eine Traktionsverletzung der Plantarfaszie an ihrer Insertionsstelle hervorgerufen werden (Gibbon & Cassar-Pullicino 1994). Beide Mechanismen können zur Bildung eines Fersensporns führen. Adipositas gilt als prädisponierender Faktor, da sie eine haltungsbedingte Überlastung des Fußes mit sich bringen kann, die zu Überpronation und Dehnung der Plantarfaszie führt. Eine angespannte Achillessehne kann ebenfalls zu Überpronation führen, und schlecht sitzende Schuhe können für eine Plantarfasziitis prädisponieren (Evans 1990, Karr 1994).

Symptome und Befunde

Der Patient klagt über allmählich einsetzende Schmerzen im medialen Anteil der Plantarfläche der Ferse. Charakteristischerweise verspürt der Patient die stärksten Schmerzen, wenn er morgens nach dem Aufstehen die ersten paar Schritte unternimmt; danach lassen die Schmerzen nach (Kibler et al. 1991, Karr 1994).

Bei der körperlichen Routineuntersuchung von Fuß und Sprunggelenk können positive Zeichen fehlen. Die passive Extension der Zehen kann einen «Windeneffekt» auf die Plantarfaszie ausüben, durch den der Schmerz ausgelöst werden kann. Besondere Druckschmerzhaftigkeit ist speziell über dem Tuber calcanei (Fersenbeinhöcker) auf der medialen Seite zu beobachten.

Injektionsbehandlung

Eine Kortikosteroidinjektion kann kurativ wirken. Die Ergebnisse von Sellman (1994) lassen darauf schließen, dass eine präzise gesetzte Injektion Schmerzen und Druckschmerzhaftigkeit beseitigt. Dadurch erübrigt sich die Notwendigkeit von Re-Injektionen, die mit einer Plantarfaszienruptur assoziiert sind. Singh et al. (1997) schlagen ein umfassendes Behandlungsprogramm vor, das eine Kortikosteroidinjektion, intrinsische Muskelübungen, Wadendehnung, Verband und Fersenkissen umfasst, und möglicherweise ist auch das nächtliche Tragen von Cock-up-Schienen erforderlich, um das Problem zu beseitigen.

Kanülen-größe	Kanüle 0,8 × 40 mm (21 G × 11/2") oder Kanüle 0,8 × 50 mm (21 G × 2"), Konusfarbe: grün

Dosis	20 mg Triamcinolonacetonid, z. B. 0,5 ml Triamcinolonacetonid 40 mg/ml, plus 1 ml Lidocain 1 %

Lagerung des Patienten

Der Patient liegt auf dem Bauch, das Knie ist leicht flektiert, der Unterschenkel liegt auf einem Kissen. Diese Position kann entsprechend modifiziert werden, wenn der Patient auf dem Rücken liegen möchte.

Palpation

Lokalisieren Sie den Fersenbeinhöcker auf der medialen Seite durch Tiefenpalpation und markieren Sie das Zentrum des druckschmerzhaften Bereichs.

Injektionstechnik

Stechen Sie die Kanüle durch das Weichteilgewebe am medialen Aspekt des Fußes anterior des markierten Punktes ein (Abb. 10-19). Schieben Sie die Kanüle posterolateral in Richtung des Übergangs der Plantarfaszie zum medialen Tuber calcanei vor (Abb. 10-20) und verabreichen Sie die Injektion fächerförmig an der Einstichstelle. Dieser indirekte Zugang zur Plantarfaszie ist für den Patienten angenehmer, da die Kanüle durch das Weichteilgewebe vorgeschoben wird anstatt direkt durch das Fettpolster. Es verhindert auch die Entwicklung einer Fettatrophie und die Gefahr einer von der Fußsohle ausgehenden Infektion.

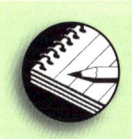

Cave! Die A. und der N. plantaris lateralis sowie die Nervi plantares mediales liegen unter dem Ursprung der Plantarfaszie.

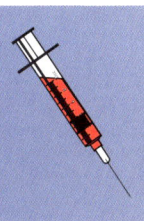

Alternative Injektionstechnik: Lagerung des Patienten wie oben:
1. Stechen Sie die Kanüle senkrecht zur Fußsohle in Richtung des druckschmerzhaften Bereichs ein und injizieren Sie die Lösung fächerförmig an der Einstichstelle.
2. Stechen Sie die Kanüle medial, senkrecht zum Calcaneus, in Richtung des druckschmerzhaften Bereichs ein und injizieren Sie die Lösung fächerförmig an der Einstichstelle.

Patientenempfehlung

Empfehlen Sie dem Patienten die relative Ruhigstellung des Gelenks für bis zu zwei Wochen nach der Injektion. Um ein Rezidiv zu vermeiden, sollten die auslösenden Faktoren beseitigt werden; unter Umständen gehört dazu auch die Reduktion des Körpergewichts.

170 Teil II: Injektionstherapie am Bewegungsapparat – regionale Injektionstechniken

▶ Abbildung 10-19

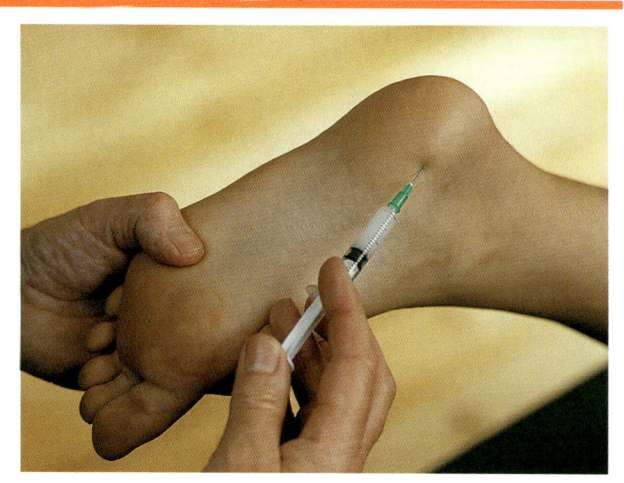

▶ Abbildung 10-20

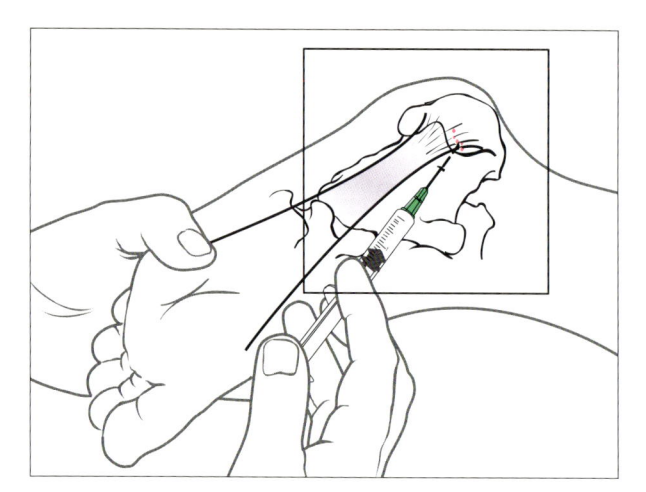

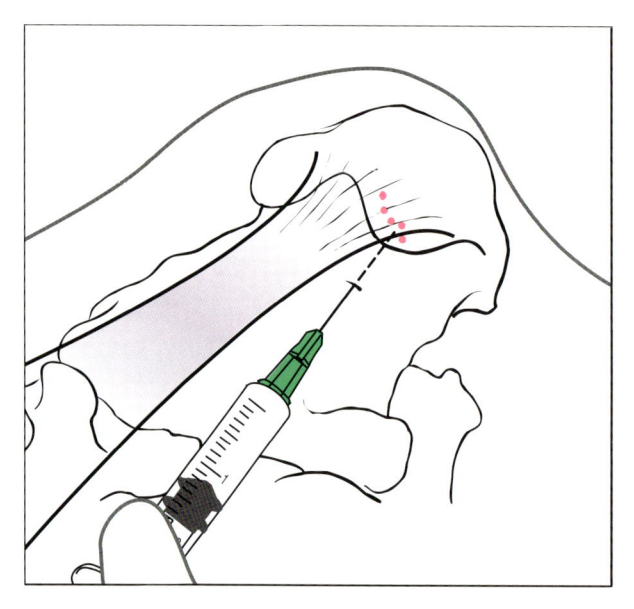

10.10 Peronealsehnen

Indikation

Tendinitis am Sehnen-Knochen-Übergang des M. peroneus brevis an der Basis des fünften Mittelfußknochens oder **Tendovaginitis** der Sehnen des M. peroneus longus und brevis in ihrer gemeinsamen Sehnenscheide am Sprunggelenk. Akute Läsionen können mit einer Inversionsdistorsion am Sprunggelenk assoziiert sein und chronische Läsionen durch Überlastung hervorgerufen werden.

Symptome und Befunde

Der Patient klagt entweder über plötzlich auftretende Schmerzen an der lateralen Seite des Sprunggelenks nach einer Inversionsverletzung oder allmählich einsetzende überlastungsbedingte Schmerzen geringeren Grades.

Bei der körperlichen Untersuchung lassen sich die Symptome durch Eversion gegen Widerstand hervorrufen. Bei akuter Tendovaginitis kann auch die passive Inversion schmerzhaft sein, da die Sehnen durch ihre entzündete Sehnenscheide gezogen werden.

Injektionsbehandlung

Eine Kortikosteroidinjektion in die gemeinsame Sehnenscheide oder in den Sehnen-Knochen-Übergang des M. peroneus brevis an der Basis des fünften Mittelfußknochens kann kurativ wirken. Alternativ kann diese Läsion mit physiotherapeutischen Maßnahmen, darunter Mobilisierung durch Querfriktionsmassage und Elektrotherapie, behandelt werden (Cyriax & Cyriax 1983, Cyriax 1984, Kesson & Atkins 1998).

Kanülen-größe	Kanüle 0,5 × 16 mm (25 G × 5/8"), Konusfarbe: orange (Sehnen-Knochen-Übergang), oder Kanüle 0,6 × 25 mm (23 G × 1"), Konusfarbe: blau (Sehnen in der Sehnenscheide)

Dosis	10 mg Triamcinolonacetonid, z. B. 0,25 ml Triamcinolonacetonid 40 mg/ml, plus 0,75 ml Lidocain 1 %

Lagerung des Patienten

Der Patient nimmt eine halb liegende Rückenlage ein. Stützen Sie den Fuß ab.

Palpation

Lokalisieren Sie die Läsion durch Palpation. Dabei kann sich z. B. um eine Tendovaginitis handeln. Die Sehnen verlaufen in einer gemeinsamen Sehnenscheide hinter und unter dem Malleolus lateralis. Die Trochlea peronealis (einen Fingerbreit unter und anterior des Malleolus lateralis) markiert das distale Ende der Sehnenscheide und den Punkt, an dem die Sehnen sich trennen. Finden Sie die Trochlea peronealis und markieren Sie einen Punkt zwischen den beiden Sehnen.

Befindet sich die Läsion am Ansatz (Sehnen-Knochen-Übergang) des M. peroneus brevis, lokalisieren Sie die Basis des fünften Mittelfußknochens und markieren den druckschmerzhaften Punkt.

Injektionstechnik

Bei Vorliegen einer Tendovaginitis stechen Sie die Kanüle am distalen Ende der Sehnenscheide ein (siehe oben); richten Sie sie nach posterior und zwischen die Peronealsehnen (Abb. 10-21 und 10-22). Injizieren Sie die Lösung als Bolus in die gemeinsame Sehnenscheide.

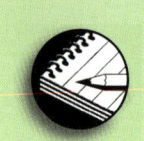

> **Praxistipp:** Ist die Tendovaginitis durch eine Inversionsdistorsion bedingt, lassen sich mit physiotherapeutischen Maßnahmen wie Friktionsmassage und Mobilisierung meist ausgezeichnete Behandlungsergebnisse erzielen (Cyriax & Cyriax 1983, Cyriax 1984, Kesson & Atkins 1998).

Bei Vorliegen einer Tendinitis am Sehnen-Knochen-Übergang des M. peroneus brevis verabreichen Sie die Injektion fächerförmig um den als druckschmerzhaft markierten Bereich an der Basis des fünften Mittelfußknochens (Abb. 10-23 und 10-24).

Patientenempfehlung

Empfehlen Sie dem Patienten die relative Ruhigstellung des Gelenks für bis zu zwei Wochen nach der Injektion.

10. Sprunggelenk und Fuß **173**

▶ Abbildung 10-21

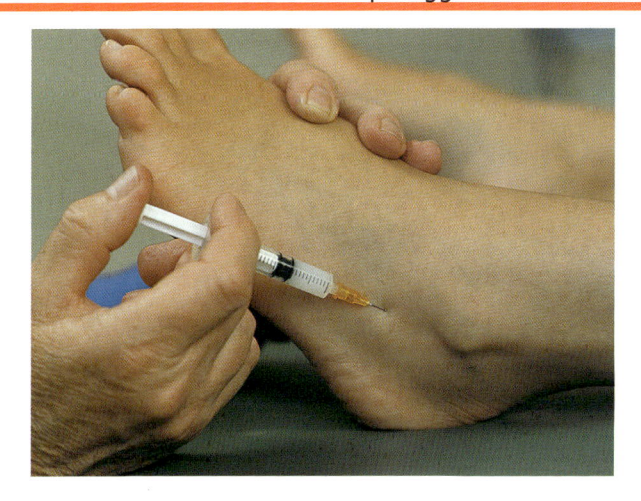

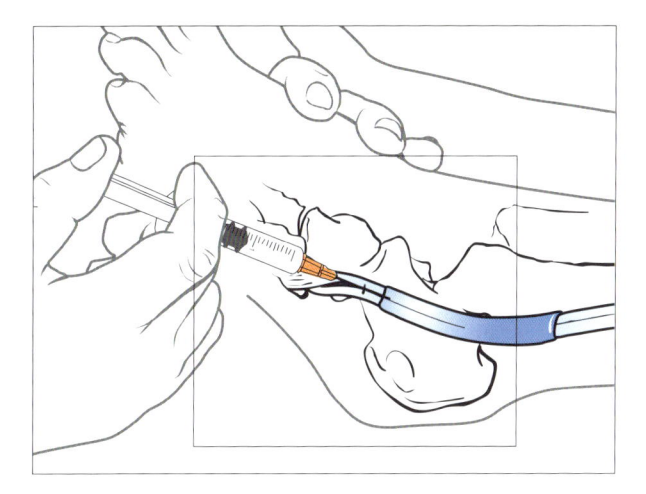

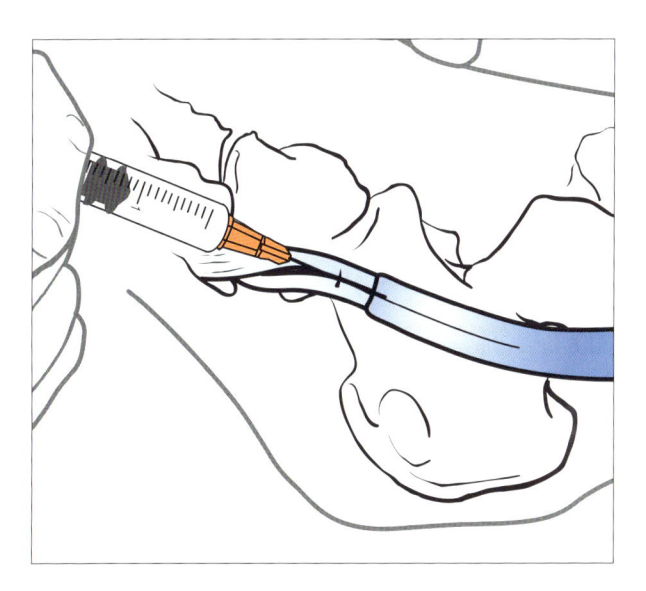

▶ Abbildung 10-22

174 Teil II: Injektionstherapie am Bewegungsapparat – regionale Injektionstechniken

▶ Abbildung 10-23

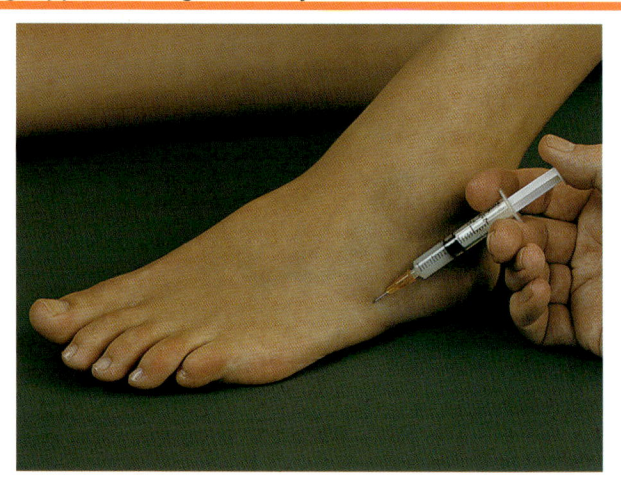

▶ Abbildung 10-24

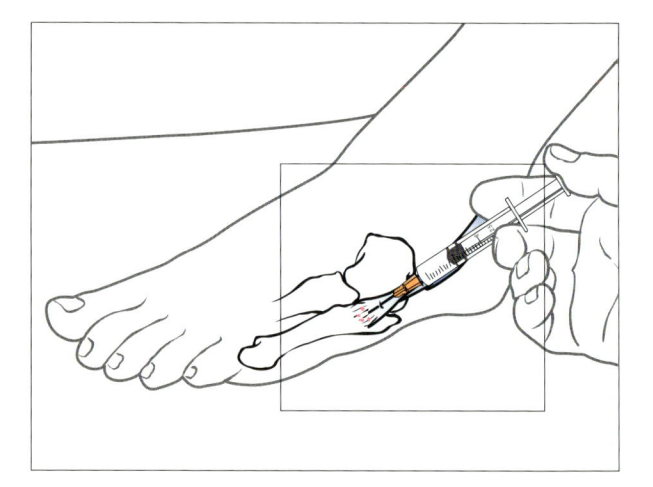

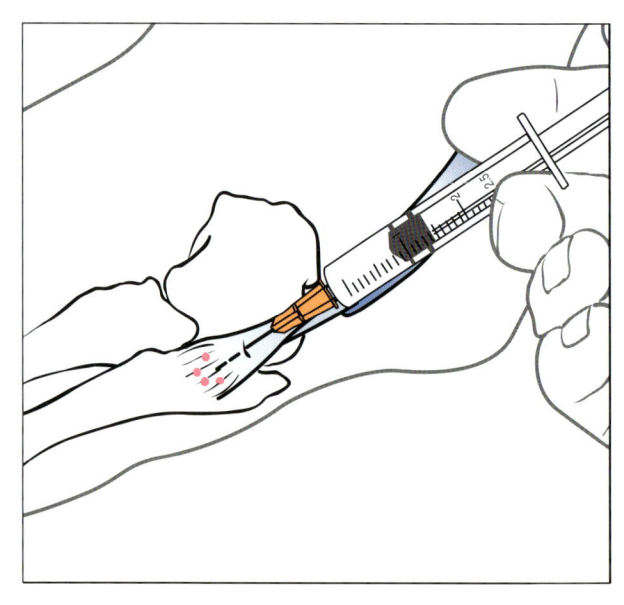

10.11 Achillessehne

Indikation

Tendinitis der Achillessehne, spricht unter Umständen gut auf eine Kortikosteroidinjektion an, vorausgesetzt es handelt sich dabei um eine reversible Entzündung des Paratenons im Frühstadium. Bei Chronifizierung werden die entzündlichen Veränderungen von irreversiblen degenerativen Veränderungen überlagert, und das Hauptproblem ist eine Tendinose, d. h. eine fokale Degeneration (Williams 1986b, Mahler & Fritschy 1992). Die Beschwerden können auch durch eine partielle oder vollständige Ruptur der Achillessehne kompliziert werden.

Die Ursachen der Achillessehnenentzündung reichen von veränderter Biomechanik der unteren Extremitäten, Überpronation, schlecht sitzendem Schuhwerk, Stößen von den Schuhabsätzen und ungeeigneten oder übermäßigen Trainingsprogrammen bis hin zur Assoziation mit rheumatoider Arthritis und Spondylarthropathien (Smart et aI 1980).

Symptome und Befunde

Der Patient klagt über allmählich einsetzende Schmerzen im posterioren Anteil der Ferse. Charakteristischerweise kommt es nach der Nachtruhe beim ersten Aufsetzen des Fußes auf den Boden zu Schmerzen und Steifigkeit, die aber nach einigen Schritten abklingen. Durch die posteriore Lokalisierung der Schmerzen lässt sich die Achillessehnenentzündung von der Tendinitis der Plantarfaszie abgrenzen. Die Symptome verschlimmern sich durch Aktivität.

Bei der körperlichen Untersuchung kann der betroffene Sehnenbereich geschwollen sein. Die Symptome können durch Plantarflexion gegen Widerstand, insbesondere gegen das Körpergewicht des Patienten und die Schwerkraft, ausgelöst werden.

Injektionsbehandlung

Die Evidenz zur Anwendung von Kortikosteroidinjektionen und ihren Zusammenhang mit Sehnenrissen ist widersprüchlich (Kennedy & Baxter Willis 1976, Smart et al. 1980, Kleinman & Gross 1983, Mahler & Fritschy 1992, Read & Motto 1992, Maffulli 1999). Eine Tendinitis der Achillessehne im Frühstadium mit Entzündung des Paratenons sollte gut auf eine Kortikosteroidinjektion entlang der Sehne (*nicht in den Sehnenkörper!*) ansprechen. Auf eine starke Belastung sollte mindestens zwei Wochen nach der Injektion jedoch verzichtet werden (Maffulli 1999). Chronische Läsionen (Tendinosen), deren Hauptmerkmal degenerative Veränderungen sind, sprechen unter Umständen schlechter auf eine Kortikosteroidinjektion an und neigen mit oder ohne Injektionstherapie zur Ruptur. Es bleibt fraglich, ob die Ruptur auf die Wirkung der Steroide zurückzuführen ist oder ob es sich dabei um eine weitere Manifestation einer degenerativen Erkrankung handelt (Phelps et al. 1974). Degenerative Veränderungen und Teilrisse innerhalb der Sehne lassen sich durch Ultraschall nachweisen, vor allem, wenn ein druckschmerzhafter fokaler Knoten tastbar ist.

Kortikosteroidinjektionen bewirken zunächst eine Schwächung der Kollagenfasern. Um diese Komplikation zu vermeiden, ist die relative Ruhigstellung nach der Injektion von äußerster Wichtigkeit.

Kanülen-größe	Kanüle 0,8 × 40 mm (21 G × 11/2"), Konusfarbe: grün

Dosis	20 mg Triamcinolonacetonid, z. B. 0,5 ml Triamcinolonacetonid 40 mg/ml, plus 1,5 ml Lidocain 1 %

Lagerung des Patienten

Der Patient liegt auf dem Bauch, der Fuß wird festgehalten und das Sprunggelenk nach dorsal flektiert.

Palpation

In diesem Fall sind zwei Injektionen erforderlich. Palpieren Sie die distale Sehne auf Druckempfindlichkeit und markieren Sie auf beiden Seiten der Sehne einen Punkt.

Injektionstechnik

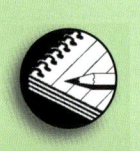

Praxistipp: Um die Injektion parallel zur Achillessehne zu erleichtern, können Sie die Kanüle am Spritzenansatz mit Hilfe der Schutzkappe leicht biegen.

Stechen Sie die Kanüle an einer Seite und parallel zur Achillessehne ein und schieben Sie sie in ihrer gesamten Länge vor (Abb. 10-25 bis 10-28). Verabreichen Sie die Hälfte der Injektionslösung beim Herausziehen der Kanüle als Bolus. Tauschen Sie die Kanüle gegen eine neue aus und injizieren Sie die zweite Hälfte der Lösung in die andere Seite.

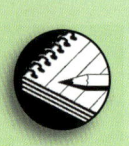

Cave! Da es sich um eine gewichttragende Sehne handelt und die Wahrscheinlichkeit von degenerativen Veränderungen der Sehne sie zu einer Ruptur prädisponiert, zielt diese Injektionstechnik darauf ab, die Sehne mit der Kortikosteroidlösung zu «umspülen». Die Injektion soll **nicht** in den Sehnenkörper selbst gesetzt werden.

Patientenempfehlung

Empfehlen Sie dem Patienten die relative Ruhigstellung des Gelenks für bis zu zwei Wochen nach der Injektion. Dies ist bei der Achillessehne besonders wichtig, da es sich um eine gewichttragende Sehne handelt und jede potenzielle Schwächung ihres Kollagenfaseranteils zu einer Ruptur prädisponiert. Ferner müssen die auslösenden Faktoren beseitigt werden; möglicherweise ist eine Fersenerhöhung oder Orthese angebracht.

10. Sprunggelenk und Fuß 177

▶ Abbildung 10-25

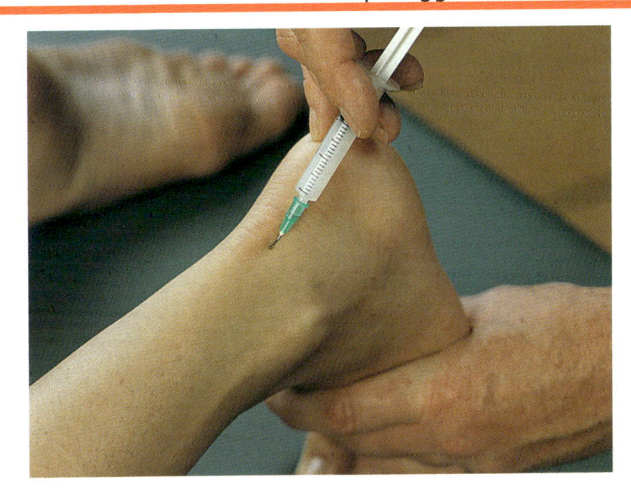

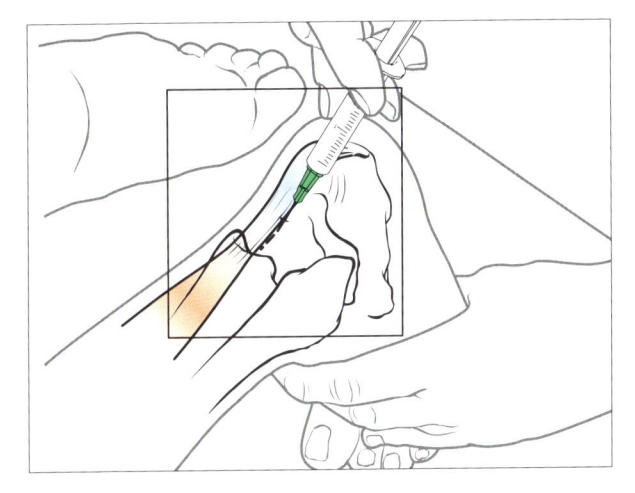

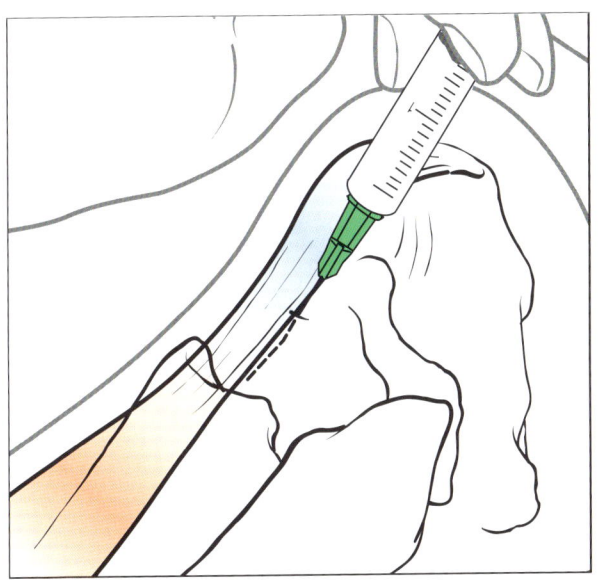

▶ Abbildung 10-26

178 Teil II: Injektionstherapie am Bewegungsapparat – regionale Injektionstechniken

▶ Abbildung 10-27

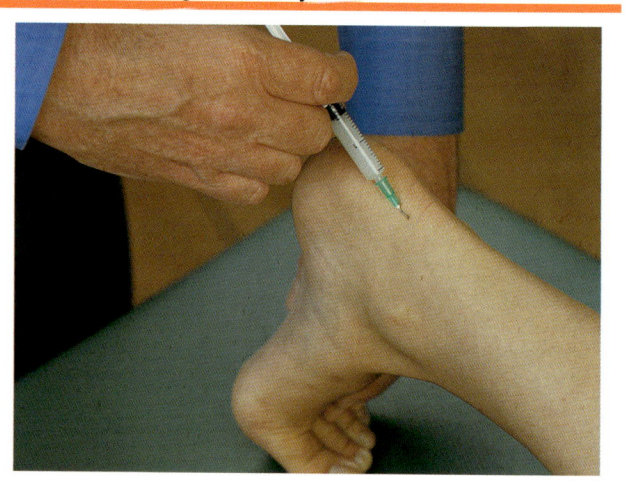

▶ Abbildung 10-28

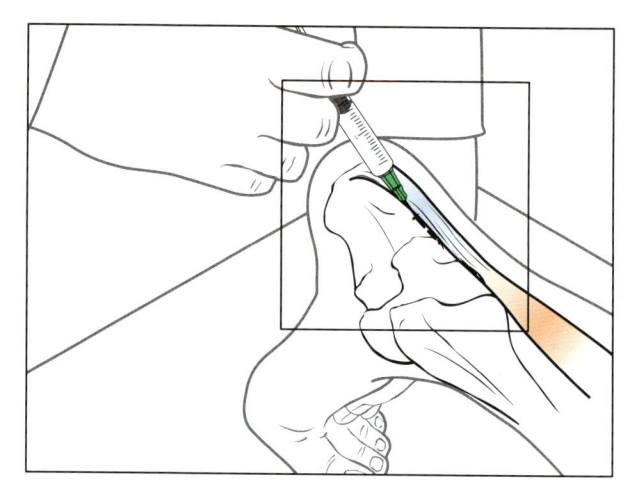

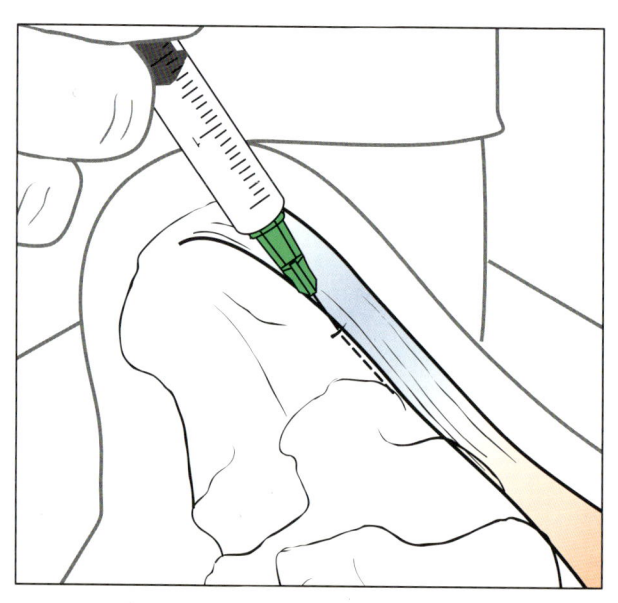

Abschließende Bemerkungen

In Teil II wurden die verschiedenen Injektionstechniken zur Behandlung peripherer muskuloskelettaler Läsionen nach Körperregionen gegliedert: Als erstes wurden Läsionen der oberen Extremitäten (Schulter, Ellenbogen, Handgelenk und Hand) behandelt, gefolgt von muskuloskelettalen Beschwerden der unteren Extremitäten (Hüfte, Knie, Sprunggelenk und Fuß).

Für die Beschreibung der Injektionstherapie wurde ein einheitliches Format gewählt, das Einzelheiten zu Indikationen, Symptomen/Befunden, Kanülengröße, Dosierung, Lagerung des Patienten, präzise Palpation der Läsionsstelle, spezifische Injektionstechniken und angemessene Beratung des Patienten über die Nachbehandlung umfasst.

Für die Höhe der Injektionsdosen wurden durchweg Richtwerte angegeben. Diese Richtwerte beziehen sich exemplarisch auf die Anwendung von Triamcinolonacetonid. Bei Gabe anderer Steroide wurde auf die Fachinformationen der Hersteller verwiesen.

Betont wurde auch, wie wichtig bei der Injektionstherapie die Anwendung einer «No-touch»-Technik ist. Die praxisnahen Tipps tragen nicht nur zur Gewährleistung der Sicherheit bei, sondern sollen auch die Wirksamkeit der Injektionstherapie erhöhen.

Literatur

Anderson B, Kaye S 1991 Treatment for flexor tenosynovitis of the hand with corticosteroids. Archives of International Medicine 151(1): 153–156

Anton H A 1993 Frozen shoulder. Canadian Family Physician 39: 1773–1777

Apter A J, LaVallee H A 1994. How is anaphylaxis recognized? Archives of Family Medicine 3: 717–722

Armstrong P, Saxton H 1972 Ilio-psoas bursa. British Journal of Rheumatology 45: 493–495

Assendelft W J J, Hay E M, Adshead R, Bouter L M 1996 Corticosteroid injections for lateral epicondylitis: a systematic overview. British Journal of General Practice 46: 209–216

Association of the British Pharmaceutical Industry (ABPI) 2000 Compendium of Data Sheets and Summaries of Product Characteristics 1999–2000. Datapharm Publications Ltd, London

Baxter D E 1994 The heel in sport. Clinics in Sports Medicine 113: 683–693

Benet L 1996. General Principles. In: Hardman J G et al. (eds) Goodman and Gilman's The Pharmacological Basis of Therapeutics, 9th edn. McGraw-Hill, New York

Bergman B 1990 Professional role and autonomy in physiotherapy. Scandinavian Journal of Rehabilitation and Medicine 22: 79–84

British National Formulary (BNF) 2000 British National Formulary, 39th edn. British Medical Association and Royal Pharmaceutical Society of Great Britain, London

Brown A F T 1995 Anaphylactic shock: mechanisms and treatment. Journal of Accident and Emergency Medicine 12: 89–100

Cailliet R 1990 Soft Tissue Pain and Disability, 2nd edn. F A Davis.

Cameron G 1995a Steroid arthropathy – myth or reality? Journal of Orthopaedic Medicine 17: 51–55

Cameron G 1995b The shoulder is a weight-bearing joint: implications for clinical practice. Journal of Orthopaedic Medicine 17: 46–50

Carrico T J, Mehrhof A I, Cohen I K 1984 Biology of wound healing. Surgical Clinics of North America 64: 721–731.

Cawley P J, Morris I M 1992 A study to compare the efficacy of two methods of skin preparation prior to joint injection. British Journal of Rheumatology 31: 847–848.

Chakravarty K, Pharoah P D 1994 A randomised controlled study of post-injection rest following intra-articular steroid therapy for knee synovitis. British Journal of Rheumatology 33 (5): 464–468

Chartered Society of Physiotherapy (CSP) 1999 Clinical Guideline for the Use of Injection Therapy by Physiotherapists. CSP, London

Cohen I K, Diegelmann R F, Johnson M L 1977 Effect of corticosteroids on collagen synthesis. Surgery 82: 15–20.

Committee on Safety of Medicines (CSM) 1995 Tendon damage associated with quinolone antibiotics. HMSO, London

Coombs G M, Bax D E 1996 The use and abuse of steroids in rheumatology. Reports on Rheumatic Diseases Practical Problems Series 3. Arthritis and Rheumatism Council 8(3)

Coonrad R W, Hooper W R 1973 Tennis elbow: its course, natural history, conservative and surgical management. Journal of Bone and Joint Surgery 55-A: 1177–1182

Cooper C, Kirwan J R 1990 The risks of local and systemic corticosteroid administration. Baillière's Clinical Rheumatology 4(2): 305–332

Creamer P 1999 Intra-articular corticosteroid treatment in osteoarthritis. Current Opinion in Rheumatology 11(5): 417–421

Crown J 1999 The Crown Review of Prescribing, Supply and Administration of Medicines. Department of Health, London

Curwin S, Stanish W D 1984 Jumper's knee. In: Tendinitis – Its Aetiology and Treatment. Collamore Press, Oxford

Cyriax J 1982 Textbook of Orthopaedic Medicine, Vol 1, 8th edn. Baillière Tindall, London

Cyriax J 1984 Textbook of Orthopaedic Medicine, Vol 2, 11th edn. Baillière Tindall, London

Cyriax J, Cyriax P 1983 Illustrated Manual of Orthopaedic Medicine. Butterworths, London

Dacre J E, Beeney N, Scott D L 1989 Injections and physiotherapy for the painful stiff shoulder. Annals of the Rheumatic Diseases 48: 322–325

Dasgupta B, Bowles J 1995 Scintigraphic localisation of steroid injection site in plantar fasciitis. Lancet 346: 1400–1401

De Jong B A, Dahmen R, Hogeweg J A, Marti R K 1998 Intra-articular triamcinolone acetonide injection in patients with capsulitis of the shoulder: a comparative study of two dose regimes. Clinical Rehabilitation 12 (3): 211–215

Dieppe P 1995 Management of hip osteoarthritis. British Medical Journal 311: 853–857

Dieppe P A, Sathapatayovongs H E, Jones P A, Bacon P A, Ring E F J 1980 Intra-articular steroids in osteoarthritis. Rheumatology and Rehabilitation 19: 212–217

Discussion Document 1988 The practice of physiotherapy. Physiotherapy 74: 356–358

Discussion Document 1990 The use of injections by physiotherapists. Physiotherapy 76: 218–219

Drugs and Therapeutics Bulletin 1995 Articular and periarticular corticosteroid injections. Drugs and Therapeutics Bulletin 33(9): 67–70

Ehrlich H P, Hunt T K 1968 Effects of cortisone and vitamin A on wound healing. Annals of Surgery 167: 324–328

Ehrlich H P, Tarver H, Hunt T K 1972 Effects of vitamin A and glucocorticoids upon inflammation and collagen synthesis. Annals of Surgery 177: 222–227

Elliott B G 1992 Finkelstein's test: a descriptive error that can produce a false positive. Journal of Hand Surgery 17B: 481–482

Ernst E 1992 Conservative therapy for tennis elbow. British Journal of Clinical Practice 46: 55–57

Evans P 1990 Clinical biomechanics of the subtalar joint. Physiotherapy 76: 47–81

Flanagan F L, Sant S, Coughlan R J, O'Connell D 1995 Symptomatic enlarged iliopsoas bursae in the presence of a normal plain hip radiograph. British Society for Rheumatology 34: 365–369

Foley A E 1993 Tennis elbow. American Family Physician 48: 281–288

Frey C, Rosenberg Z, Shereff M J, Kim H 1992 The retrocalcaneal bursa: anatomy and bursography. Foot and Ankle 13: 203–207

Gabbott D A, Baskett P J F 1997 Management of the airway and ventilation during resuscitation. British Journal of Anaesthesia 79(2): 159–171

Gam A N, Schydlowsky P, Rossel I, Remvig L, Jensen E M 1998 Treatment of "frozen shoulder" with distension and glucocorticoid compared with glucocorticoid alone, a randomised controlled trial. Scandinavian Journal of Rheumatology 27(6): 425–430

Gellman H 1992 Tennis elbow (lateral epicondylitis). Orthopaedic Clinics of North America 23: 75–82

Gibbon W W, Cassar-Pullicino V N 1994 Heel pain. Annals of the Rheumatic Diseases 54: 344–348

Gilberthorpe J 1996 Problems in general practice – consent to treatment. Medical Defence Union, London

Grillet B, Dequeker J 1990 Intra-articular steroid injection – a risk–benefit assessment. Drug Safety 5(3): 205–211

Grubbs N 1993 Frozen shoulder syndrome – a review of the literature. Journal of Orthopaedics and Sports Physical Therapy 18: 479–487

Grundy H F 1990 Lecture Notes on Pharmacology, 2nd edn. Blackwell Scientific Publications, Oxford

Haker E, Lundeberg T 1993 Elbow-band, splintage and steroids in lateral epicondylalgia (tennis elbow). The Pain Clinic 6(2): 103–112

Handley J A 1997 Basic Life Support. British Journal of Anaesthesia 79(2): 151–158

Haslock I, MacFarlane D, Speed C 1995 Intra-articular and soft tissue injections: a survey of current practice. British Journal of Rheumatology 34: 449–452

Hattam P, Smeatham A 1999 Evaluation of an orthopaedic screening service in Primary Care. British Journal of Clinical Governance. 4: 45–49

Hay E M, Paterson S, Lewis M et al. 1999 Pragmatic randomised controlled trial of local corticosteroid injection and naproxen for treatment of lateral epicondylitis of elbow in primary care. British Medical Journal 319: 964–968

Henry J 1991 The British Medical Association Guide to Medicines and Drugs, 2nd edn. Dorling Kindersley, London

Hockin J, Bannister G 1994 The extended role of a physiotherapist in an outpatient orthopaedic clinic. Physiotherapy 80: 281–284

Hollingworth G R, Ellis R, Hattersley T S 1983 Comparison of injection techniques for shoulder pain: results of a double blind, randomised study. British Medical Journal 287: 1339–1341

Hoppenfeld S 1976 Physical Examination of the Spine and Extremities. Appleton Century Crofts.

Hourigan P G, Weatherley C R 1994 The physiotherapist as an orthopaedic assistant in a spinal clinic. Physiotherapy 80: 484

Hughes R A 1996 Septic arthritis. Reports on Rheumatic Diseases (Series 3), practical problems. Arthritis and Rheumatism Council

Hunter J A, Blyth T H 1999 A risk–benefit assessment of intra-articular corticosteroids in rheumatic disorders (review). Drug Safety 21(5): 353–365

Hutson M A 1990 Sports Injuries – Recognition and Management. Oxford Medical Publications.

Jacob A K, Sallay P I 1997 Therapeutic efficacy of corticosteroid injections in the acromioclavicular joint. Biomedical Sciences Instrumentation 34: 380–385

Jacobs L G H, Barton M A J, Wallace W A et al. 1991 Intra-articular distension and steroids in the management of capsulitis of the shoulder. British Medical Journal 302: 1498–1501

Jones A, Regan M, Ledingham J, Pattrick M, Manhire A, Doherty M 1993 Importance of placement of intra-articular steroid injections. British Medical Journal 307: 1329–1330

Kalant H 1998 Introduction to General Pharmacology. In: Kalant H, Roschlau WHE (eds) Principles of Medical Pharmacology, 6th edn. Oxford University Press, New York

Karr S D 1994 Subcalcaneal heel pain. Orthopedic Clinics of North America 25: 161–175

Kennedy J C, Baxter Willis R 1976 The effects of local steroid injections on tendons: a biomechanical and microscopic correlative study. American Journal of Sports Medicine 4: 11–21

Kerlan R K, Glousman R E 1989 Injections and techniques in athletic medicine. Clinics in Sports Medicine 8 (3): 541–560

Kerry R, King D G, Gibson M F 2000 Iliopsoas bursitis: physical management with ultrasonography and corticosteroid infiltration in a 33 year-old man. Physiotherapy 86(6): 306–311

Kesson M, Atkins A 1998 Orthopaedic Medicine: a Practical Approach. Butterworth Heinemann, Oxford

Kibler W B, Goldberg C, Chandler T J 1991 Functional biomechanical deficits in running athletes with plantar fasciitis. American Journal of Sports Medicine 19: 66–71

Kleinman M, Gross A E 1983 Achilles tendon rupture following steroid injection. Journal of Bone and Joint Surgery 65-A: 1345–1347.

Klug J D 1995 MR diagnosis of tenosynovitis about the wrist. MRI Clinics of North America 3: 305–312

Korniewicz D M, Laughon B E, Butz A, Larson E 1989 Integrity of vinyl and latex procedure gloves. Nursing Research 38(3): 144–146

Kulick M I, Brazlow R, Smith S, Hentz V R 1984 Injectable ibuprofen: preliminary evaluation of its ability to decrease peritendinous adhesions. Annals of Plastic Surgery 13: 459–467

Kumar P, Clark M 1994 Clinical Medicine, 3rd edn. Baillière Tindall, London

Kumar N, Newman R J 1999 Complications of intra- and peri-articular steroid injections. British Journal of General Practice 49: 465–466

Lambert M A, Morton R J, Sloan J P 1992 Controlled study of the use of local steroid injection in the treatment of trigger finger and thumb. Journal of Hand Surgery 17B: 69–70

Literatur

Laurence D R, Bennett P N, Brown M J 1997 Clinical Pharmacology, 8th edn. Churchill Livingstone, Edinburgh

Le Gros Clark, W E 1965 The Tissues of the Body, 5th edn. Oxford University Press, Oxford

Livengood L 1992 Occupational soft tissue disorders of the hand and forearm. Wisconsin Medical Journal: 583–584

Lloyd Davies A 1998 Adult trigger finger – a literature review of the aetiology and conservative treatment. Journal of Orthopaedic Medicine 20(3): 7-12

Mace S, Vadas P, Pruzanski W 1997 Anaphylactic shock induced by intra-articular injection of methylprednisolone acetate. Journal of Rheumatology 24(6): 1191–1194

Maffulli N 1999 Rupture of the Achilles tendon. The Journal of Bone and Joint Surgery 81-A(7): 1019–1036

Mahler F, Fritschy D 1992 Partial and complete ruptures of the Achilles tendon and local corticosteroid injections. British Journal of Sports Medicine 26: 7–13

Marks J G, Cano C, Leitzel K, Lipton A 1983 Inhibition of wound healing by topical steroids. Journal of Dermatological Surgery and Oncology 9: 819–821

Mazanec D J 1995 Pharmacology of corticosteroids in synovial joints. Physical Medicine and Rehabilitation Clinics of North America 6(4): 815–821

Meaney J F, Cassar-Pullicino V N, Ethrington R et al. 1992 Iliopsoas bursa enlargement. Clinical Radiology 45: 161–168

Millard R S, Dillingham M F 1995 Peripheral joint injections. Physical Medicine and Rehabilitation Clinics of North America 6(4): 841–849

Murphy D, Failla J M, Koniuch M P 1995 Steroid versus placebo injection for trigger finger. Journal of Hand Surgery 20A: 628–631

Nelson K H, Briner W, Cummins J 1995 Corticosteroid injection therapy for overuse injuries. American Family Physician 52(1): 1811–1816

Neustadt D H 1991 Local corticosteroid injection therapy in soft tissue rheumatic conditions of the wrist and hand. Arthritis and Rheumatism 34(7): 923–926

News Item 2000 Prescribing proposals for PTs. Frontline 6(5): 7

Norris C M 1993 Sports Injuries: Diagnosis and Management for Physiotherapists. Butterworth Heinemann, London

Noteboom T, Cruver R, Keller J et al. 1994 Tennis elbow: a review. Journal of Orthopaedic and Sports Physical Therapy 19: 357–366

Otto N, Wehbé M A 1986 Steroid injections for tenosynovitis in the hand. Orthopaedic Review 15(5): 45–48

Pal B, Morris J 1999 Perceived risks of joint infection following intra-articular corticosteroid injections: a survey of rheumatologists. Clinical Rheumatology 18(3): 264–265

Parikh J R, Houpt J B, Jacobs S, Fernandes B J 1993 Charcot's arthropathy of the shoulder following intra-articular corticosteroid injections. Journal of Rheumatology 20: 885–887

Palve H, Kirvela O H, Olin H, Syvalahti E, Kanto J 1995 Maximum recommended doses of lignocaine are not toxic. British Journal of Anaesthesia 74(6): 704–705

Pfenninger J L 1991 Injections of joints and soft tissues. Part 1. General guidelines. American Family Physician 44: 1196–1202

Pfizer Pharmaceuticals 1996 Joint Injection Techniques: a User's Guide. Pfizer Pharmaceuticals, Sandwich

Phelps S, Sonstegard D A, Matthews L S 1974 Corticosteroid injection effects on the biomechanical properties of rabbit patellar tendons. Clinical Orthopaedics and Related Research 100: 345–348

Ponec M, de Haas C, Bachra B N, Polano M K 1997 Effects of glucocorticoids on primary human skin fibroblasts. Research 117–123

Price R, Sinclair H, Heinrich I, Gibson T 1991 Local injection treatment of tennis elbow-hydrocortisone, triamcinolone and lidocaine compared. British Journal of Rheumatology 30: 39–44

Rang H O, Dale M M, Ritter J M 1995 Pharmacology. 3rd edn. Churchill Livingstone, Edinburgh

Rasmussen K J E, Fano N 1985 Trochanteric bursitis: treatment by corticosteroid injection. Scandinavian Journal of Rheumatology 14: 417–420

Read M T F, Motto S G 1992 Tendo Achilles pain: steroids and outcome. British Journal of Sports Medicine 26: 15–21

Rettig A 1994 Wrist problems in the tennis player. Medicine and Science in Sports and Exercise 26: 1207–1212

Rifat S F, Moeller J L 2001 Site-specific techniques of joint injection. Useful additions to your treatment repertoire. Postgraduate Medicine 109(3): 123–136

Salisbury D M, Begg N T 1996 Immunisation against infectious disease. HMSO, London

Sambrook P N, Champion G D, Browne C D et al. 1989 Corticosteroid injection for osteoarthritis of the knee: peripatellar compared with intra-articular route. Clinical and Experimental Rheumatology 7: 609–613

Sandberg N 1964 Time relationship between administration of cortisone and wound healing in rats. Acta Chirurgiae Scandinavica 127: 446–455

Saunders S, Cameron G 1997 Injection techniques in orthopaedic and sports medicine. Saunders and Co, London

Schapira D, Nahir M, Scharf Y 1986 Trochanteric bursitis: a common clinical problem. Arch Phys Med Rehabil 67: 815–817

Schimmer B P, Parker K L 1996 Adrenocorticotrophic hormone; Adrenocortical steroids and their synthetic analogues; inhibitors of the synthesis and actions of adrenocortical hormones. In: Hardman J G et al. (eds) Goodman and Gilman's The Pharmacological Basis of Therapeutics, 9th edn. McGraw-Hill, New York

Schimmer B P, George S R 1998 Adrenocortical Steroid Hormones. In: Kalant H, Roschlau W H E (eds) Principles of Medical Pharmacology, 6th edn. Oxford University Press, New York

Scott D B 1989 Editorial 'Maximum recommended doses' of local anaesthetic drugs. British Journal of Anaesthesia 63(4): 373

Sellman J R 1994 Plantar fascia rupture associated with corticosteroid injection. Foot and Ankle International 15: 376–381

Shbeeb M I, O'Duffy J D, Michet Jr C J, O'Fallon W M, Matteson E L 1996 Evaluation of glucocorticosteroid injection for the treatment of trochanteric bursitis. The Journal of Rheumatology 23(12): 2104–2106

Shea K G, Shumsky I B, Shea O F 1991 Shifting wrist pain – de Quervain's disease and off-road biking. Physician and Sports Medicine 19: 59–63

Silver T 1999 Joint and Soft Tissue Injection. Radcliffe Medical Press, Abingdon

Singh D, Angel J, Bentley G, Trevino S G 1997 Plantar fasciitis. British Medical Journal 315: 172–175

Smart G W, Taunton J E, Clement D B 1980 Achilles tendon disorders in runners – a review. Medicine and Science in Sports and Exercise 12: 231–243

Smith D L, Wernick R 1994 Common nonarticular syndromes in the elbow, wrist and hand. Postgraduate Medicine 95: 1173–1188

Sölveborn, S-A, Buch F, Mallmin H, Adalberth G 1995 Corticosteroid injection with anaesthetic additives for radial epicondylalgia (tennis elbow). Clinical Orthopaedics and Related Research 316: 99–105

Speed CA 2001 Corticosteroid injection in tendon lesions. British Medical Journal 323: 382–386

Stahl S, Kaufman T 1997 Ulnar nerve injury at the elbow after steroid injection for medial epicondylitis. Journal of Hand Surgery 22B(1): 69–70

Stam H W 1994 Frozen shoulder – a review of current concepts. Physiotherapy 80: 588–598

Stearns M L 1940a Studies on the development of connective tissue in transparent chambers in the rabbit's ear, I. American Journal of Anatomy 66: 133–176

Stearns M L 1940b Studies on the development of connective tissue in transparent chambers in the rabbit's ear, II. American Journal of Anatomy 67: 55–97

Stefanich R J 1986 Intra-articular corticosteroids in the treatment of osteoarthritis. Orthopaedic Review 15(2): 27–33

Stephens M M 1994 Haglund's deformity and retrocalcaneal bursitis. Orthopaedic Clinics of North America 25: 41–46

Sutton G 1984 Hamstrung by hamstring strains: a review of the literature. Journal of Orthopaedics and Sports Physical Therapy 5: 184–195

Swain R A, Kaplan B. 1995 Practices and pitfalls of corticosteroid injection. The Physician and Sports Medicine 23(3): 27–40

Tan M Y, Low C K, Tan S K 1994 De Quervain's tenosynovitis and ganglion over the first dorsal extensor retinacular compartment. Annals Academy of Medicine 23: 885–886

Toohey A K, LaSalle T L, Martinez S, Polisson R P 1990 Iliopsoas bursitis: clinical features, radiographic findings, and disease associations. Seminars in Arthritis and Rheumatism 20: 41–47

Underwood P L, McLeod R A, Ginsburg W W 1988 The varied clinical manifestations of iliopsoas bursitis. Journal of Rheumatology 18: 1810–1812

Van der Heijden G J M G, van der Windt D A W M, Kleijnen J et al. 1996 Steroid injections for shoulder disorders: a systematic review of randomized clinical trials. British Journal of General Practice 46: 309–316

Van der Windt D A, Koes B W, Deville W et al. 1998 Effectiveness of corticosteroid injections versus physiotherapy for the treatment of painful stiff shoulder in primary care: randomised trial. British Medical Journal 317 (7168): 1292–1296

Vargas Busquets M A V 1994 Historical commentary: the wrist flexion test (Phalen's sign). Journal of Hand Surgery 19: 521

Verhaar J A N, Walenkamp G H I M, van Mameren H et al. 1996 Local corticosteroid injection versus Cyriax-type physiotherapy for tennis elbow. Journal of Bone and Joint Surgery 78-B: 128–132

Weitoft T, Uddenfeldt P 2000 Importance of synovial fluid aspiration when injecting intra-articular corticosteroids. Annals of the Rheumatic Diseases 59 (3): 233–235

Williams J 1986a Physiotherapy is handling. Physiotherapy 75: 66–70

Williams J G P 1986b Achilles tendon lesions in sport. Sports Medicine 3: 114–115

Williams P L, Warwick R, Dyson M, Bannister L H 1989 Gray's Anatomy, 37th edn. Churchill Livingstone

Wood-Smith F G, Stewart H C, Vickers M D 1968 Drugs in Anaesthetic Practice. 3rd edn. Butterworths, London

Wyatt R 1996 Anaphylaxis: How to recognize, treat, and prevent potentially fatal attacks. Postgraduate Medicine 100(2): 87–99

Anhang: Kapselmuster

Das **Kapselmuster** beschreibt eine Bewegungseinschränkung nach einem gelenkspezifischen Muster und gilt ein in der klinischen Diagnostik als nützlicher Befund, da es auf das Vorliegen einer Arthritis schließen lässt. Die einzelnen Gelenke weisen verschiedene Kapselmuster auf, und jedes Kapselmuster ist durch Bewegungseinschränkungen eines spezifischen Ausmaßes charakterisiert. Unabhängig von der Ursache der Arthritis bleibt das Kapselmuster gleich (Cyriax 1982, Cyriax & Cyriax 1983). Anamnese und körperliche Untersuchung geben Aufschluss über die jeweils spezifische Form und bestätigen die Diagnose. Nach dem Kapselmuster eingeschränkte Bewegungen verursachen ein bestimmtes (zu) «hartes» Endgefühl.

Gelenk	Kapselmuster
Schultergelenk	Außenrotation am stärksten eingeschränkt, Abduktion stärker eingeschränkt als Innenrotation
Ellenbogengelenk	eingeschränkte Extension, noch stärkere Einschränkung der Flexion
Radioulnargelenk	Schmerzen im Endbereich beider Rotationen
Handgelenk	Flexion und Extension gleichermaßen eingeschränkt; schließlich Fixierung in Mittelposition
erstes Karpometakarpalgelenk	Extension am stärksten eingeschränkt
Metakarpophalangealgelenke	Einschränkung der Radialdeviation und Extension
Interphalangealgelenke	gleichermaßen eingeschränkte Flexion und Extension
Hüftgelenk	Innenrotation am stärksten eingeschränkt, Flexion stärker eingeschränkt als Abduktion; schließlich Einschränkung der Extension
Kniegelenk	Flexion stärker eingeschränkt als Extension
Sprunggelenk	Plantarflexion stärker eingeschränkt als Dorsalflexion
unteres Sprunggelenk	zunehmende Einschränkung der Supination; schließlich Fixierung in Pronation
Chopart'sche Gelenklinie	Einschränkung der Adduktion und Supination; Fixierung des Vorfußes in Abduktion und Pronation
Großzehengrundgelenk (Articulatio metatarsophalangeae I)	stark eingeschränkte Extension; leichte Einschränkung der Flexion
andere Metatarsophalangealgelenke	Variabel: meist stärkere Einschränkung der Flexion und Extension
Interphalangealgelenke	Fixierung in Flexion

Sachregister

Fett gedruckte Seitenzahlen beziehen sich auf die Injektionstherapie wichtiger muskuloskelettärer Erkrankungen, darunter auch auf die Darstellung von Symptomen und Befunden, Kanülengröße, Dosis, Patientenlagerung, Palpation und Injektionsbehandlung.

A

Abwurfbehälter, Spritzen 14
Achillessehne, Tendinitis **175–178**
–, Ursachen und anatomische Aspekte 175
Adduktorentendinitis **125–127**
Adrenalin plus Lokalanästhetikum 30
Agonisten (Aktivatoren) 4
Akromioklavikulargelenk **51–53**
–, Arthritis 51
Akromion, «schirmförmige Injektion» 48–49, 55
Allergie/allergische Reaktion 16
–, Lokalanästhetika 31
–, schwere siehe anaphylaktischer Schock
Ampullen, Arzneimittelbehälter 10
anaphylaktischer Schock 17
–, durch Kortikosteroidinjektionen 27
Antagonisten, Medikamente 4
Antibiotika, Chinolon, Sehnenschädigung 25
Applikationsformen, Medikamente 5–6
Arterien
–, A. axillaris 45
–, A. dorsalis pedis 147, 154
–, A. plantaris lateralis 169
–, A. suprascapularis 45
–, A. tibialis posterior 150
–, A. ulnaris 110
Art. carpometacarpale I siehe Daumensattelgelenk
Art. metatarsophangeae I siehe Großzehengrundgelenk
Art. subtalaris (unteres Sprunggelenk) **149–151**
–, Arthritis 146
–, Steroidarthropathie 147, 150
Art. tarsi transversa **153–155**
–, Arthritis 153
Art. talocruralis (oberes Sprunggelenk) **146–148**
Arthrose, degenerative
–, Hüftgelenk 112
Arthritis
–, Akromioklavikulargelenk 51
–, Art. metatarsophangeae I (Großzehengrundgelenk) 156
–, Art. subtalaris (unteres Sprunggelenk) 149
–, Art. talocruralis 146
–, Art. tarsi transversa (Chopart'sche Gelenklinie) 153
–, Daumensattelgelenk 86
–, Ellenbogen 65
–, Handgelenk 80, 83, 85, 86
–, Hüftgelenk 112, 113
–, Kniegelenk 128
–, Metatarsus primus varus (erstes Mittelfußköpfchen) 160
–, siehe auch septische Arthritis
Arzneimittel
–, Agonisten und Antagonisten 4
–, Ampullen 10
–, Arzneimittelbehälter 10, 11
–, Ausscheidung 7–8
–, Carriermoleküle 7
–, Dosis siehe Dosierung
–, Fettlöslichkeit 4, 6
–, Kortikosteroide 27
–, Lokalanästhetika 31
–, Metabolisierung 7
–, Nomenklatur 8
–, Plasma-Halbwertzeit ($t_{1/2}$) 7–8
–, Resorption 4, 6
–, Sicherheitsgrenzen 15–16
–, siehe auch einzelne Medikamente
–, Stechampullen 10
–, Verabreichungswege 5–6
–, Verteilung 6–7
–, Wechselwirkungen
Arzneimittelbehälter 11
Aspiration, Gelenk 35
Ausscheidung, Arzneimittel 7–8

B

Bänder siehe Ligamente
Baker-Zyste **131**
Betamethason 19
Beurteilung des Patienten, vor einer Injektion in Weichteile und Gelenke 33
Bindegewebsschwäche, durch Kortikosteroide 24–25
Bizepssehne
–, langer Bizepskopf im Sulcus intertubercularis **62–64**

–, Sehnenansatz an der Tuberositas radii **77–79**
Bolustechnik 36
Bupivacain 28
–, Potenz und Wirkdauer 29
Bupivacain-Hydrochlorid 28
–, Eigenschaften 29
Bursa/Bursitis
–, anserina **135–136**
–, iliopectinea **116–118**
–, infrapatellaris **132–134**
–, olecrani **68–69**
–, patellaris **132–134**
–, praepatellaris **132–134**
–, retrocalcanea **162–164**
–, subacromialis **47–50**
–, subdeltoidea **47–50**
–, trochanterica **119–121**

C

Capsulitis adhaesiva, Schulter 43
Carriermoleküle 7
Charcot-Gelenk 25
chemische Bezeichnung, Medikamente 8
Chinolon-Antibiotika, Sehnenschädigung 25
Chopart'sche Gelenklinie siehe Art. tarsi
    transversa
Cimetidin 31
Ciproxin, Sehnenschädigung 25
Cortison 19
Cushing-Syndrom, iatrogenes 26
Cyclooxygenase (COX-2) 19

D

Daumen, schnellender 99–101
Daumensattelgelenk 86–88
–, Arthritis 86
–, Osteophyten 87
Delphicort® 21
–, Dosierungen für spezifische Anwendungen 34
–, Dosis/Volumen 23
Depo-Medrate® 21
–, Depigmentation, Kortikosteroid-bedingte 24
Dexamethason 19
–, Wirkdauer 22
Dienstmädchenknie (Bursitis praepatellaris)
    132–134
Diffusion 6–7
Dokumentation 37
Dosierung 33–34
–, Achillessehneninjektion 176
–, Adduktorentendinitis 125
–, Akromioklavikulargelenk, Gelenkinjektion 51
–, Art. subtalaris (unteres Sprunggelenk) 149
–, Art. talocruralis (oberes Sprunggelenk) 147
–, Art. tarsi transversa, Gelenkinjektion 153
–, Bizepssehnenansatz, Injektion 77
–, Bursa iliopectinea, Injektion 116
–, Bursitis anserina 135
–, Bursitis olecrani 68

–, Bursitis patellaris 132
–, Bursitis retrocalcanea 162
–, Bursitis subacromialis 48
–, Bursitis trochanterica 119
–, Daumensattelgelenk, Gelenkinjektion 86
–, distales Radioulnargelenk,
    Gelenkinjektion 80
–, Ellenbogengelenk 66
–, Epicondylitis lateralis 71
–, Epicondylitis medialis 74
–, Großzehengrundgelenk 156
–, Handgelenk 83
–, Hüftgelenkinjektion 113
–, Infraspinatussehne 58
–, Karpaltunnelsyndrom 96
–, Kniegelenkinjektion 128
–, Läsionen der Streck- und Beugesehnen 105
–, langer Bizepskopf im Sulcus intertubercularis
    62
–, Lig. collaterale carpi ulnare/radiale 92
–, Metakarpophalangeal- und Interphalangeal-
    gelenke 89
–, Metatarsophalangeal- und Interphalangeal-
    gelenke 158
–, Os-trigonum-Syndrom 165
–, Patellaspitzensyndrom 140
–, Peronealsehnen 171
–, Plantarfasziitis 168
–, schnellender Finger/Daumen 99–101
–, Schultergelenk 44
–, Sesamoiditis 160
–, Subscapularissehne 60
–, Suprapatellarsehne, Injektion 143
–, Supraspinatussehne 56
–, Tendinitis der ischiokruralen Muskulatur 122
–, Tendovaginitis stenosans de Quervain 102
–, Zerrung der Koronarbänder 137

E

Ellenbogen 65–79
–, Arthritis 65
–, Bizepssehnenansatz an der Tuberositas radii
    77–79
–, Bursitis olecrani **68–69**
–, Epicondylitis lateralis (Tennisellenbogen) 24,
    70–73
–, Epicondylitis medialis (Golferellenbogen) 24,
    74–76
–, intraartikuläre Injektion 65–67
–, Studentenellenbogen **68–69**
Entscheidungsfindungsprozess, klinischer
    38–39
Entsorgung von Injektionsmaterial 14
Entzündung 20
–, chronische 20
–, Reduktion durch Kortikosteroide 19, 20–21
entzündungshemmende Effekte, Kortikosteroide
    19, 20–21
Entzündungsmediatoren 20
Epicondylitis medialis 24, **74–76**

Epicondylitis lateralis 24, **70–73**
–, Mills Manipulation 71
–, Nebenwirkungen von Kortikosteroiden 24
–, tiefe Querfriktionsmassage 71

F

fächerförmige Injektionstechnik 35–36
–, Epicondylitis lateralis 71
–, Infraspinatussehne 58, 59
–, Sehnen des M. extensor carpi ulnaris 109
–, Sehnen des M. flexor carpi ulnaris 110
–, Sehnen-Knochen-Übergänge 35–36
–, Supraspinatussehne 56, 57
–, Subscapularissehne 60, 61
Ferse
–, Schmerzen 168
–, Tänzerferse **165–**167
Fettatrophie (Lipotrophie)
–, nach Kortikosteroidinjektionen 24
–, nach subkutanen Injektionen 5
Fettlöslichkeit, Arzneimittel 4, 6
Filtration 7
Finger siehe Schnellender Finger
Finkelstein-Test 102
Flush, Kortikosteroide 26
Frozen Shoulder **43–46**
Fuß 146–179
–, Art. tarsi transversa **153–155**
–, Großzehengrundgelenk **156–157**
–, Metatarsophangeal-/Interphalangealgelenke **158–159**
–, Plantarfaszie **168–170**
–, Sesamoiditis **160–161**
–, siehe auch Sprunggelenk

G

Ganglion 102
Gelenk(e)
–, Aspiration 35
–, siehe auch einzelne Gelenke
Generikanamen, Arzneimittel 8
geschützter Name, Arzneimittel 8
Glenohumeralgelenk siehe Schultergelenk
Glukokortikoide 19
–, Golferellenbogen **74–76**
–, siehe auch Epicondylitis medialis
–, siehe auch Kortikosteroide/Kortikosteroid-injektionen
–, Wirkmechanismus 19
Großzehengrundgelenk **156–157**
–, Arthritis 156
Grundlagen muskuloskelettärer Injektionen **1–39**

H

Haglund-Exostose 162
Hamstringsehnen, Ansatz **122–124**
Hand 80–111
–, Metakarpophalangeal- und Interphalangealgelenke **89–91**

–, schnellender Finger/Daumen **99–101**
–, siehe auch Handgelenk
Handelsnamen, Arzneimittel 8
Handgelenk **80–111**
–, Arthritis 80, 83, 85, 86
–, Daumensattelgelenk **86–88**
–, Interphalangealgelenke **89–91**
–, intraartikuläre Injektion **83–85**
–, Karpaltunnel **95–98**
–, Lig. collaterale carpi ulnare/radiale **92–94**
–, Metakarpophalangealgelenke **89–91**
–, Radioulnargelenk, distales **80–82**
–, schnellender Finger/Daumen **99–101**
–, Streck- und Beugesehnen, Läsionen **105–111**
–, Tendovaginitis stenosans de Quervain **100–104**
–, Zerrung 92
Hautatrophie durch Kortikosteroide 24
Hepatitis-B-Impfung 14
Hüftgelenk **112–127**
–, Arthritis 112, 113
–, Bursa iliopectinea **116–118**
–, Bursa trochanterica **119–121**
–, intraartikuläre Injektion **112–115**
–, Steroidarthropathie 113
–, Tendinitis der ischiokruralen Muskulatur **122–124**
Humerus, Tuberculum majus 56, 58
Hydrocortison 19
Hydrocortisonacetat 21
–, Wirkdauer 22
Hyperglykämie, Kortikosteroidinjektion 26
Hypothalamus-Hypophysen-Nebennieren-(HHN-)Achse, Suppression 26

I

Immunisierung, Hepatitis B 14
Immunsuppression, Kortikosteroide 26
Impingement-Syndrom, Schulter 50
Infektion 16
informierte Patientenzustimmung 33
Infrapatellarsehne **140–142**
Infraspinatussehne **58–59**
Inhibitoren 19
Injektionstechniken 35–36
–, Achillessehne **176–178**
–, Adduktorentendinitis **125–127**
–, Akromioklavikulargelenk **52–53**
–, Art. subtalaris (unteres Sprunggelenk) **149–152**
–, Art. talocruralis **146–148**
–, Art. tarsi transversa **154–155**
–, Bizepssehne **78–79**
–, Bursa anserina **135–136**
–, Bursa iliopectinea, Injektion **117–118**
–, Bursa retrocalcanea **163–164**
–, Bursa trochanterica **120–121**
–, Bursitiden im Bereich der Patella **132–134**
–, Bursitis olecrani **68–69**
–, Bursitis subacromialis **48–50**

–, Daumensattelgelenk **87–88**
–, Ellenbogengelenk **66–67**
–, Epicondylitis lateralis **71–72**
–, Epicondylitis medialis **75–76**
–, Großzehengrundgelenk **156–157**
–, Handgelenk **83–85**
–, Hüftgelenk **113–114**
–, Infrapatellarsehne **141–142**
–, Infraspinatussehne **58–59**
–, Karpaltunnel **96–98**
–, Kniegelenk **129–131**
–, Koronarbänder **138–139**
–, langer Bizepskopf im Sulcus intertubercularis **63–64**
–, Läsionen der Streck- und Beugesehnen **105–111**
–, Lig. collaterale carpi ulnare/radiale **92–94**
–, Metakarpophalangeal- und Interphalangealgelenke **89–91**
–, Metatarsophalangeal- und Interphalangealgelenke **158–159**
–, Os-trigonum-Syndrom **165–167**
–, Peronealsehnen **172–174**
–, Plantarfasziitis **169–170**
–, Radioulnargelenk, distales **81–82**
–, schnellender Finger/Daumen **100–101**
–, Schultergelenk **45–46**
–, Sesamoiditis **160–161**
–, Subscapularissehne **60–61**
–, Supraspinatussehne **56–57**
–, Tendinitis der ischiokruralen Muskulatur **123–124**
–, Tendinitis der Suprapatellarsehne **143–145**
–, Tendovaginitis stenosans de Quervain **103–104**
Instrumente und Materialien für Injektionen in Weichteile und Gelenke **10–14**
–, Entsorgung **14**
–, Prüfung und Auswahl **33**
–, siehe auch Kanüle(n)
Interphalangealgelenke
–, Fuß **158–159**
–, Hand **89–91**
intraartikuläre Injektion **5–6**
–, Kortikosteroide **18**
intraläsionale Injektion **5–6**
–, Arzneimittelresorption **6**
–, Kortikosteroide **18**
intramuskuläre Injektion **5–6**
intravenöse Injektion **5**
–, Lokalanästhetika **30**

K

Kalkaneokuboidgelenk (Art. calcaneocuboidea) **153**
Kanülen **11, 13**
–, Sicherheitsvorkehrungen **14–15**
Kanülengröße **13**
–, Achillessehne **175**
–, Akromioklavikulargelenk **51**

–, Art. subtalaris **149**
–, Art. talocruralis **146**
–, Art. tarsi transversa (Chopart'sche Gelenklinie) **153**
–, Bizepssehne **77**
–, Bursa anserina **135**
–, Bursa iliopectinea **116**
–, Bursa retrocalcanea **162**
–, Bursitis olecrani **68**
–, Bursitiden der Patella **132**
–, Bursitis subacromialis **48**
–, Bursitis trochanterica **119**
–, Daumensattelgelenk **86**
–, Ellenbogengelenk **65**
–, Epicondylitis lateralis **71**
–, Epicondylitis medialis **74**
–, Großzehengrundgelenk, Injektion **156**
–, Hamstringsehnen **122**
–, Handgelenk **83**
–, Hüftgelenk **113**
–, Infrapatellarsehne **140**
–, Infraspinatussehne **58**
–, Karpaltunnel **95**
–, Kniegelenk **128**
–, Konusfarben **13**
–, Koronarbänder **137**
–, langer Bizepskopf im Sulcus intertubercularis **62**
–, Läsionen der Streck- und Beugesehnen **105**
–, Lig. collaterale carpi ulnare/radiale **92**
–, Metakarpophalangeal- und Interphalangealgelenke **89**
–, Metatarsophalangeal- und Interphalangealgelenke **158**
–, M. adductor longus **125**
–, Peronealsehnen **171**
–, Plantarfasziitis **168**
–, Os-trigonum-Syndrom **165**
–, Radioulnargelenk, distales **80**
–, schnellender Finger/Daumen **99**
–, Schultergelenk **44**
–, Sesamoiditis **160**
–, Subscapularissehne **60**
–, Suprapatellarsehne **143**
–, Supraspinatussehne **56**
–, Tendovaginitis stenosans de Quervain **102**
Kanülenstichverletzungen **14–15**
Kapselmuster **39, 185**
kardiovaskuläre Effekte, Lokalanästhetika **31**
Karpaltunnel **95**
Karpaltunnelsyndrom **95–98**
Kniegelenk **128–145**
–, Arthritis **128**
–, Baker-Zyste **131**
–, Bursa anserina **135–136**
–, Bursitiden **132–134**
–, Dienstmädchenknie **132–134**
–, Infrapatellarsehne **140–142**
–, intraartikuläre Injektion **128–131**
–, Koronarbänder **137–139**

–, Palpation 129
–, Pastorenknie **132–134**
–, Springerknie **140–142**
–, Steroidarthropathie 131
–, Suprapatellarsehne **143–145**
Kokain 27
Kollagensynthese, Kortikosteroide, Effekt 20, 24
Kontraindikationen für Injektionen in Muskeln und Weichteile 32–34
Koronarbänder, Knie **137–139**
–, Zerrung 137
Kortikosteroide/Kortikosteroidinjektionen **18–27**
–, anaphylaktischer Schock 27
–, Arzneimittelwechselwirkungen 27
–, Bindegewebsschwäche 24–25
–, Cushing-Syndrom 26
–, Dosierung für spezifische Anwendungen 34
–, Dosis/Volumina 23
–, entzündungshemmende Wirkungen 19, 20–21
–, fächerförmige Injektionstechnik 24–25
–, Flush 26
–, generische und Handelsnamen 21
–, Höchstdosis, empfohlene 15, 22, 23, 36
–, Hyperglykämie 26
–, Immunsuppression 20, 26
–, Kombination mit Lokalanästhetika 22, 27
–, Komplikationen und Nebenwirkungen 22–27
–, Menstruationsstörungen 26
–, Osteoporose 26–27
–, Pigmentveränderungen 24
–, postpunktionelle Synovitis 16, 23–24
–, Präparate zugelassene/angewendete 21
–, relative Potenz 21
–, Sehnenruptur 24, 55
–, Sehnenruptur 55
–, Sehnenschwäche 24–25
–, septische Arthritis (iatrogene) 25
–, Sicherheitsgrenzen 15–16, 22, 23, 36
–, Steroidarthropathie 25
–, Stimmungsschwankungen 27
–, Suppression der HHN-Achse 26
–, synthetische 19
–, Weichteilatrophie 24
–, Wirkdauer 22
–, Wirkmechanismus 19
–, Wundheilungsstörungen 26

L

langer Bizepskopf im Sulcus intertubercularis 62–64
laterale Epicondylitis 70–73
Lederlon® 21
Lidocain 11, 28
–, Arzneimittelwechselwirkungen 31
–, Höchstdosis 29
–, Potenz und Wirkdauer 29
–, Sicherheitsgrenzen 15
Lidocainhydrochlorid 28
–, Charakteristika 29

Bänderzerrung siehe Zerrung
Ligamente
–, Ligg. meniscotibialia (Koronarbänder) **137–139**
–, Lig. collaterale carpi radiale **92–94**
–, Lig. collaterale carpi ulnare **92–94**
Lipidlöslichkeit, Arzneimittel 4, 6
Lipotrophie siehe Fettatrophie
Lokalanästhetika
–, Adrenalinzusatz 30
–, allergische Reaktionen 31
–, Arzneimittelwechselwirkungen 31
–, bei Kortikosteroidinjektionen 22, 27
–, chemische Struktur 27–28
–, Dosierungen für spezifische Anwendungen 34
–, Dosis-Volumen-Beziehung 29
–, für Injektionen in Weichteile und Gelenke 28
–, Höchstdosis 29
–, Injektionen in Weichteile und Gelenke 27–31
–, intravenöse Injektion 30
–, kardiovaskuläre Effekte 31
–, Komplikationen und Nebenwirkungen 30–31
–, Wirkmechanismus 28
–, ZNS-Toxizität 30

M

Meaverin® 28
mediale Epicondylitis 74–76
–, Kortikosteroid-Nebenwirkungen 24
–, Querfriktionsmassage 75
–, tiefe Friktionsmassage 75
Menstruationsstörungen, Kortikosteroid-Nebenwirkungen 26
Mepivacain 28
Metabolisierung, Arzneimittel 7
Metakarpophalangealgelenke **89–91**
Metatarsophalangealgelenke **158–159**
–, Großzehengrundgelenk **156–157**
Metatarsus primus varus (erstes Mittelfußköpfchen), Arthritis 160
Methylprednisolon 19, 21
–, Wirkdauer 22
Mills Manipulation, Epicondylitis lateralis 71
Mineralokortikoide 19
Muskeln
–, M. adductor longus, Sehnenansatz **125–127**
–, M. extensor carpi radialis brevis 70, **106–107**
–, M. extensor carpi radialis longus **106–107**
–, M. flexor carpi ulnaris, Sehnen **110–111**
–, M. palmaris longus 96
–, M. peroneus brevis, Tendinitis/Tendovaginitis 171
–, M. peroneus longus, Tendovaginitis 171
–, M. extensor carpi ulnaris **108–109**
muskuloskelettäre Injektionen
–, Behandlungsschema 37–38
–, Dokumentation 37
–, Injektionsvorgang 35
–, Kontraindikationen 32–34
–, Kortikosteroide 21–22

–, Lokalanästhetika 28
–, nachfolgende Behandlung 36
–, «No-touch»-Technik 34–35
–, Spinalkanüle 13
–, Techniken siehe Injektionstechniken
–, Überwachung 17, 36
–, vorausgehende Patientenbeurteilung 33
muskuloskelettäre Läsionen, klinischer Entscheidungsfindungsprozess 39

N

Nachbeobachtung von Patienten 36, 37
Nadel(n) siehe Kanülen
Nadelgröße siehe Kanülengröße
Nadelstichverletzungen 14–15
Nebenwirkungen 22–27
–, anaphylaktischer Schock 27
–, Bindegewebsschwäche 24–25
–, Cushing-Syndrom 26
–, Flush 26
–, Hyperglykämie 26
–, Menstruationsstörungen 26
–, Osteoporose 26–27
–, Pigmentveränderungen 24
–, postpunktionelle Synovitis 16, 23–24
–, Sehnenruptur 24, 55
–, Sehnenschwäche 24–25
–, septische Arthritis (iatrogene) 25
–, Steroidarthropathie 25
–, Stimmungsschwankungen 27
–, Suppression der HHN-Achse 26
–, Weichteilatrophie 24
–, Wundheilungsstörungen 26
Nerven
–, N. interosseus antebrachii posterior 73
–, N. medianus, Kompression 95–98
–, N. peronaeus profundus 147, 154
–, N. plantaris lateralis 169
–, N. plantaris medialis, Injektion der Plantarfaszie 169
–, N. suprascapularis 45
–, N. tibialis 150
–, N. ulnaris 75, 110
Nervenfasern, Wirkung von Lokalanästhetika 28
nichtkapsuläre Läsionen 39
Nomenklatur, Arzneimittel 8
Notfallsituationen 16–17
No-touch-Technik 15, 38

O

oberes Sprunggelenk siehe Art. talocruralis
Ohnmacht 16
Olecranon, Bursitis **68–69**
Osteoarthritis, Hüftgelenk 112
Osteophyten, Daumensattelgelenk 87
Osteoporose, Kortikosteroid-bedingte 26–27
Os sesamoideum 160
Os-trigonum-Syndrom **165–167**

P

Palpation
–, Achillessehne 176
–, Akromioklavikulargelenk 51
–, Art. subtalaris 149
–, Art. talocruralis 147
–, Art. tarsi transversa 153
–, Bizepssehne 77
–, Bursa anserina 135
–, Bursa iliopectinea 116–117
–, Bursa retrocalcanea 162–163
–, Bursa subacromialis 48
–, Bursa trochanterica 119–120
–, Bursitis olecrani 68
–, Daumensattelgelenk 86–87
–, Ellenbogengelenk 66
–, Epicondylitis lateralis 71
–, Epicondylitis medialis 75
–, Großzehengrundgelenk 156
–, Hamstringsehnen 123
–, Handgelenk 83
–, Hüftgelenk 113
–, Infrapatellarsehne 140
–, Infraspinatussehne 58
–, Karpaltunnel 96
–, Kniegelenk 129
–, Koronarbänder 137
–, Läsionen der Streck- und Beugesehnen 105
–, langer Bizepskopf im Sulcus intertubercularis 62
–, Lig. collaterale carpi ulnare/radiale 92
–, Metakarpophalangeal- und Interphalangealgelenke 89
–, Metatarsophalangeal- und Interphalangealgelenke 158
–, Os-trigonum-Syndrom 165
–, Patella, Bursen 132
–, Peronealsehnen 171–172
–, Plantarfaszie 169
–, Radioulnargelenk, distales 81
–, schnellender Finger/Daumen 99
–, Schultergelenk 44–45
–, Sehne des M. adductor longus 125
–, Sesamoiditis 160
–, Subscapularissehne 60
–, Suprapatellarsehne 143
–, Supraspinatussehne 56
–, Tendovaginitis stenosans de Quervain 103
para-Aminobenzoesäure 31
Pastorenknie (Bursitis infrapatellaris) **132–134**
Patella-assoziierte Bursitiden **132–134**
Patellaspitzensyndrom **140–142**
Patientenempfehlungen, Injektionstherapie 78
–, Achillessehne 176
–, Akromioklavikulargelenk 52
–, Art. subtalaris 150
–, Art. talocruralis 147
–, Art. tarsi transversa 154
–, Bursa anserina 135

Sachregister

–, Bursa iliopectinea   117
–, Bursa retrocalcanea   163, 164
–, Bursa subacromialis   50
–, Bursa trochanterica   120
–, Bursitis olecrani   68
–, Bursitis infrapatellaris   133
–, Bursitis praepatellaris   133
–, Daumensattelgelenk   87
–, Ellenbogengelenk   66
–, Epicondylitis lateralis   71
–, Epicondylitis medialis   75
–, Großzehengrundgelenk   156
–, Hamstringsehnen   123
–, Handgelenk   85
–, Hüftgelenk   115
–, Infrapatellarsehne   141
–, Karpaltunnel   98
–, Kniegelenk   131
–, Koronarbänder   138
–, langer Bizepskopf im Sulcus intertubercularis   63
–, Lig. collaterale carpi ulnare/radiale   92
–, Metakarpophalangeal- und Interphalangealgelenke   89
–, Metatarsophalangeal- und Interphalangealgelenke   158
–, Peronealsehnen   172
–, Plantarfaszie   169
–, Os-trigonum-Syndrom   166
–, Radioulnargelenk, distales   81
–, schnellender Finger/Daumen   100
–, Schultergelenk   45
–, Sehne des M. adductor longus   127
–, Subscapularissehne   60
–, Suprapatellarsehne   144
–, Tendovaginitis stenosans de Quervain   103
Patientenlagerung, Injektionstherapie
–, Achillessehne   176
–, Akromioklavikulargelenk   51
–, Art. subtalaris   149
–, Art. talocruralis   147
–, Art. tarsi transversa   153
–, Bursa anserina   135
–, Bursa iliopectinea   116
–, Bursa retrocalcanea   162
–, Bursitiden im Bereich der Patella   132
–, Bursitis olecrani   68
–, Bursitis subacromialis   48
–, Bursitis trochanterica   119
–, Bizepssehne   77
–, Daumensattelgelenk   86
–, Epicondylitis lateralis   71
–, Epicondylitis medialis   74
–, Großzehengrundgelenk   156
–, Hamstringsehnen   122
–, Handgelenk   83
–, Hüftgelenk   113
–, Infrapatellarsehne   140
–, Infraspinatussehne   58
–, Karpaltunnel   96
–, Kniegelenk   129
–, Koronarbänder   137
–, langer Bizepskopf im Sulcus intertubercularis   62
–, Läsionen der Streck- und Beugesehnen   105
–, Lig. collaterale carpi ulnare/radiale   92
–, Metakarpophalangeal- und Interphalangealgelenke   89
–, Metatarsophalangeal- und Interphalangealgelenke   158
–, Os-trigonum-Syndrom   165
–, Peronealsehnen   171
–, Plantarfaszie   169
–, Radioulnargelenk, distales   81
–, schnellender Finger/Daumen   99
–, Schultergelenk   44
–, Sehne des M. adductor longus   125
–, Sesamoiditis   160
–, Subscapularissehne   60
–, Suprapatellarsehne   143
–, Supraspinatussehne   56
–, Tendovaginitis stenosans de Quervain   102
Peronealsehnen   **171–174**
–, Querfriktionsmassage   171
Phalen-Test   95
Pharmakodynamik   3, 8
–, Definition   3, 8
Pharmakokinetik   3–8
–, Definition   3
Pharmakologie, Definition   3
Pigmentveränderungen nach Kortikosteroidinjektion   24
Plantarfasziitis   **168–170**
Plasmahalbwertzeit ($t_{1/2}$)   7–8
Plexus brachialis   45
«post-injection flare» siehe postpunktionelle Synovitis
postpunktionelle Synovitis   16, 23–24
Prednisolon   19
Prednisolonacetat   21
Procain   27, 28
–, Anwendungshäufigkeit   30
–, Wechselwirkungen   31
Purpura senilis nach Kortikosteroidinjektionen   24

Q

Querfriktionsmassage
–, Epicondylitis lateralis   71
–, Epicondylitis medialis   75
–, Peronealsehnen   171
–, Rotatorenmanschettensehnen   60

R

Radioulnargelenk, distales   **80–82**
regionale Injektionstechniken   41–184
–, siehe auch einzelne Gelenke
Reiterzerrung   **125–127**
relative Potenz, Kortikosteroide   21

Resorption, Medikamente 4, 6
Retinaculum flexorum 95, 98
Rotatorenmanschette 54
–, Tendinitis 54
Rotatorenmanschettensehnen **54–61**
–, Infraspinatussehne 58–59
–, Injektionstherapie 54–55
–, Querfriktionsmassage 60
–, Subscapularissehne 60–61
–, Supraspinatussehne 56–57

S

«scarf test» 51, 54
schnellender Finger/Daumen **99–101**
Schock, anaphylaktischer 17
Schultergelenk **43–64**
–, Akromioklavikulargelenk **51–53**
–, Bewegungseinschränkung 43, 45
–, Bursitis subacromialis **47–50**
–, Frozen Shoulder (Schultersteife) **43–46**
–, Impingement-Syndrom 50
–, Infraspinatus-Läsionen 58–59
–, Rotatorenmanschettensehnen, Läsionen 54–55
–, Schmerzen 43, 47, 51
–, schmerzhafter Bogen 47
–, Supraspinatus-Läsionen 56–57
–, Subscapularis-Läsionen 60–61
Schultersteife siehe Frozen Shoulder
Schwangerschaft
–, Karpaltunnel-Injektionen 98
–, muskuloskelettäre Injektionen 33
Sehnen
–, Achillessehne **175–178**
–, Bizepssehnenansatz an der Tuberositas radii **77–79**
–, des M. adductor longus **125–127**
–, des M. extensor carpi radialis brevis 70, 106–107
–, des M. extensor carpi radialis longus 106–107
–, des M. extensor carpi ulnaris 108–109
–, des M. flexor carpi ulnaris **110–111**
–, Hamstringsehnen **122–124**
–, Infrapatellarsehne **140–142**
–, Kortikosteroid-Nebenwirkungen 24
–, Peronealsehnen **171–174**
–, Ruptur, Kortikosteroid-Nebenwirkungen 24, 55
–, Schädigung durch Chinolon-Antibiotika 25
–, Sehnenschwäche, Kortikosteroidinjektion 24–25
–, Streck- und Beugesehnen des Handgelenks **105–111**
–, Suprapatellarsehne **143–145**
Sehnen-Knochen-Übergang
–, fächerförmige Injektionstechnik 35–36
–, Injektionsgefühl 35

–, Kortikosteroidgabe, Injektionstechnik 24
Sehnenschädigung durch Chinolon-Antibiotika 25
Sehnenscheide, Injektionsgefühl 35
selektive Spannung 33
septische Arthritis 16
–, durch Staphylococcus aureus 25
–, Hüfte 113
–, in Verbindung mit Kortikosteroidinjektionen 25
–, Vermeidung 25
Sesambein, Quetschung oder traumatische Arthritis 160
Sesamoiditis **160–161**
Sicherheitsgrenzen, Medikamentendosis 15–16
Sicherheitsvorkehrungen 14–15
Spinalkanüle 13
Springerknie **140–142**
Spritzen 11, 12
Spritzengröße, Einfluss auf Injektionsdruck 12
Sprunggelenk **146–178**
–, Achillessehne **175–178**
–, Art. subtalaris (unteres Sprunggelenk) **149–152**
–, Art. talocruralis (oberes Sprunggelenk) **146–148**
–, Art. tarsi transversa **153–155**
–, Bursa retrocalcanea **162–164**
–, Inversionsdistorsion 172
–, Os-trigonum-Syndrom **165–167**
–, Peronealsehnen **171–174**
Staphylococcus aureus, septische Arthritis 25
Stechampullen 10
Steroidarthropathie durch Kortikosteroide 25
–, Art. subtalaris 150
–, Art. talocruralis 147
–, Hüftgelenk 113
–, Kniegelenk 131
Steroid-Notfallausweis 26
Stimmungsschwankungen nach Kortikosteroid-injektion 27
Streck- und Beugesehnen des Handgelenks 105
Studentenellenbogen **68–69**
subkutane Injektion 5–6
–, Fettatrophie (Lipotrophie) 5
Subscapularissehne **60–61**
Sulcus intertubercularis **62–64**
Supertendin® 21
Suprapatellarsehne, Tendinitis 143–145
Supraspinatussehne **56–57**
Synovialflüssigkeit, Aspiration vor intraartikulärer Kortikosteroidgabe 18

T

Tänzerferse **165–167**
Tendinitis
–, Achillessehne **175–178**

–, Adduktorensehne **125–127**
–, Hamstringsehnen **122–124**
–, Infrapatellarsehne **140–142**
–, ischiokrurale Muskulatur (Enthesiopathie) **122–124**
–, Sehne des M. peronaeus brevis 171
–, Suprapatellarsehne **143–145**
–, patellae (Patellaspitzensyndrom) **140–142**
Tendovaginitis stenosans de Quervain **101–104**
Tennisellenbogen (siehe auch Epicondylitis lateralis) **70–73**
Therapieschemata 37–38
tiefe Friktionsmassage, Epicondylitis medialis 75
Tinel-Test 95
Tuberositas radii, Bizepssehnenansatz **77–79**
Triamcinolon 19
Triamcinolonacetonid 21, 39, 41
–, Menstruationsstörungen 25
–, Wirkdauer 22
Triamcinolonhexacetonid 21
Tuberculum majus humeri 56, 58
Tuber ischiadicum, Ansatz der Hamstringsehnen 122–124

U

Überwachung von Injektionstherapien 17, 36
Ulnararterie 110
Urtikaria 16

V

Vena cephalica 45
Verabreichungswege, Medikamente 5–6
Verteilung, Arzneistoff 6–7
Volon A® 21
–, Dosierungen für spezifische Anwendungen 34
–, Dosis/Volumen 23

W

Weichteilatrophie durch Kortikosteroide 24
Wundheilungsstörungen, Kortikosteroide 26

X

Xylocain® 28

Z

Zehenarterien 160
Zehennerven 160
Zerrungen
–, Handgelenk 92
–, Inversionsdistorsion des Sprunggelenks 172
–, Koronarbänder 137
–, Lig. collaterale carpi radiale/ulnare 92
ZNS-Toxizität, Lokalanästhetika 30
Zustimmung, informierte 33
Zyste, Baker 131

Anzeigen

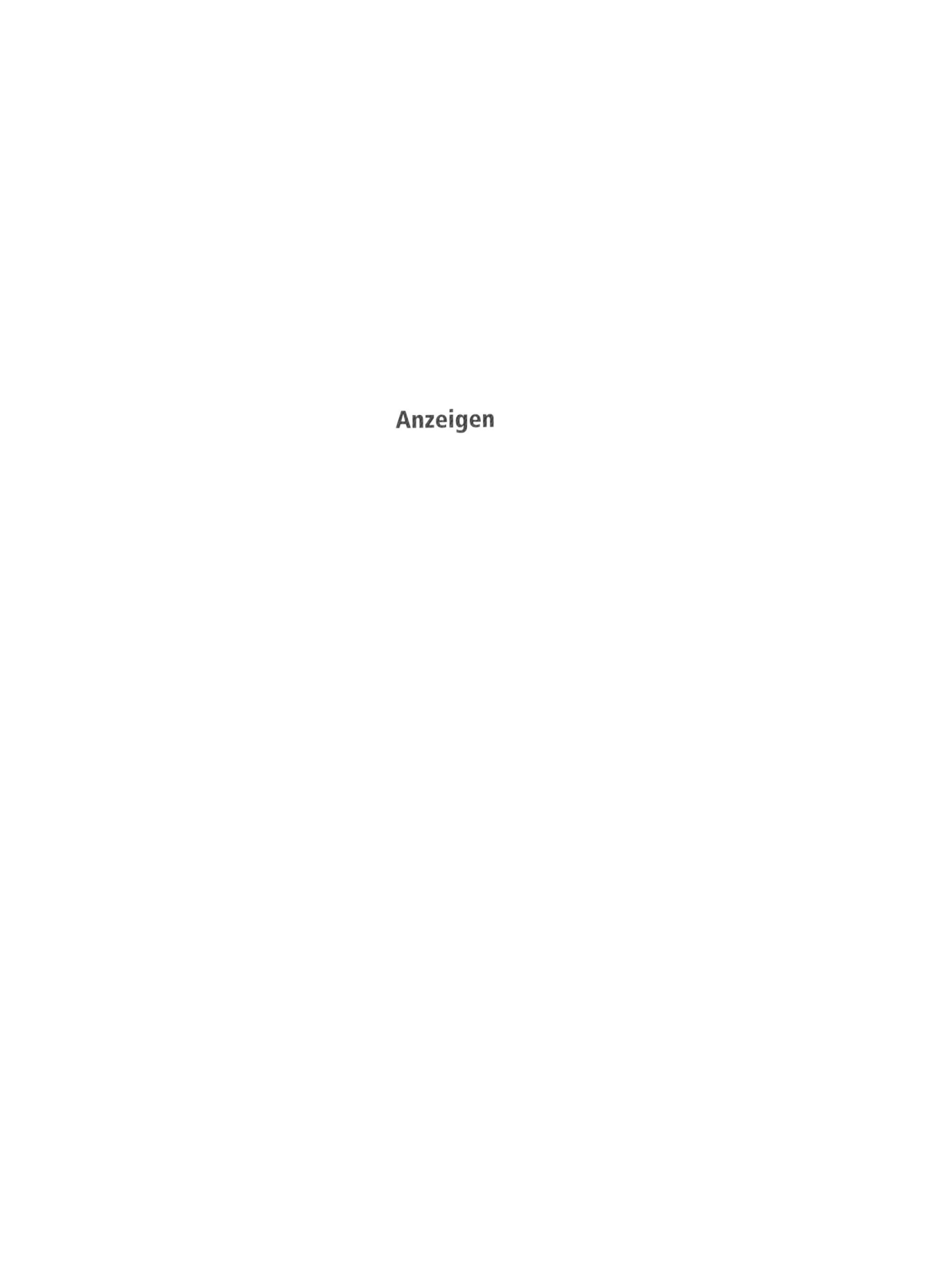

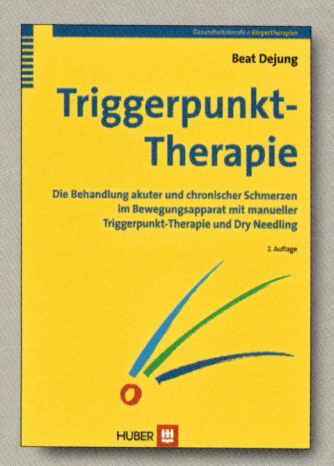

Beat Dejung
Triggerpunkt-Therapie
Die Behandlung akuter und chronischer Schmerzen im Bewegungsapparat mit manueller Triggerpunkt-Therapie und Dry Needling

Mit Zeichnungen von Bernhard Struchen und Fotos von Stefan Kubli. Mit einem Vorwort von David G. Simons.
2., korrigierte Aufl. 2006. Etwa 210 S., etwa 270 Abb., zweifarbig, Gb € 79.95 / CHF 125.00
(ISBN 3-456-84375-5)

Dieses Buch eröffnet eine neue Perspektive für die Behandlung von Schmerzen des Bewegungsapparates. Es geht davon aus, dass viele Schmerzen in der Muskulatur entstehen. Erstmals wird hier detailliert beschrieben, wie solche Schmerzen durch gezielte Handgriffe und Dry Needling gezielt beeinflusst werden können.

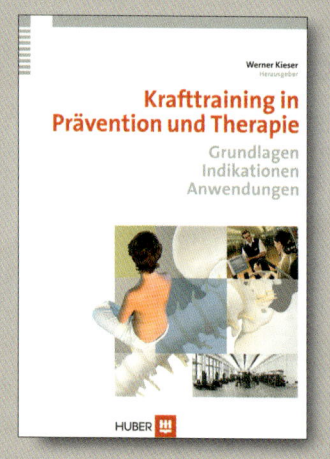

Werner Kieser (Hrsg.)
Krafttraining in Prävention und Therapie
Grundlagen – Indikationen – Anwendungen

2006. 236 S., 53 Abb., 18 Tab., 4f, Gb
€ 49.95 / CHF 79.00
(ISBN 3-456-84229-5)

Eine medizinisch begründete Muskelkräftigung kann wesentlich dazu beitragen, die individuell angelegten Fähigkeiten des Bewegungsapparates zu entwickeln, zu erhalten oder nötigenfalls wiederzugewinnen.

www.verlag-hanshuber.com

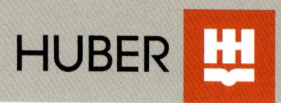

HUBER

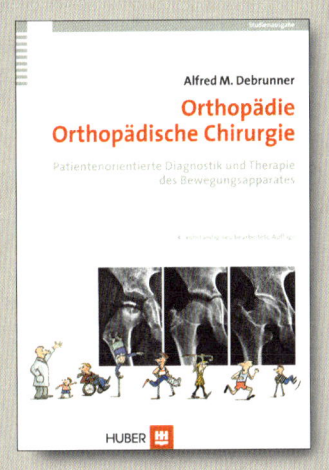

Alfred M. Debrunner
Orthopädie
Orthopädische Chirurgie
Patientenorientierte Diagnostik und Therapie des Bewegungsapparates

Studienausgabe der 4., vollst. neu bearb. Aufl., 2005.
1261 S., 1777 Abb., 51 Tab., durchgehend zweifarbig, Kt
€ 49.95 / CHF 86.00
(ISBN 3-456-84270-8)

Dieses umfassende, auf den neuesten Stand gebrachte Standardwerk gibt klare Richtlinien und Empfehlungen für die in der orthopädischen Praxis relevanten Probleme.

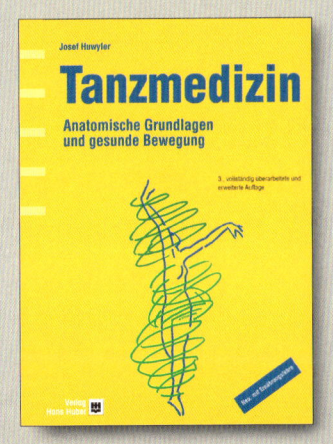

Josef Huwyler
Tanzmedizin
Anatomische Grundlagen und gesunde Bewegung

3., vollst. überarb. u. erw. Aufl. 2005. 190 S., 103 Abb., Kt
€ 34.95 / CHF 59.90
(ISBN 3-456-84134-5)

Professionelles Tanzen ist nicht gesundheitsschädigend, wenn die körperlichen Voraussetzungen beachtet werden.

www.verlag-hanshuber.com

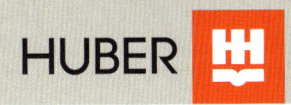

HUBER

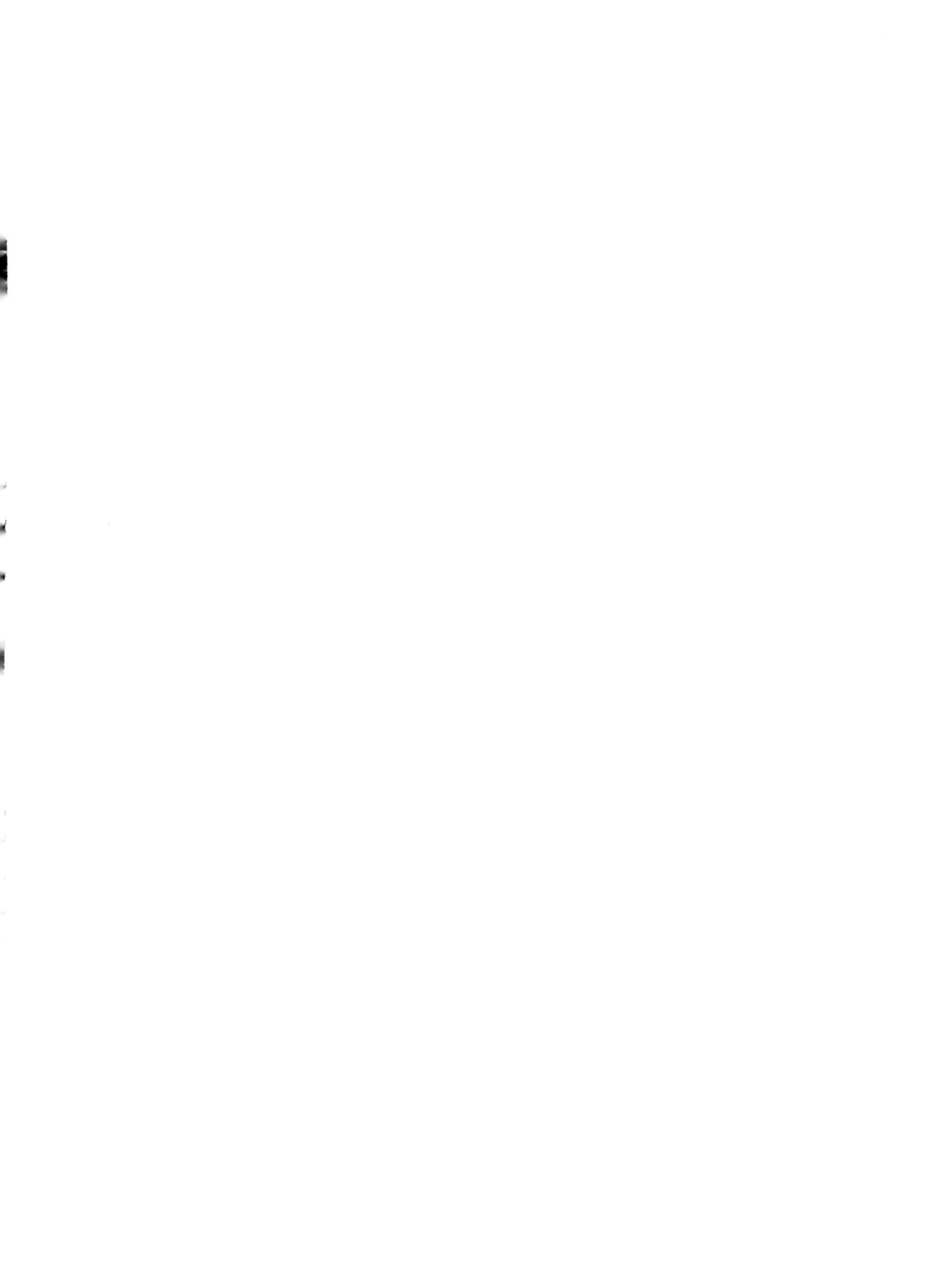